Organizational Skills Training
for Children with ADHD
An Empirically Supported Treatment

注意缺陷多动障碍儿童
组织技能训练

著　Richard Gallagher［美］
　　Howard B. Abikoff［美］
　　Elana G. Spira［美］
主译　高鸿云

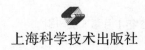

上海科学技术出版社

图书在版编目（CIP）数据

注意缺陷多动障碍儿童组织技能训练/（美）理查德·加拉格尔（Richard Gallagher），（美）霍华德·B·阿比科夫（Howard B. Abikoff），（美）埃琳娜·G·斯皮拉（Elana G. Spira）著；高鸿云主译. —上海：上海科学技术出版社，2020.4（2025.1 重印）

ISBN 978-7-5478-4631-5

Ⅰ.①注… Ⅱ.①理… ②霍… ③埃… ④高… Ⅲ.①儿童多动症－治疗 Ⅳ.①R748

中国版本图书馆CIP数据核字（2019）第216206号

First published in English under the title
Organizational Skills Training for Children with ADHD: An Empirically
Supported Treatment
by Richard Gallagher, Howard B. Abikoff, Elana G. Spira.
Copyright © 2014 The Guilford Press
A Division of Guilford Publications, Inc.
Published by arrangement with The Guilford Press

上海市版权局著作权合同登记号 图字：09-2018-905 号

注意缺陷多动障碍儿童组织技能训练

著　Richard Gallagher［美］
　　Howard B. Abikoff［美］
　　Elana G. Spira［美］
主译　高鸿云

上海世纪出版（集团）有限公司
上海 科 学 技 术 出 版 社　出版、发行
（上海市闵行区号景路 159 弄 A 座 9F-10F）
邮政编码 201101　www.sstp.cn
浙江新华印刷技术有限公司印刷
开本 787×1092　1/16　印张 23.75
字数 480千字
2020年4月第 1 版　2025 年 1 月第 5 次印刷
ISBN 978-7-5478-4631-5/R·1948
定价：98.00元

本书如有缺页、错装或坏损等严重质量问题，请向工厂联系调换

内容提要

　　注意缺陷多动障碍（ADHD）为常见的儿童期神经发育障碍。在 ADHD 的治疗方法中，本书作者理查德·加拉格尔（Richard Gallagher）教授创立的组织技能训练法是具有循证证据支持的系统行为疗法，对 ADHD 儿童具有确切的疗效。

　　本书全面、系统地介绍了 ADHD 儿童的组织技能训练，覆盖理论介绍、研究依据、详细的评估及操作方法。内容科学严谨，循证依据充分，可操作性强，且提供了大量评估量表供读者使用。

　　本书的读者包括精神科医师、儿科医师、心理治疗师等专业人员，同时也非常适合 ADHD 儿童的家长及学校教师等阅读，以指导其帮助具有注意力或行为管理组织问题的儿童。

译者名单

主　译

高鸿云

译者

（按姓氏笔画排序）

丁　强　吴芷蘅　赵　滢　顾晓星

徐燕清　徐赟佳　高鸿云　韩晶晶

审　校

李梦瑶　孙锦华　朱大倩

作者介绍

理查德·加拉格尔（Richard Gallagher）博士是美国纽约大学精神病学及儿童、青少年精神病学副教授，纽约大学 Langone 医疗中心儿童研究中心注意缺陷多动和行为障碍研究所特别项目主任。Gallagher 博士是临床心理学家和神经心理学家。他从事儿童评估和治疗工作 30 余年，致力于发展针对儿童、青少年精神科医师和心理学家的培训项目，在临床研究方面发表了许多演讲和出版物，享有盛誉。他和 Howard B. Abikoff 博士合著了此书所基于的研究手册以及儿童组织技能量表。

霍华德·B·阿比科夫（Howard B. Abikoff）博士是美国纽约大学医学院儿童和青少年精神病学荣誉教授，曾担任儿童青少年精神病学 Pevaroff Cohn 基金荣誉教授，纽约大学精神病学教授以及纽约大学 Langone 医疗中心儿童研究中心注意缺陷多动和行为障碍研究所所长。他在 40 余年的工作中，始终聚焦于对注意缺陷多动障碍（ADHD）儿童和青少年的评估和治疗方法的开发。他发表了超过 165 篇的论文、著作和综述，并担任许多精神病学和心理学杂志的编委。他和 Gallagher 博士合著了此书所基于的研究手册以及儿童组织技能量表。

埃琳娜·G·斯皮拉（Elana G. Spira）博士是纽约大学 Langone 医疗中心儿童研究中心儿童和青少年精神病学临床助理教授。在本书所基于的 5 年研究中，她为儿童和家长提供组织技能训练。Spira 博士是纽约大学西尔弗社会工作学院的兼职讲师，主讲研究方法和项目评估课程。她在著名期刊上发表了有关儿童早期读写能力和行为问题的论文，并在为教师、家长和精神卫生专业人员举办的工作坊上讲授执行功能和组织技能的发育、行为管理技术、ADHD 及读写能力。Spira 博士是纽约一家领先的社会服务机构"韦斯特切斯特犹太社区服务"的研究和评估主任。

中文版序

注意缺陷多动障碍（attention deficit hyperactivity disorder，ADHD）是最常见的神经发育障碍之一。流行病学研究显示，该病的患病率在全球范围内是相似的。学龄儿童 ADHD 患病率为 5.3% 左右，其中 70%～80% 可延续至青春期，30%～50% 可持续终身。

在 ADHD 儿童的诸多功能损害中，执行功能的损害一直是大家关注的焦点之一。组织技能属于执行功能的一部分。ADHD 儿童通常存在的丢三落四、动作磨蹭、没有时间观念、缺乏计划等是典型的组织技能缺陷，它干扰了儿童的日常生活和学习，也是亲子冲突的常见主题。然而在临床和研究工作中，我们对儿童实际生活中组织技能缺陷的作用了解得并不深入。每当我与我的小患者和家长一起讨论并评估该问题时，均感到很困难，干预效果也不那么令人满意。

恰逢此时，高鸿云教授举办了"ADHD 患儿组织技能训练法工作坊"，其主要内容为 ADHD 儿童组织技能的评估与训练以及关于该项目的研发过程，由著名的 ADHD 儿童组织技能训练专家 Richard Gallagher 教授亲自讲授。随后，在儿童、青少年 ADHD 领域做了大量卓有成效工作的高鸿云教授团队翻译了 Gallagher 教授撰写的 *Organizational Skills Training for Children with ADHD*（《注意缺陷多动障碍儿童组织技能训练》）一书。我有幸目睹与感受了全过程，全程聆听了 Gallagher 教授的授课，并先睹了高鸿云教授的译作。读完本书，我有茅塞顿开之感。

本书有以下的特点。第一，良好的科学性。儿童组织技能训练法由美国著名的两位儿童精神病学家和临床心理学家 Howard B. Abicoff 和 Richard Gallagher 创立，他们在充分了解已有知识的基础之上创立理论，并经过反复随机对照研究验证与检验，证实了其有效性。第二，完善的系统性。本书对 ADHD 儿童组织技能缺陷的成因及该训练方法的产生及验证、完善过程都作了阐述；训练方案囊括了四个模块的组织技能训练，技术方法由易到难，要求由低到高，对 ADHD 儿童可能存在的主要组织技能缺陷都进行了针对性训练，形成了完整的体系。第三，较高的实用性。本书在描述具体训练方案时，按照课程顺序编写，条理清晰，描述详尽，提供了治疗用语、课程用表格等的现成模板，另外还有友情提示和疑难解答，为治疗师的实际操作提供帮助，具备较高的实用性。

我非常愿意向心理治疗师、康复治疗师、儿童精神科医师、中小学或幼儿园教师、ADHD 儿童家长及青少年朋友推荐本书。本书不仅对 ADHD 儿童的组织技能问题做了清晰的描述，同时还提供了操作性强、易掌握、可学习的具体解决办法。此外，我也愿意向年轻的研究生和他们的导师推荐本书。因为从本书中，我们还能向 Richard Gallagher 教授和高鸿云教授团队学习到他们发现重要问题的敏感性及解决问题的能力。

祝愿高鸿云教授团队早日把组织技能训练方案进一步本土化，并继续撰写或翻译通俗易懂、可读性强的相关领域图书。

王玉凤

北京大学第六医院（北京大学精神卫生研究所）

中文版前言

我从业 20 多年来，注意缺陷多动障碍（ADHD）一直是复旦大学附属儿科医院（以下称我院）儿童心理门诊的主要病种。带齐所有需要的物品、按时完成作业，这些事情在普通儿童看起来是轻而易举的，但对于 ADHD 儿童来说，却是困难重重。对儿童的治疗，家长们希望依赖于行为干预，但又缺乏有效的方法，通常的行为矫正技术往往无法取得持续的效果。2017 年在温哥华全球 ADHD 大会上，我有幸听到 Mary Solanto 博士介绍成人组织技能训练项目，我对此很有兴趣，但这套项目并不适合儿童。同年 11 月，经她介绍，我有幸邀请到本书的作者 Richard Gallagher 教授来上海出席我院举办的上海国际 ADHD 高峰论坛。他在会上介绍了儿童组织技能训练的循证研究依据，并开设了为期一日的儿童组织技能训专题工作坊，得到了参与培训的 100 多名学员的一致认可。但短短 1 日的培训不足以使学员能在临床实践中进行实操训练治疗，因此在了解到 Richard Gallagher 教授著有 *Organizational Skills Training for Children with ADHD* 一书时，我立即阅览了全书，并决定将其翻译成中文，以利于在国内 ADHD 儿童中推广应用组织技能训练。

促使我决定翻译此书的最重要的因素，除了组织技能训练已经获得循证研究支持外，更是该书的实操性。该书其实是 ADHD 儿童组织技能训练的操作手册，开篇介绍了组织技能训练的原理和循证研究证据，之后有非常具体的各节治疗课的实操指导，并附有所有相关表格和治疗用文档。如果经过短期的培训，有和儿童工作经验的治疗师或教师完全可以依据本书进行实际操作；同时对家长或其他与 ADHD 儿童接触的专业人员来说，也可以借鉴本书，更客观地理解儿童的组织技能困难，并获得启发，从而开发出相应的教育或管理方法。值得读者注意的是，由于 ADHD 儿童的组织技能与文化环境有密切关系，美国儿童的学习和生活情况与我国儿童的并不相同，因此在应用本书所介绍的方法时，还需要根据儿童所处文化环境进行本土化调整，以适应我国的实际情况。为此，我们已经在进行相关文化适应性的修订和验证，并取得了令人满意的初步结果。这套方法不仅适用于医疗与康复机构，也适用于学校和家庭。如果读者有兴趣了解更多信息，可以通过扫码关注并联系我们。

在本书出版之际，我要感谢 Solanto 博士的热情推荐，也要感谢 Richard Gallagher 教授在百忙之中接受我的邀请，来上海出席会议并做精彩的宣讲，使我们近距离了解了 ADHD 儿童的组织技能训练并对此产生兴趣。本书的翻译出版得到了上海科学技术出版社的大力支持，在此深表感谢！参与本书翻译的所有译者都是复旦大学附属儿科医院心理科的成员，大家在非常繁忙的工作之余，完全利用自己的休息时间，认真完成了翻译任务并反复修改，毫无怨言，我作为主译，在此对他们的工作及他们的家人所给予的支持表示感谢。同时，我还要感谢我的老师徐俊冕教授的不断鼓励，感谢上海市闵行区中小学心理健康教育发展中心各位老师对组织技能训练的极大兴趣和积极参与所给予我的极大激励。最后，我要感谢我的家人一直以来的默默支持，因为他们的支持，我得以全心投入我所热爱的儿童青少年心理卫生工作。

尽管在本书的翻译和审校过程中我已经尽力做到准确达意，但可能仍旧留有差错，欢迎大家能提出宝贵意见，加入我们的读者群予以反馈，或及时联系我们，帮助修正差错，在此一并感谢！期待本书能帮助广大读者和 ADHD 儿童及其家庭。

高鸿云

英文版前言

本书介绍了组织技能训练（OST）的基本原理和治疗方法。OST 是一种以证据为基础的干预措施，主要解决注意缺陷多动障碍（ADHD）儿童的突出问题（组织、时间管理和计划方面的困难，简称 OTMP）。这些内容来自持续十多年的不懈努力——在随机临床试验中开发、改进和评估这种治疗方法。虽然 OST 是一种新的治疗方法，但它以大量的研究和临床经验为基础。

对 ADHD 儿童有效治疗的需求引发了大量研究投入。这些研究发现已经清晰阐述了单独药物治疗、心理社会治疗或两者联合治疗的利弊。研究支持对 ADHD 儿童使用行为治疗，尤其是教师和父母采用阳性强化的方法，可以帮助儿童执行对他们来说具有挑战的行为。然而，在本书所述的研究之前，没有针对小学生的组织管理技能缺陷的系统评估和干预方法，这种缺陷很显然会对儿童的学习和家庭功能产生不良影响。而且，也没有任何证据显示，基于技能训练的干预可以让儿童组织技能的普遍改善泛化到真实生活中并持续获益。

Howard Abikoff 博士长期参与 ADHD 评估和治疗的临床研究，尤其强调关于治疗目标和预后的多个重要的、需要关切的问题，这些问题为本书中所描述的许多干预和评估程序的决策提供了依据，它们包括：① 疗效持续时间短，治疗结束后往往消失；② 疗效在人际关系、社交能力、学业成绩等重要功能领域最小；③ 治疗目标与儿童的功能障碍在何种程度上相关；④ 药物治疗能使症状改善，但儿童在家中和学校仍难以达到管理要求；⑤ 缺乏专门针对儿童组织管理技能的评估和干预措施。

Abikoff 博士在研究中发现，许多 ADHD 儿童不知道如何做到及保持组织条理性。他和其他研究者发现，这些儿童经常不知道家庭作业是什么，总是忘记带需要的书本回家或上学；他们在时间管理上有困难，甚至不能为简单的项目制订计划或遵循计划；儿童经常把东西放错地方，房间和课桌总是乱七八糟；家长们报告说，每日早晨和家庭作业时间经常出现家庭争吵和情绪崩溃；教师也报告 ADHD 学生存在着明显的健忘。鉴于许多 ADHD 儿童存在组织技能困难，且其对学校和家庭生活产生了不良影响，Abikoff 博士开展了一项临床研究，评估这些问题在儿童的学校或家庭生活中是如何表现的，并试图采用行为矫正的方法来补救这些问题造成的困难。考虑到之前提到的评估和治疗研究存在的问题，研究人员认识到在将评估程序和治疗组成部分收入图书之前，必须在严格的对照研究中获得其有效性和影响的明确证据。

Abikoff 博士与 Richard Gallagher 博士开始合作研究，Gallagher 博士有编写治疗手册的经验。他们曾为纽约-蒙特利尔多模式治疗研究（New York-Montreal Multimodal Treatment Study）开发一种社交技能干预方法。从研究开始，Abikoff 博士和 Gallagher 博士就对 ADHD 儿童应对学校和家庭需求方面日常表现出的组织管理困难进行了深入讨论。教师和其他临床医师也为进一步确定和阐明完善的组织管理技能需要包括哪些具体技能提供了建议，并且帮助选择了适合于本书所述治疗研究的治疗目标。然而，在制订干预方案的过程中，我们注意到"泛化问题"的重要性，这是在 ADHD 社会心理干预研究中普遍存在的问题。很多研究发现，从社交技能训练到人际问题解决，ADHD 儿童在训练课上能表现出新的技能，但通常却不会用于真实生活中。因此，Gallagher 博士利用其丰富的 ADHD 临床和研究经验，决定 OST 应着重培养与容易识别的常见情况有关的技能，且这些技能应与儿童在学校和家庭的日常活动直接有关，能广泛地练习；应该提醒和表扬儿童使用这些技能，以确保在适当的情况下经常使用。

评估措施的最初制订和 OST 的创建得到了 Leon Lowenstein 基金会和美国国家精神卫生研究所（NIMH）R21 治疗发展项目的资助（No. MH62950）。OST 的预试验成功后，Abikoff 博士得到 NIMH 的资助以进行一项大规模随机对照临床研究（No. MHR01074013）。这些研究在本书的第 1 章中有详细描述，它们表明 OST 在治疗后很快对改善儿童及其家庭的家庭和学校生活有明显的作用，尤其是该作用可以延续至下一学年。这是一项令人兴奋的进展，为 ADHD 儿童的治疗提供了一种新的循证工具。在全美学术会议上的报告，同行评议文章的发表，以及来自这一领域同行的肯定，鼓励我们去推广 OST 的应用。

在随机临床试验的结果公布后，我们开始与吉尔福德出版社的 Kitty Moore 进行初步讨论，看看我们是否能让更多的人看到这本书。她非常赞同，并帮助我们尽可能地让出版工作顺利。为了帮助将研究方案"转化"为用户友好的治疗手册，Elana Spira 博士加入了这个团队。在整个随机临床试验过程中，Elana Spira 博士是我们纽约站主要的进行研究的治疗师之一。她在实施各种病例干预方面的经验为本书做出了重要贡献。她改编的课程内容、"友情提示"和对治疗变化的建议都得益于她在实施 OST 项目和其他行为治疗中的实践经验。

正如这段简短的历史所表明的，我们的意图是提供一种干预指南，以有效改善具有显著的慢性组织功能损害的儿童的生活。如果临床医师发现这本书中所包含的指南确实有效，我们的目标就达到了，希望这本书能让治疗师、家长和教师帮助那些在组织管理困境中挣扎的儿童。

　　我们在本书中使用的代词是有序的。为了避免尴尬，在需要使用性别代词的时候我们交替使用"他"和"她"。在第 1 章和第 2 章我们对 OST 进行了概述，之后我们在第 3 章中开始转用"您"来称呼治疗师读者，并在这里开始对 OST 的详细描述

　　我们必须感谢在开发、评估和传播 OST 的过程中提供宝贵支持和合作的人们。我们感谢 Leon Lowenstein 基金会和 NIMH 为评估措施、治疗方法的开发和评估工作提供资金，并使我们有机会建立优秀的研究和治疗团队。Lemberg 基金会提供了关键的资金，以促成 OST 在真实的门诊临床环境中的实施。这种支持帮助形成了本书中的"友情提示"和灵活应用，这些"友情提示"列在课程指南中。感谢纽约大学医学院、纽约大学儿童研究中心及其教职员工为我们开展这项研究提供了环境、资源以及情感支持。纽约大学儿童和青少年精神病学系前任主任、纽约大学儿童研究中心前任主任 Harold Koplewicz（医学博士）以及现任系主任和研究中心主任 Glenn Saxe（医学博士）为我们提供了持续、坚定的支持，将该中心作为这个项目起步的孵化器。

　　我们非常感谢专业精深且富有献身精神的研究和临床团队，他们使 OST 的开发和评估成为可能。Sasha Collins-Blackwell（负责预试验研究）、Robin Stotter（负责整个随机临床试验）和 Christina DiBartolo（负责协调评估 OST 在临床环境中的实施情况）3 位研究协调员始终为招募和研究活动的日常运作而努力，他们慷慨地为研究付出时间，远远超过了他们本应该付出的时间。Karen Wells 博士和 Desiree Murray 博士带头将研究扩展到杜克大学医学中心的第二个研究点，他们修订了干预的版本，确保我们招募成功，并为随机临床试验建立了一流的临床和研究团队。他们一直都是我们非常尊敬和爱戴的优秀同事。我们很享受与他们的团队每周 2 次的具有启发性和建设性的电话会议。纽约大学和杜克大学都有着一批经验丰富的治疗师，确保治疗以临床敏感和熟练的方式进行。大量的研究助理与研究参与者、患儿的父母、教师和我们进行了敏感而有效的互动，对研究产生了巨大的影响。

　　Kitty Moore，我们在吉尔福德出版社的高级编辑，从一开始就鼓励我们。她为本书的结构设计提供了宝贵的指导，而且始终富有耐心、让人愉快、思考周全。Barbara Watkins 是策划编辑，她在修改我们的文稿和语言方面表现杰出，她总是能改进我们交给她的原始材料。她真正理解临床医师以及他们对清晰和建设性指导的需求。Marie Sprayberry 担任本书的文案编辑。

　　最后，我们必须感谢所有参与研究的儿童及其家庭、敬业的教师，他们让我们满怀信心，耐心和真诚地检验我们的评估和治疗方案。他们一直相信我们的研究和工作可能会在未来为其他孩子提供帮助。他们的合作和托付使我们感到责任重大。

　　对我们所有人来说，我们的家庭都值得特别关注。开展这项工作很多时候需要我们远离人际关系和家庭生活。我们十分感谢我们的家庭成员在整个漫长过程中的耐心、支持，感谢他们倾听我们的挫折和成功的经验。如果没有他们的支持和关爱，这个项目就不会那么有趣和有价值。我们怀着无限的感激之情把这本书献给我们的家人。

目录

第 3 篇
表格和讲义

治疗师表格

父母和儿童讲义

教师用表

本书的购买者可以使用微信"扫一扫"，扫描左侧二维码，关注"上海科学技术出版社有限公司"，点击"注意缺陷多动障碍儿童组织技能训练"图文信息，阅读、下载并打印治疗师表格、父母和儿童讲义、教师用表。

第 1 篇

组织技能训练项目介绍

第 1 章
ADHD 儿童对组织技能训练的需求

本书介绍一种有循证证据支持的用以改善患有注意缺陷多动障碍（attention dificit hyperactivity disorder, ADHD）的小学生的组织技能的干预方法。满足学校要求及完成家庭中的相关任务需要组织能力、时间管理能力及计划能力。如果不具备这些技能，对于普通儿童，尤其是 ADHD 儿童，就可能会出现逃学、学业失败，以及随之而来的不良后果（Barkley, Fisher, Smallish, & Fletcher, 2006; Bernardi et al., 2012）。无论是文献回顾、个案分析，还是父母、教师或专家的意见，都认为明显的组织能力问题大约在小学 3 年级开始显现，可一直持续至更高年级，并且它是导致不良后果的主要因素。

在童年期，组织困难，如乱放东西、忘记或丢失物品、没有记录家庭作业要求和截止日期、没有按期完成或上交作业，不仅影响儿童的学业表现和成绩，而且导致其自信心下降、在学校出勤时间减少（Power, Werba, Watkins, Angelucci, & Eiraldi, 2006）。教师反映，作业本乱放或花费太多时间准备随堂作业影响儿童的学习成绩（Diamantopoulou, Rydell, Thorell, & Bohlin, 2007; Langberg, Molina, Arnold, Epstein, & Altaye, 2011）。即使是智力超群的学生（Baker, Bridger, & Evans, 1998; Clemons, 2008）或患有 ADHD 的天才学生（Assouline, Whiteman, 2011; Leroux & Levitt-Perlman, 2000），组织困难也会妨碍其学业成就。在家中，许多 ADHD 患儿的父母证实组织困难会导致强烈而频繁的家庭冲突（Abikoff, Gallagher, 2009），尤其在作业时间（Dupaul, 2006; Power et al., 2006）。值得注意的是，组织困难会持续至成年期（Barkley, Fisher, 2011），损害 ADHD 成人患者的工作成就（Doshi et al., 2012）。组织困难对婚姻关系也会产生不利影响，如配偶会报告由于患有 ADHD 的伴侣忘记按时缴费或者遗失重要文件而导致双方发生激烈冲突（Minde et al., 2003; Solanto et al., 2010）。鉴于组织困难导致的不良后果及其慢性特征，在进入中学前，对 ADHD 患儿进行早期干预，处理好他们的组织技能损害是非常关键的，因为进入中学后对组织技能要求更高，同时成人给予的监管减少。

ADHD 的核心症状（注意缺陷、多动和冲动）连同相关功能，如挫折忍受差、延迟厌恶（Thorell, 2007）、无效的社交技能（Ronk, Hund, & landau, 2011）、动机困难（Volkow et al., 2009）、执行功能（EF）缺陷（Barkley, 2012）是影响功能的主要问题。在所有童年期功能障碍中，最突出和证据最充分的是同伴关系的损害（Mikami, 2010）、与父母和教师的冲突（Kos. Richdale, & Hay, 2006; Woodward, Taylor, & Dowdney, 1998）、逃课（Abikoff et al., 2002），以及学校表现和成绩不良（Eisenberg & Schneider, 2007; Hinshaw, 1992; Sexton, Gelhorn, Bell, & Classi, 2012）。多种行为干预方法已经被用于解决这些问题。一些治疗方法直接用于儿童，包括社交技能训练、自我指导训练和解决人际交往问题的训练。相反的，其他治疗手段则把改变的目标集中于父母和（或）教师，包括父母管理训练、父母友谊教练、课堂行为管理和完成任务，以及学业表现的随因强化（contingent reinforcement）。回顾相关治疗文献显示，这些治疗手段的疗效差异非常显著，支持针对儿童的治疗证据最少，较多证据支持随因强化管理和父母行为管理训练（Hinshaw, Klein, & Abikoff, 2007）。

至今，很少有直接针对 ADHD 儿童的组织功能的系统化治疗手段，相比之下，大多数的干预都聚焦于改善儿童的学校表现、效率和家庭作业功能。例如，Power 和同事针对 ADHD 患儿开发了一个家庭作业解决程序（Power, Karustis, & Habboushe, 2001; Power, Mantone, Soffer, Clarks, Marshall, et al., 2012）。这项干预由父母执行，对于儿童持续完成任务、按时完成家庭作业的行为给予奖励，并且说明在完成任务时要遵守的规则。Dupaul 和 Stoner（2003）开发了一套多样化的以学校为基础的干预方法，包括运用同伴和同辈导师来帮助 ADHD 儿童记录下任务、放好所需材料、运用每日行为报告卡来强化任务完成和开始任务。许多个别治疗或小团体治疗的基于多种基线的设计也同样着重于工作的完成、完成学校或家中任务的行为，极少（偶尔）涉及组织规则、时间管理这些可以明显改善工作完成度和质量的方面（Axelrod, Zhe, Haugen, & Klein, 2009; Currie, Lee, & Scheeler, 2005; Dorminy, Luscre, & Gast, 2009; Gureasko-Moore, Depaul, & White, 2006, 2007；Haggi & Chronis, 2006）。

虽然这些干预的结果都显示有积极的疗效，但同时也存在经验和实践的限制，成功的案例往往样本量小，也没有建立随机对照。除此之外，临床工作者使用这些干预手段也不是很方便，除非他们可以在学校环境中工作。最重要的是，组织功能损害的儿童在运用其中一些措施时是受限的。例如，如果儿童不知道家庭作业到底是什么，或是遗失了任务相关的重要材料，那么家庭作业改善计划往往达不到理想效果。另外，虽然组织功能损害的不良影响从小学就已出现，但大多数针对此困难的干预方法都只面向中学生（Langberg, Epstein, Becker, Girio-Herrers, & Vaughn, 2012）和 ADHD 成人患者（Solanto et al., 2010）。诚然，这些干预方法非常有价值，但开发一种能改善处于小学阶段的 ADHD 儿童组织功能损害的方法也是非常重要的，而这本书阐述的组织技能训练（organizational skills training,

OST）就可以解决这些问题。

OST 是基于一个超过 10 年的临床研究项目的干预方法，这些临床研究包括一项随机对照试验（详见本章的后面部分）。OST 面向 3 ～ 5 年级儿童，运用行为技能训练的技术来改善儿童的组织技能。它包含了教师和父母可以使用的提醒—监管—表扬—奖励的部分，以及以家庭为基础的随因强化管理技术。这个项目是有时限的，它由 20 节课程组成，每节课 1 小时，每周 2 次，持续 10 ～ 12 周，另外还包括 2 节针对儿童和父母的开场介绍课程以及 1 节结业课。在这些课程中主要教授 4 项核心技能模块：任务跟踪、材料管理、时间管理和任务计划。第 2 章将对治疗项目作概要描述并介绍评估指南。本书的第 2 篇将逐节详细介绍每节课的指南。教师在治疗中起到 2 个重要作用：判定儿童在学校的功能水平以及在治疗实施中给予直接辅助。如果教师同意加入该治疗，本项目设置了随后 5 次治疗师与教师的结构化的联系，详见第 3 章。本书的第 3 篇是治疗师所用的表格，可以把复印件交给每个参与的教师、父母和儿童。在本章的其余部分，我们将对许多 ADHD 患儿存在的组织功能损害进行描述，然后介绍该治疗的发展、理论依据和实证基础。

ADHD 儿童的组织功能损害

临床观察和功能因素分析都显示，许多（但并不是全部）ADHD 儿童存在四大组织功能损害，分别是任务跟踪、材料管理、时间管理和任务计划（Abikoff & Gallagher, 2009），OST 恰好用于处理这些薄弱之处，尤其是与学校表现密切相关的部分。本书中的 OTMP 即为组织（O）、时间管理（TM）、计划（P）功能的缩写。

■ 任务跟踪

无论短期任务还是长期任务，ADHD 儿童一般无法保持任务跟踪，他们也不会运用工具帮助自己跟踪任务，例如用记事本记录家庭作业内容或用日历标注长期任务的截止日期来提醒自己。没有这些工具的辅助，儿童就无法按时、按量地完成任务，就会从失望的教师和沮丧的父母那里得到负性评价。

低效率的任务跟踪会导致长期的不良后果，尤其是在学校环境中，在与 8 ～ 19 岁来访者的临床访谈中发现，薄弱的任务跟踪能力是影响学业成功的主要原因。Jack[1]，男，19 岁，大学生，被全美 50 所顶尖大学之一录取，但因为多数课程不合格而被劝退。究其原因，他表示自己总是因为没有在日历上做标记而遗忘上交论文或其他重要作业的截止日期。他有超过 25% 的所选课程没有获得学分，父母因此而花费了数万美元。另一个患有 ADHD 的高中男生 Andrew，称自己没有用学校提供的记事本，而是用碎纸片记录家庭作业。他经常会弄丢这些碎纸片，他只能打电话给同学询问作业内容，这让越来越多的同学觉得厌烦。小学 6 年级的 Anne 自述每日坚持 5 节课的任务跟踪让自己喘不过气来，经常出现的情况是她可以记录下 2～3 节课的任务，但剩下的内容就会出差错或是遗忘。这些学生都无法有效地使用组织工具来进行任务跟踪，最后导致学业、社交的不良后果，在 Jack 的案例中还出现了经济负担。

■ 材料管理

ADHD 儿童很难管理学校任务所需的材料，他们可能可以写下家庭作业的内容，但忘记把所需的书本笔记放入包中，这样一来任务也无法完成，尤其是整理许多纸质学习材料更是极具挑战的任务。这些儿童通常在放学时会把这些纸制品随意地放入书包底部，或是把作业留在桌上忘记带去学校，他们不会意识到完成任务需要这些材料，不会想到准备工作没有做好或是作业还没完成。

在与父母和儿童的访谈中可以发现，管理材料的问题经常会引起激烈的家庭冲突。5 年级男生 Hugh 和 4 年级女生 Pam 都有相似的与学校作业纠缠的经历，两人都会遗漏书本或试卷，只能让父母或是其他照顾者返回学校拿或打电话给同学要复印件。Pam 会因为遗漏材料而与母亲发生激烈争执。在入组访谈中她用了 10 分钟边哭边诉说自己有多讨厌这些争吵，多不希望母亲觉得自己学业不上心或是觉得她是坏孩子，而她的母亲也同样表示了对争吵的厌恶，却因为 Pam 没有"良好的组织能力"而不由地感到沮丧。Hugh 的家庭也是如此。Hugh 浪费了大量时间在返回学校或是去同学家拿复印件的路上，这让他不得不推迟睡觉时间、放弃喜欢的运动或是赛事来完成作业。他的父母对他并不严厉，但都十分担心他会因此失去学习进阶课程的机会。

如果在小学早期没有解决材料管理的问题，那么升入中学后，当越来越多的课程需要准备越来越复杂的材料时，困难就会长期存在。7 年级的 Benjamin 被上课材料的管理工作困扰了很久，他时常忘带上课要用的书或其他资料，然后要求教师允许他去储物柜寻找那些物品。Benjamin 说有些教师不同意他这么做，还会因为他不交作业惩罚他，但其实他只是把完成的作业放在了储物柜中。6 年级的 Edward 和 Benjamin 在上课准备工作方面存在相似的问题，他觉得使用储物柜是一项高风险的行为，因为他总是把重要物品忘在里面。为了规避风险，他会一整天随身携带两个大包，里面放着所有需要的物品，这样他就永远不会遗漏需要的材料了。他的父母表示 Edward 很瘦弱，只有 90 磅（40.8 kg），而包重超过 25 磅（11.3 kg），这导致他的背出现了很严重的问题。

■ 时间管理

ADHD 儿童在如何有效地利用时间方面也存在困难，这妨碍了他们正常完成学校作业和其他重要任务。这些儿童都有一个典型特征，就是没有办法准确地预估完成任务所需的时间，因此就无法制定合适的日程计划表，也无法在规定时间内完成任务。时间估计的困难和日常生活问题息息相关。例如，儿童没有给作业留下足够的完成时间，以至于整晚的安排都陷入混乱，这种困难也给长期任务设下了巨大的障碍。这些儿童习惯于把复杂任务放在最后完成；除了理解时间和日程表的问题，ADHD 儿童还会因为开小差而"失去时间"，其实许多内因和外因都会导致他们无法专注于任务，减缓完成速度。父母和教师抱怨儿童总是"浪费时间"，简单的任务都要花很长时间完成。

前文提到的 Pam 说她需要用 2～3 小时来完成 45 分钟就能完成的作业。她说自己很容易分心。例如，哥哥在另一个房间看电视会影响她，她自己在做作业时也会在纸上乱涂鸦。Hugh 的父母非常担心他，因为 Hugh 已经是 5 年级的学生了，但还是无法合理规划晚上的时间，为此他们聘请了一个保姆专门照看 Hugh，监管他做作业。Hugh 总是告诉保姆作业只要 15 分钟就能完成，但他在做作业前先要花一个多小时看电视或外出玩耍，往往 6：00 父母回到家时他才刚开始做作业，而每次的作业却需要近 1 小时才能完成，这样的事情每天晚上都会发生，给这个家庭带来了巨大的阴影和争吵。

时间管理问题导致的功能损害不仅威胁到了学业表现，还对日常生活产生不良的影响。3 年级的 Julie 从来没有在早上赶上过公共汽车，为此每天都和母亲发生争吵。她的母亲抱怨说就算闹钟提前 1 小时响，Julie 还是做不好准备工作。母亲还说她在洗澡时会做白日梦，常常要洗 20～30 分钟，然后在提醒下才能穿好睡衣、刷好牙齿，这样一来睡觉时间就不得不被延迟。这样的早晨和晚间时分在母亲眼中就像是没有尽头的困境，让双方都感到精疲力竭。

■ 任务计划

最后一个组织功能损害就是任务计划。不善于计划的儿童完全不知道如何开始作业，还常常因为不知道怎样才能完成好作业而半途而废。他们不具有合理的计划技能，包括把最终目标分解成小步骤，并收集每一个步骤所需的材料，给每个小步骤安排合适的时间表以便能按时完成作业，并对整洁度和完成进度进行检查。他们经常在最后一刻才匆忙完成，并且遗漏重要的部分。另外，他们也无法对其他活动（如家庭聚会或课外活动）做出合理计划，他们会因为忘记带东西或者没有做好必要的前期准备工作而不知所措。

Hugh 和 Pam 收到过多项需要花费数天或数周来完成的任务，如读书报告、写简历或是科研计划。他们的父母说他们十分害怕这样的任务，因为不知道怎么开始，也不知道具体怎么完成，而且越接近截止日期他们越焦虑，最后父母只能花几个小时甚至一整个晚上来帮助他们收场。教师知道 Hugh 是个有能力的聪明孩子，然而 Hugh 并不能为长时间的任务制定合理计划，所以每次他的作业质量都欠佳，这让老师对他非常失望。

Jack 的大部分大学课程都不合格，因为计划功能的明显损害而使他无法适应大学环境。他无法按部就班地学习、考试、完成论文和计划。没有了父母如小学、中学一般的监管，Jack 无法自主制定合理计划去完成任务。

Tom 上 8 年级，是游泳队的一员，计划功能的损害导致了他在团队活动中的问题。因为每次练习的游泳包都要他自己准备，但他总是带不齐需要的设备，所以每次他都要借别人的或让母亲送过来。这样的考虑不周，不仅对他，也对队友和父母造成了负担。

儿童 OTMP 问题的成因

目前还未明确引起 ADHD 儿童 OTMP 问题的因素，它似乎是由 ADHD 的核心特征引起的。例如，教师描述的"做白日梦"导致儿童没记下家庭作业，或是在整理书包时和同学聊天而忘记或放错材料。注意力不集中妨碍了儿童学习 OTMP 的程序，如在教师教授如何记录任务或使用记事本时，儿童可能专注于教室中的其他物品。冲动也会引起 OTMP 问题，如在记事本中记错指令，在长时间任务中跳过重要步骤，或是为了赶车而把重要材料忘在家中或学校中。

ADHD 的核心症状对 OTMP 功能的潜在影响使治疗方向指向了前者，如兴奋剂治疗似乎可以改善两方面的功能。为了弄清具体情况，Abikoff（2009）进行了一项小型安慰剂对照交叉研究，来评估兴奋剂到底是否既能改善 ADHD 症状又能改善 OTMP 功能。从教师和父母对 ADHD 和 OTMP 行为的评分结果来看，兴奋剂有良好的疗效，但是仍有 61% 的儿童的 OTMP 评分不正常，即用药后他们依然表现出 OTMP 功能的损害。这项研究结果显示，药物可以改善一部分儿童的 OTMP 功能，但不是全部。对于 OTMP 功能的临床观察也得到了相同的结论，有些用药物治疗的 ADHD 儿童还是存在明显的 OTMP 问题（Abikoff & Gallagher, 2003）。

ADHD 儿童的 OTMP 功能问题可能是执行功能（EF）困难的外显行为表现，这些困难来源于抑制控制、延迟忍耐、工作记忆、时间认知和自我监管功能的损害（Barkley, 2006; Pennington, Ozonoff, 1996）。例如，通常工作记忆的缺陷，尤其是视觉空间工作记忆的损害（Martinussen, Hayden, Hogg-Johnson, & Tannock, 2005）会阻碍儿童对言语信息及指令的存放和回忆，也会妨碍到他们回忆放置物品的地点（Reck, Hund, & Landau, 2010）。另外，时间估计不足（Sonuga-Barke, Bitsakou, & Thompson, 2010）致使儿童无法确定完成一件任务所需的时间，最终导致无法制定截止日期的日程安排。总而言之，这些执行功能的缺陷导致自律行为、组织功能和计划能力的损害（Willcutt, Doyle, Nigg, Faraone, & Pennington, 2005）。

本章后面部分将会详述执行功能的相关内容。然而在这里说明这点仍十分重要。尽管假设 OTMP 功能不良具有神经心理学基础，但执行功能的神经心理学测量结果与日常生活表现的相关性非常低，相关性通常为 0～0.3（Barkley & Murphy, 2011）。这些结果使我们对执行功能测量的生态效度产生了异议，似乎它所能测量的功能结构与真实行为并无太大关联（Barkley & Murphy, 2011）。这些发现也影响了 OST 治疗的目标和意向，即该治疗并不在于改变人为设定的 ADHD 相关的执行功能，而是通过 OST 治疗教会儿童将现实生活中出现的不同程度的执行功能缺陷所造成的功能损害最小化。

OST 治疗模型：基本原理和理论假设

OST 治疗主要基于行为训练的技术来提升儿童的组织技能，加强 OTMP 功能。OST 最初衍生自对组织功能损害的 ADHD 儿童进行的临床工作，而两个事实让这些工作陷入僵局。第一，可以明显看出 OTMP 障碍对儿童的学习功能、自信心、出勤率、作业情况和家庭关系都产生了消极影响；第二，我们注意到许多 OTMP 障碍的年轻人都缺乏相关知识和特定技能让他们可以组织好自己的材料、管理时间或制定高效的工作计划。他们不知道在特定的情况下应该表现哪种行为和（或）如何有效地实际运用这些行为，更有甚者，许多儿童即使被告知应该怎么做也不知道该如何响应。

我们认为，这些困境通常是因为 OTMP 功能损害所导致的，所以干预方案就应该设立一个重视行为技能训练的过程，来促进 OTMP 行为的发展和使用。另外，为了提高儿童的参与动机，使治疗更顺利，OST 项目纳入了技能使用、技能获得、学习和数个行为矫正的基本元素和原则，其中还包括了针对教师（见第 3 章）和父母（见第 2 课）的提醒—监管—表扬—奖励的相关内容，第 2 篇的治疗课程会描述家庭的随因强化管理过程。

干预项目的发展

■ OTMP 功能测量的开发

在开发 OST 治疗的同时，我们为了准确而简便地测量家庭和学校环境下儿童表现出的 OTMP 行为，设计了一套测量方法[②]。我们希望这样的一套方法：① 可以为我们更好地实行治疗提供相关信息；② 可以划分出以性别和年龄为基础的 OTMP 功能水平的标准分数；③ 可以设定临床功能损害的临界值，用来筛查儿童是否需要治疗；④ 通过测量技能水平来评估治疗前后 OTMP 功能的改善情况。

最终，我们设计出儿童组织技能量表（COSS），它广泛涉及了在家中和学校环境中所需要的 OTMP 行为，也评估了 OTMP 障碍带给儿童的功能损害和人际冲突。该量表由父母量表、教师量表及儿童自评量表组成，计分为 1 分（"完全没有"）—4 分（"总是如此"）。

最初，COSS 量表的数据由大纽约地区的 900 名 3～8 年级普通学校学生样本的教师量表组成（Abikoff, Gallagher, & Alvir, 2003），其中的 138 名儿童及其父母提供了父母量表和儿童自评量表的数据。

为了进一步扩大标准数据库，我们随后纳入了来自更大的国家级样本的教师量表、父母量表和儿童自评量表数据。经过验证性因素分析，新数据的主因素结构模型与 2003 最初版数据相同（Abikoff & Gallagher, 2009），尤其是明确了与材料记忆和管理、任务计划及组织行为相关的 3 个因素。记忆和材料管理的问题包含了对任务的回应困难，忘带或遗失所需材料和超时完成；任务计划项目反映了任务的按时完成、不知道如何开始、不能按计划行事、匆忙收尾导致的任务质量欠佳；组织行为因素由一组前摄行为构成，如使用日历、撰写大纲和使用文件夹存放需要的纸张。

正如早先发现的那样，有实证表明（Gallagher, Fleary, & Abikoff, 2007），COSS 心理测量的属性（Abikoff & Gallagher, 2009）可以区分 ADHD 儿童和正常发育儿童，两组之间存在差异。ADHD 组的 OTMP 问题更加显著，超过一半（但不是全部）的 ADHD 儿童受 OTMP 功能障碍影响。这个发现极具临床指导意义，即 OST 治疗适用于存在 OTMP 障碍的 ADHD 儿童。

■ 治疗元素的理论基础

OST 的开发和先期研究由美国国立精神卫生研究所（NIMH）的一项治疗开发基金支持。除了 COSS 量表确认的组织功能维度之外，学校对小学生的学校需求的功能分析发现，任务跟踪是组织功能的又一核心部分，它对 ADHD 儿童的学校表现和学业成就有明显的不良影响。因此，治疗模式主要针对四大组织功能部分：任务跟踪、材料管理、时间管理和任务计划。任务跟踪的特定技巧是把家庭作业记录在表格中，利用日历来提醒考试日期或其他重要日期。材料管理的方法是养成一套整理和更换所需书本的习惯：写下所需材料、制作书包和其他包（例如，去运动、去上学、父母离异分居的儿童去另一个父母处所需的包）的提示检查表以及规整工作区域和书桌。时间管理的重点在于改善时间预估能力和遵守时间，通过父母和儿童、教师和儿童的讨论，确定具体事务的安排，制作个人放学后和周末的活动表。任务计划则关注如何系统地思考完成一项任务所需的步骤，确定每一步骤所需的时间，收集每一步骤需要的材料，评估每一步骤是否干净利落以及是否按时完成。

治疗的每一步都会被反复评估，根据儿童、父母和教师的反馈调整课程，替换儿童难以理解的部分，确保教授的每一步都有意义。反馈的内容还能确定治疗是否确实改变了 OTMP 功能。

在治疗模块的升级开发中，我们获得了几个重要的经验教训。其中最关键的一点是，为了帮助儿童获得和实践所学技能，在父母及教师广泛参与的同时，我们需要直接与儿童工作。同时，为教师和父母开发多种方法以帮助儿童使用推荐工具和规程也是非常重要的。经过观察，即便是最配合的儿童在尝试新的行为和策略时都会面临许多挑战，但当父母利用行为管理技能，也就是提醒—监管—表扬—奖励他们所做出的努力时，他们会更能够接受挑战去解决问题。同样重要的是，告诉教师儿童正在学习使用的组织技能工具和常规，教师应该知晓治疗的顺序以及儿童的哪些行为需要提醒和表扬。每天教师都需与父母沟通，告知父母他们孩子一日的行为表现，有无出现目标行为，等等，这样父母就可以把学校行为整合到家庭积极行为管理体系中去。在儿童的技能训练前必须让父母知晓行为管理的指令，在治疗的其他部分指导他们如何有效地进行行为管理。教师则有另一套训练程序。

在儿童技能建构的过程中，我们也进一步总结了两条相关经验。

第一条经验：儿童其实对自己的组织功能损害非常敏感，他们总是从父母和教师那里听到那些简略的任务指令，如"把任务写下来"或是"把资料放在背包里"，诸如此类；而往往父母和教师并不能理解为何对儿童来说这些指令执行起来如此困难，在许多案例中，争吵、训斥和惩罚就会随之而来。有时父母和教师认为，儿童是为了逃避任务而故意不好好做，而儿童则相信自己存在一些问题；他们不理解为什么其他儿童做起来很简单的事自己就是做不到，正因为如此，三方都感到筋疲力尽。

为了让儿童配合治疗，我们必须要做的就是停止指责。为了实现这个目标，首先儿童、父母和教师都应认识到 OTMP 功能不良是引起这些问题的根源，而这是儿童无法自主控制的。研究人员并没有指责孩子们做得不好，而是向他们提供了一个解释模型，表明他们大脑中的"小捣蛋"需要为此负责，所有人都容易受到这些"小捣蛋"的影响。OTMP 技能上的失误是由小故障造成的（本书稍后将对此进行描述），这些故障被拟人化为一种调皮的生物"小捣蛋"（以下直接使用小捣蛋），它们生活在人们的大脑中，并发送让人们犯错的信息。例如，有一个叫"去吧，忘了它"的小捣蛋告诉儿童他们不用记录下任务，因为到家了自然就会想起来。其实它知道儿童非常容易忘记，它就是想看他们失败。当儿童被训斥时，脑子里的小捣蛋会欢呼雀跃，因为他们又成功了。在治疗的第一阶段，我们要求儿童、父母和教师一起协作战胜小捣蛋，给治疗一个良好的开端。这种给问题再定义的方法减轻了儿童、父母和教师的紧张情绪，让他们更愿意面对挑战，特别是告诉儿童所有人都会被小捣蛋影响，这让他们放松下来。另一方面，使用这样的模式可以帮助儿童建立治疗联盟。

第二条经验：关于治疗的日程安排，课程应该在学年中进行，每周至少 1 次。最初研究时，治疗安排在暑假开学前夕进行，参与的儿童觉得模拟训练没有多大用处。即使是对很少一部分能努力配合课程安排的儿童，仅仅在治疗课上练习并不能"粘住"所学的技能。试图让儿童利用暑假在 2 次治疗课间期练习这些他们需要在开学后应用的技能，也并不能让孩子们觉得这些练习很重要。更何况，有证据显示就算在学年中每周也至少需要进行 2 次课程。每周 1 次的治疗频率无法让儿童有效地回忆起课程内容，如果在课程间隙没有得到充分练习新技能的机会，儿童会重新回到无效的旧行为模式中。每周 2 次的课程解决了这些问题，并使儿童有足够的机会克服顽习。最后要说的是，与治疗师频繁地沟通可以让儿童获得足够的鼓励和反馈来面对挑战，也确保了父母在家中自始至终地坚持行为管理策略。

随后，我们对 20 节 OST 课程进行了预试验和随机对照研究，也为这本书打下了坚实的基础。总共 20 小时的课程包括 1 节开场介绍课程、1 节教授父母如何使用行为管理方法的课程、2 节任务跟踪课、5 节材料管理课、5 节时间管理课、5 节任务计划课和 1 节结业并后续指导课。

■ 预试验

预试验纳入 20 名小学 3～5 年级的学生，参与学生符合美国 DSM-Ⅳ 的 ADHD 诊断标准（DSM-Ⅳ；American Psychiatric Association, 1994），父母和教师报告的 OTMP 问题属于临床关注的范围，并对孩子的社会功能影响严重，同时教师愿意加入治疗，参与学生的智商不低于 85，语言理解标准分高于 85，无合并其他精神疾病的状况，没有出现干扰他人或其状况需要采取其他心理治疗的情形。在治疗前后用 COSS 量表对儿童进行 OTMP 功能评估，用家庭作业问题调查表评价作业功能（Power et al., 2006）。另外，每周还会用简化版 COSS 父母量表进行 OTMP 功能的评估，而在治疗中期教师填写简化版 COSS 教师量表。

该实验研究的结果显示，OST 治疗对 OTMP 功能有明显的治疗作用，治疗前和治疗后其父母以及教师对其评分都有显著改善（Abikoff, Gallagher, 2008），父母报告的家庭作业问题减少。通过对每周 COSS 评分的分析发现，OTMP 每一项目标区域，如任务跟踪、材料管理、时间管理和任务计划的改变时间都可与技能建构的有关区域完美匹配。最后也证明，OST 具有可观的灵活性和参与性。所有儿童和父母都至少参与了 17～20 节课（90% 参加了全部 20 次课程），没有中途脱落的情况，父母和教师对该治疗的满意度很高，表示在训练中对他们提出的要求都是合理的。

■ 随机对照研究

预试验的阳性结果促使我们进行了更大样本的、双中心（纽约大学 Langone 医学中心和杜克大学医学中心）的随机对照研究，对照组包括一个其他治疗组和一个等待治疗组，该研究获得了 NIMH 支持。158 名入组儿童的纳入标准与预试验一致，排除了未进行语言理解能力测试的人群。

参与研究的儿童被随机分配进入 OST 治疗组、PATHKO 治疗组和等待治疗组。PATHKO 治疗（PATHKO; Wells, Murray, Gallagher, & Abikoff, 2007）以社会学习理论模型为基础，主要是教授父母和教师使用系统随因强化管理技术来奖励儿童达成有效组织行为目标的行为。父母和教师通过该治疗可以学会使用积极和消极的后果强化儿童的组织行为，但对儿童怎么达到目标的方法却未予具体指导。PATHKO 起效的主要方法包括家庭积分制、教师每日行为报告卡、适当地使用消极后果和反应代价技术。当儿童出现由父母和教师设定的目标行为时可获得奖励，如记录家庭作业、回家时不遗漏材料、按时完成任务或表现出计划行为。

最后该研究证实了 OST 治疗的有效性。研究结果显示，OST 治疗组的儿童在家中和在学校中表现出的组织功能改善明显优于对照组（$P < 0.001$）（Abikoff et al., 2013），COSS 教师量表方差为 1.18，父母量表为 2.77。由此可见，OST 治疗不仅改善了 OTMP 功能，更对学校、家庭工作和家庭功能有明显的改善作用。教师报告儿童的学业表现和行动力也向积极方向改变（$P < 0.001$，$d=0.76$）并且达到预期（$P < 0.01$，$d=0.42$）；父母报告 OST 治疗组的儿童家庭作业问题比对照组儿童明显减少（$P < 0.001$，$d=1.37$），家庭关系得到了明显改善（$P < 0.001$，$d=0.47$），因组织功能而产生的家庭冲突也相应减少（$P < 0.001$，$d=1.26$）。在治疗的最后发现了一个特殊的临床相关性，60% 的 OST 组儿童，3% 的对照组儿童的 COSS 分数脱离了临床范围，也就是说他们不再符合该研究入组条件中的组织功能损害一项。

在治疗结束后 1 个月的随访中，这些改善依然保持。更重要的是，在下一个学年中 OST 组家庭的家庭关系、组织技能相关冲突、儿童的在校表现和学习能力及组织功能都没有恶化。而且值得一提的是，这些学校表现的结果反馈来自没有加入治疗且不了解治疗模式的教师的评估和报告。虽然在家庭作业行为和家庭的组织功能表现方面有所回落，但这两方面的功能水平依旧优于治疗前，其中唯一一个没有表现出持续性的就是学习成绩。总而言之，OST 治疗的随访结果十分振奋人心，也提示了在 ADHD 行为治疗研究中，想要保持疗效持久性所要面临的困难（Hinshaw et al., 2007）。

PATHKO 治疗着重于训练父母和教师对儿童达到 OTMP 目标节点进行奖励，对儿童 OTMP 功能有显著疗效。在大多数研究结果中，这一组儿童控制功能的改善与 OST 治疗结果相似，但学业水平测试分数与对照相比没有组间差异。进一步来说，除了父母 COSS 评分以外的其他结果，PATHKO 组都与 OST 组相似。这表明 OST 治疗对家庭环境中的组织功能改善优于 PATHKO（$P < 0.005$，$d=0.69$）。

在该研究中，等待组儿童在 10～12 周的等待时间内 OTMP 功能没有明显改变，OTMP 功能损害持续存在没有改变。排除他们的用药造成的对结果的影响后，结果显示还是没有明显差异，而 OST 的疗效不受药物治疗影响。两个治疗中心的 OST 治疗结果相似，也为该治疗以后的概念化提供了额外支持。

虽然 OST 和 PATHKO 对 OTMP 功能障碍都有疗效且疗效可持续到下一学年，但 OST 仍具有某些技能训练的优势：① 父母报告中 OST 组儿童在家中的 OTMP 行为表现，尤其是组织行为的运用优于 PATHKO 组儿童；② OST 组儿童的家庭作业功能在下一学年仍持续改善，但一旦治疗结束，PATHKO 组的儿童就表现出顽固的家庭作业问题的小幅增加；③ 在学业水平和 COSS 自评量表分数上，OST 组儿童比对照组儿童的改善更加明显，而 PATHKO 组儿童与对照组无明显差别。当等待期结束时，等待组儿童的父母有机会选择自己想要的治疗方式，他们并不清楚治疗的研究结果，只是得到了每种治疗详细而无偏差的介绍，但 30 例等待组家庭中有 28 例选择了 OST 治疗。这些结果具有重要的临床意义，他们证明 OST 治疗的高度可接受性，并且它在临床设置下的直接与儿童技能工作的治疗布局对父母极具吸引力。

OST 治疗与执行功能训练的比较

OST 治疗通过改善儿童的组织能力，使他们能高效地完成重要任务，尤其是那些与学校功能相关的任务。如上所述，凭经验推断，改善儿童的组织功能会同时使其他核心功能获益，包括学业表现、家庭作业管理和家庭关系（Abikoff et al., 2013）。但是需要重申的是，OST 治疗并不能改善所有儿童的执行功能。为了澄清这一点，需要强调其与常规执行功能治疗（又称认知训练[③]）根本的不同之处。

第一，OST 治疗的重点在于教授儿童技能去面对反复出现的特定需求，其中有许多是与学校有关、与组织有关的技能。相对而言，执行功能训练一般更关注方法和对象，尤其是在最新的一篇关于 ADHD 训练认识的文章中表示执行功能训练的目标更多地集中于潜在认知过程中，它推断这些过程在多种情况下可以自发地管理行为，是一种特殊的假想性广泛治疗法（Rutledge, van den Bos, McClure, & Schweitzer, 2012, p543）。第二，OST 治疗在真实场景中提高组织技能，而执行功能训练则依靠电脑试验任务来发展认知控制过程（如注意力、工作记忆和反应抑制等能力）。执行功能训练的理论假设是增强潜在认知过程后可引导出"自上而下"的行为效应，不仅可以改善表面上的行为技能，更能加强识别运用时机的能力。因此，对执行功能训练有效性的隐形预期是广泛的认知和行为改善。不幸的是，随机控制试验的结果并不支持这个假设（Rutledge et al., 2012），更重要的是，从临床角度来看，在真实情景下评估功能更加有价值，它证明的临床效用恰恰是这个治疗方法所缺乏的。值得注意的是，目前普遍缺乏生态有效结果的行为改进证据以评估现实环境中的功能，它与程序是否有临床实用性有关。

似乎有很多原因会导致执行功能治疗没有取得广义的行为改善，其中最突出的原因就是技能与训练任务和预期行为结果缺乏对应。另一个失败的原因可能是，没有将训练中聚焦的认知技能与真实的情景或情景线索联系起来，使训练情境和使用技能的环境产生显著差别。而 OST 治疗恰恰与之相反，它强调设置的使用（先行条件）须与所需技能有密切关联，提供如何使用技能的信息和练习机会，教授父母和教师如何提醒引导儿童使用合适的技能，以及运用技能的理论基础。第三个失败的原因则是在训练外儿童出现行为改善时没有适时地给予奖励。相对的，为了使儿童加强使用技能的动机，OST 治疗与父母合作，在训练外也奖励儿童的行为进步。

在考虑执行功能与组织困难的临床治疗之间的关系时，有必要说明至今对哪些过程属于执行功能，仍未达成共识（Castellanos, Sonuga-Barke, Milham, & Tannock, 2006）。在理论著作中描述了许多 EF 的重要方面，包括注意控制、抵抗分心、行为排序、反应抑制、设置转换、工作记忆、目标导向行为、问题解决、计划、延迟耐受和时间处理。此外，不同的理论模型对 ADHD 个体核心的执行功能领域的理解也不相同（Barkley, 2012; Sonuga-Barke et al., 2010）。

另一个更实际的关注点是，评估执行功能的方法和操作过程在识别 ADHD 儿童及制定治疗计划中的临床实用性尚不明确，一些临床试验结果说明了这些担忧。需要重申的是，执行功能测试的生态效度是存在疑问的。如前所述，ADHD 成人患者的执行功能测试分数与日常生活之间的相关性非常低（Barkley & Murphy, 2011）。有些 ADHD 成人患者的神经心理执行功能测试分数属于正常范围，但在现实模拟任务中的表现却非常差（Torralva, Gleichgerrcht, Lischinsky, Roca, & Manes, 2013），这样的低关联性也存在于 ADHD 患儿中。在OST 治疗的初步研究中（Abikoff & Gallagher, 2008），若 COSS 评分属于临床范围就反映了青少年在日常生活中存在组织功能损害的问题，但是他们的执行功能测试（注意力、抑制控制、计划和工作记忆）分数却在正常范围内。此外，尽管儿童在治疗后 OTMP 行为显著改善，但与执行功能任务改善无关，执行功能任务是所有治疗后结果中改变得最不明显的。

总而言之，在这个发展阶段，许多儿童的执行功能测试并不能协助治疗，也不能鉴别OTMP 损害的儿童，或是追踪 OTMP 功能的变化，这些目标需要在日常生活中有特定的组织功能的评估。有关在 ADHD 个体中执行功能所扮演的角色、评估和治疗的内容都超出了本书范围，另有著述（Barkley, 2012）。

总　结

如本章所描述的那样，OST 治疗的内容是在综合研究项目的背景下制定的。它的治疗基础是行为技能训练原则，并把这些原则融合在了每一个阶段的训练中。这些原则包括技能的详细介绍、给予使用技能和其有效性的理由、建立技能的具体行为和分步骤的模型、指导模拟情境的训练、加强自身训练。为了最大化合作和技能的使用，OST 治疗也纳入了行为管理的手段，包括运用提醒—监管—表扬—奖励的技能。另外，OST 治疗还运用了参与策略，如"小捣蛋"的隐喻，物化了儿童面临的问题，提高了参与度，并且避免了阻抗和沮丧情绪。在本书的第 2 篇中，根据临床和督导经验我们总结了一些"友情提示"和"疑难解答"的条款，列举了在治疗过程中可能出现的情况和解决方法，包括如何让儿童积极参与治疗、如何处理因父母和教师的不足而导致的训练困难。

我们期望这本治疗手册可以成为一个非常有用的临床工具，以帮助改善存在组织功能损害的 ADHD 儿童的生活。

① 为保护隐私，本书所有病例陈述已进行适当修改。

② 评估 OTMP 功能的其他措施包括执行功能行为评定量表（BRIEF; Gioia, Isquith, Guy, & Kenworthy, 2000）和综合执行功能问卷（Naglieri & Goldstein, 2012）。

③ 这里所用的"认知训练"一词与 20 世纪 70 年代和 80 年代对多动症儿童使用的认知训练方法有所不同，后者试图通过使用自我指导和自我强化技术，提高儿童的反思性问题解决能力，从而减少冲动行为，但没有成功（Abikoff, 1985）。

第 2 章
OST 课程和评估指南

技能模块和课程排序的理论基础

OST 的课程排序是在充分考虑了学校要求以及儿童在完成这些要求时所面临的问题的基础上制定的。表 2.1 展示了课程的大纲。技能训练的安排是遵循完成学校任务和要求所必需的行动步骤的逻辑顺序制定的。任务跟踪是第一步，这样儿童就有能力知道每个晚上要做什么。然后，儿童要明确完成任务所必需的文件、书籍和其他材料。所以在任务跟踪后要有管理材料的模块。知晓任务细节和拥有所需材料也是进行有效时间管理的重要条件；在获得这些技能后，儿童要把重点放在其他与时间管理相关的技能上，包括如何把任务合理安排进时间表中以及避免分心而浪费时间。上述所有的技能都需要进行有效的规划。一旦儿童学会如何进行任务跟踪、材料管理和时间管理，任务计划的最后一个模块就会被提上日程。这样，儿童就可以知道如何成功地完成任务和该项目。

技能训练的排序也反映了技能运用过程中复杂性不断增加的趋势。最初，儿童关心的是写下任务以及选择和携带所需材料这些具体的任务，然后就要处理时间这个抽象概念。最后，儿童要通过确定和预测未来需要做什么来制定并遵循计划，并且在完成步骤之后，检查所采取的行动，以确保任务已经被正确地完成了。因此，认知功能的数量和复杂性就随着治疗的进展而增加。训练排序让儿童在接受有更高抽象要求的常规训练之前就能够成功获得更多的具体技能。接下来我们将更详细地阐述课程和模块。

表 2.1　OST 训练大纲

	两次初步接触：学校 OTMP 问题的评估和简要的治疗概述
课程介绍	第 1 课·课程介绍：父母和儿童的课前培训 第 2 课·课程介绍：运用社会学习策略促进技能培养（仅父母参加）

（续表）

模块 1 任务跟踪	教师联系 1：教师的课前培训和任务跟踪的介绍
	第 3 课·任务跟踪：实施并记录行为管理 第 4 课·任务跟踪：每日作业记录及作业和考试日历
模块 2 材料管理	教师联系 2：对课本和书包的材料管理进行提醒和表扬
	第 5 课·材料管理：管理学校文本 第 6 课·材料管理：回顾作业记录和文本管理的常规 第 7 课·材料管理：介绍书包检查清单 第 8 课·材料管理：其他物品和其他背包 第 9 课·材料管理：让工作区域准备就绪
模块 3 时间管理	教师联系 3：对整理学习区域进行提醒和表扬
	第 10 课·时间管理：理解时间和日历
	教师联系 4：利用时间计划会议来指导时间管理
	第 11 课·时间管理：家庭作业的时间监管 第 11 课 A（备选）·时间管理：识别时间和计算时长的指导 第 12 课·时间管理：家庭和学校的时间计划会议 第 13 课·时间管理：长期任务的时间计划和避免分心 第 14 课·时间管理：日常活动的时间计划
模块 4 任务计划	教师联系 5：利用任务计划会议来指导任务计划
	第 15 课·任务计划：介绍任务计划 第 16 课·任务计划：后续步骤——管理材料和时间 第 17 课·任务计划：将计划步骤融入时间表 第 18 课·任务计划：为长期任务做计划 第 19 课·任务计划：全面检查及计划毕业
总结	第 20 课·课程总结：个人演讲和毕业

■ **教师联系**

第 3 章提供了 1 份如何让教师更好地配合治疗的详细指南。

■ 课程介绍

最初两节课是课程介绍，为儿童和父母积极解决 OTMP 缺陷奠定基础。第 1 课帮助父母和儿童理解技能训练会帮助儿童改善在学校和家中的组织功能表现；让父母和儿童知晓课程将通过对具体技能改进的直接讨论，采取主动积极的方法来克服 OTMP 困难。治疗师会全面介绍小捣蛋指南（见父母和儿童讲义 3），从而帮助父母和儿童以不受责备和批评的方式找出 OTMP 问题。治疗师还将对儿童的 OTMP 问题进行功能性评估。第 2 课将对父母进行单独的训练，教会他们如何使用行为管理方法鼓励儿童始终如一地使用新技能，并示范如何使用家庭行为记录表（举例请见父母和儿童讲义 7）记录他们提醒、监管、表扬和奖励儿童使用特定技能的行为。在这一课中，父母和治疗师会讨论可以使用哪些有效的奖励以激励儿童，为今后建立儿童赚取积分获得奖励的系统做准备。

在课程介绍阶段，治疗师将与教师进行第 1 次联系，向他们介绍 OST 的目标、目的和教师在其中所扮演的角色。所有 5 次教师会谈需要建议的内容详见第 3 章。

■ 模块 1：任务跟踪

第 3 课和第 4 课主要教授儿童有关任务跟踪的技能。在这个模块的结尾处，儿童应该可以使用一些简单而有效的工具来记录作业并且标明所需材料。另外，他们也应该养成使用日历来追踪作业截止日期和考试日期的习惯。父母将会使用行为管理的方法来鼓励儿童使用每日作业记录表（父母和儿童讲义 10）及长期作业和考试日历（父母和儿童讲义 11），并且对于这些使用相关工具的行为进行奖励。教师也会提醒儿童在学校使用每日作业记录表并记下使用次数，这样父母就可以在家进行合适的奖励了。

■ 模块 2：材料管理

第 5～9 课的重点在于管理文本、书和学习区域的方法。在这些课程中，儿童将学习和练习一种组织携带文本的新方法，并制定使用简单的清单以有效地整理好书包，还会学习如何整理学习区域，以准备好所有的需要材料并且移除所有干扰物。在这个模块结束时，儿童无论去上学还是回家都应该可以携带好所有的所需物品，并且可以高效地整理学习区域。父母应该始终如一地鼓励儿童运用工具来管理文本、整理物品和学习区域，在这些行为出现时给予表扬和奖励。同样的，教师也应该通过提醒和表扬来支持儿童在学校使用这些工具。

■ 模块 3：时间管理

第 10～14 课的重点在于教授关键的时间管理技能。在这一模块中，儿童学习如何预估完成任务所需的时间，并确定何时可以将任务融入他们的个人时间表中。另外，他们也将学习运用识别和管理干扰物的策略去控制"时间大盗"。课程结束时，儿童应该可以更好地估算每个特定任务完成所需的时间，也应该可以制定劳逸结合的放学后时间表。父母通过和儿童一起进行时间计划会议来支持他们使用时间计划技能，并对好的时间管理技能给予奖励。同时，教师也应在课堂中提醒并记录儿童使用时间管理的行为。

在第 1 课中会进行儿童时间表述能力的测查，治疗师也会通过回顾第 10 课和第 11 课来了解儿童时间表述的能力。如果发现儿童需要一些时间表述的直接指导，那么在第 11 课后会进行相关的补充课程。

■ 模块 4：任务计划

在第 15～19 课中，儿童将会了解合理计划的组成：把任务分解成数个主要步骤、步骤排序、获取所需材料、把每一步骤融入时间表中使任务可以按时完成，以及检查完成的整洁度和完整度。父母需要提醒并奖励儿童利用每日任务计划会议来使用这些计划步骤。教师也要鼓励儿童使用合适的计划技能，同时继续提醒、监管、表扬儿童在学校使用时间管理技能。

■ 项目总结

第 20 课将回顾整个治疗过程中学习的技能，帮助儿童了解在治疗结束后如何继续使用这些技能。儿童和父母也会得到一本组织技能操作者手册（父母和儿童讲义 55），手册将有助于提示如何有效地把组织工具整合入日常常规中。最后，儿童将要录制个人"演讲"，帮助他们回顾在治疗中获得的经验。

课程形式

每节课持续 60 分钟，在第 2 篇会以标准格式出现。首先为治疗师、儿童和父母提供课程目标清单，其次是所需的材料和讲义清单，以便治疗师可以准备课程。"课程提纲清单"则会概述完成课程的主要任务。治疗师可以把清单作为一般的指导工具，或者通过为每个课程组块提供"是 / 否"选项来跟踪治疗实施情况。在这个大纲后，还会简要概述课程内容，并且在大多数课程中都会提供有关治疗师课前准备的说明。

"课程详解"以叙述形式提供课程活动的指导，同时附有关于如何与儿童和父母讨论主题和实施过程的建议，但这并不意味着必须完全遵循建议行事。治疗师应该让治疗符合自己的个人风格。

在首次课程介绍会议之后，每次会议都将以治疗师与父母和儿童的会面开始，以督查进展情况，解决前一次会面的问题，并简要回顾行为监测和积分计划的实施情况。然后儿童将就特定领域单独进行技能建构的指导和实践。指导会从对所关注的领域进行口头回顾开始，然后治疗师引导儿童审核该领域当前所存在的困难并进行相应的练习，接着会说明可用于该领域的工具和常规。治疗师先演示如何使用工具，然后指导儿童进行练习。经过几轮练习后，父母回到治疗中进行课程总结。在引导下，儿童将会向父母说明如何在课程之间使用工具和常规。而治疗师会指导父母将儿童如何运用这些方法的行为添加到家庭行为记录表中（见父母和儿童讲义 7 和相似的后续讲义）。治疗师为父母和儿童提供完成课程作业所需要的物品。最后，作为会面的结束，就儿童在课程中表现出的积极行为进行奖励、给予积分，儿童挑选奖品。

在所列的课程主要内容之外，基于 OST 的临床经验总结出的"友情提示"列在灰色方框中。这些小贴士提出了治疗师可能遇到的问题以及使治疗能顺畅进行的措施。在一些课程的结尾，如果已提供的方法并不适合儿童的需求和情况，可以进行"替代课程"的治疗。最后，在第 5 课和第 11 课，我们单独提供了"疑难解答"来解决常见问题。

我们建议治疗师在开始新案例治疗之前要熟悉治疗的顺序和课程内容。课程中包含着必须完成的多个特定程序，所以我们也建议治疗师在每次开始会面之前对每个课程进行全面的复习。偶尔，一个课程的活动并不需要全部的课程时间。例如，第 6 课是对已教授的技能（任务追踪和管理文件）的回顾。如果儿童已经能很好地完成任务追踪和文档管理，那么对这些的回顾并不需要花很长时间。如果有时间剩余，治疗师可以进行下一课的内容，比如介绍书包检查清单的使用。

治疗师经验

为了 OST 治疗能有更好的效果，治疗师应该对 ADHD 有清楚的认识，并且积累进行父母训练和行为矫正技术的经验。与 ADHD 儿童工作的经验帮助治疗师理解 ADHD 带给儿童、父母和教师的挑战，也告诉他们如何鼓励儿童战胜这些挑战。此外，如果治疗师拥有对儿童进行行为治疗的强大背景，就可以和父母教师一起更好地实施 OST 治疗。另外，临床观察显示当治疗师懂得如何自然地运用阳性强化手段，比如表扬，来干预儿童，同时指导父母和教师进行同样的干预时，那么 OST 的治疗作用将得到增强。两个社区诊所的 OST 实践活动显示有经验的临床医师在彻底阅读手册并且进行一些课程程序练习后就能够进行 OST 治疗。

适合 OST 治疗的儿童

OST 治疗的开发和评估均源于伴有 OTMP 障碍的 ADHD 儿童。用于开发 COSS（见

第 1 章）的区域和国家样本的数据显示，ADHD 儿童的 OTMP 行为问题不仅比正常发育的儿童要多，相较于其他精神疾病患儿和学习困难患儿也表现得更多（Abi off & Gallagher, 2009）。因此，在调节和学业困难的儿童中，ADHD 儿童最有可能出现 OTMP 问题。

应该指出的是，OST 对存在 OTMP 困难但没有诊断为 ADHD 的儿童的治疗效用和有效性还未可知。考虑到这一点，似乎有理由期望 OST 也可以对非 ADHD 人群存在有益作用。因此，临床医师可以运用 OST 治疗干预存在 OTMP 缺陷的非 ADHD 儿童。如果是针对非 ADHD 儿童进行治疗，有必要对一些材料（如小捣蛋指南、教师材料、组织技能操作者手册）进行小的修改，以删除对 ADHD 的引用。在治疗导向和第 2 次的课程上需要就如何向父母和儿童解释治疗的方面进行进一步改变。当治疗师在审阅材料时，可以确定在何时、何处需要进行修改。

儿童的评估

■ ADHD 评估

对于 ADHD 的评估应该遵循常规标准，以确定是否在至少两个场合存在高水平的注意力分散和（或）多动冲动行为。为此，我们不仅要从父母那里取得相关信息，也要从教师那里搜集关于儿童学校表现的信息。虽然父母也可以提供这些内容，但是我们发现教师的反馈更能全面而精确地反映儿童的行为。如下所述，我们会从教师那里了解儿童 OTMP 功能的相关情况。

当然，为了符合实践指南标准（见 Pliszka, Workgroup on Quality Issues, 2007; Subcommittee on Attention-Deficit/Hyperactivity Disorder, Steering Committee on Quality Improvement and Management, 2011），应该通过对儿童进行全面的心理既往史和一般用药情况的调查来避免 ADHD 的误诊，这也可以确定那些注意力和行为的问题不是由其他急性或慢性疾病、损伤，或是其他精神病性症状所引起的。那些评估 ADHD 的量表，特别是情绪和行为障碍的量表可以提供相关标准，同时也是对父母和教师进行评估时的有用的组成部分，比如 Conner 量表第 3 版（Conners, 2008）、SNAP－Ⅳ量表（Swanson, 1992）。根据正式的诊断标准，比如儿童诊断性访谈问卷（Shaffer, Fisher, Lucas,Dulcan, Schwab-Stone, 2000）或学龄儿童情感障碍和精神分裂症问卷（Kaufman et al., 1997），采用结构化和半结构化的访谈来评估儿童心理健康状况的方式可促进系统化和综合性的临床评估。鉴于 ADHD 儿童常共患其他疾病，所以对其他病症的评估也是非常重要的，因为 OST 可能并不是最合适的治疗方式，或者可能需要在某些条件下进行重大修改。这个问题会在后面的部分进行详细讨论。

■ 功能评估

当儿童被诊断为 ADHD 时，并不能认为他们就一定存在 OTMP 功能障碍。诚然，ADHD 儿童是 OTMP 问题的高风险人群，但如前所述，不是所有 ADHD 儿童都存在 OTMP 功能障碍。因此，评估 OTMP 问题是否存在并关注特定儿童是非常重要的一步。虽然还未建立特定的程序，但我们认为可利用一般方法来达到目的。

第 1 步是初步筛查，弄清儿童在家中和（或）在学校是否存在组织功能的问题和忧虑。在我们的随机对照试验和临床环境中，参加 OST 的儿童被分为 3 类：在学校和家中都存在 OTMP 困难（占绝大多数）；只在家中存在 OTMP 困难；只在学校存在 OTMP 困难（只占少数）。为了确定 OST 治疗对特定儿童的适用性，我们会和父母及教师一起进行简短的功能评估，评估内容包括：① 该儿童是否存在保持任务追踪和记忆任务的困难；② 是否存在材料管理的困难；③ 是否存在时间管理的困难，其中会讨论儿童在完成任务时利用时间和时间表的能力；④ 是否存在计划困难，包含制定项目计划、考试复习和上交作业的整洁度和按时完成度。表 2.2 列举了在与父母和教师的初始筛查访谈中可以询问的相关问题。治疗师可以凭借与父母和教师进行的功能筛查访谈来确定 OST 治疗是否适合特定儿童。

另一种可以确定儿童是否需要治疗的方法，是通过评级量表来获取关于组织功能问题的性质和严重性的具体信息，以及它们对儿童功能的影响。有两个量表专门用来评估儿童的组织功能，分别是 COSS 量表和执行功能行为评定量表（behavior rating inventory of executive function，BRIEF）。如第 1 章所述，在 OST 治疗的开发和评估的全过程中，COSS 量表都在被使用，它包含教师量表、父母量表和儿童自评量表 3 个子量表。这种测量手段使儿童得分与国家常模之间的比较变得可行，反映出 OTMP 行为存在的广泛问题，也反映了其中 3 个重要的组成部分：记忆、材料管理、任务计划的问题，其中包括不良的计划能力和时间管理问题，以及使用积极且有组织的行为的局限性，比如使用日历和使用单独文件夹来管理课堂材料。

在我们对 OST 治疗进行的研究和随后的临床应用中发现，以下 COSS 量表的标准有助于识别存在 OTMP 问题的儿童。第一，父母或教师的 COSS 量表总分或其中 1 个单项分数是否高于平均值 1 个标准差？第二，父母或教师的 COSS 量表是否显示出记忆失误、材料管理不良、无效的时间管理和计划或积极策略的低利用率正在干扰儿童的功能表现？另外，父母量表展现的由于这 4 个方面的问题所导致的家庭冲突水平也提供了关于儿童组织困难的有用的临床信息，为之后制定治疗计划起到指导作用。因此，COSS 量表与 OTMP 目标直接相关，它的使用有利于案例的选择和进度的追踪[①]。

表 2.2　关于组织、时间管理和计划（OTMP）行为的筛查访谈问题

儿童姓名：＿＿＿＿＿＿＿＿　　　　日期：＿＿＿＿＿＿＿＿

行为	第 1 步 进行筛查，用提问来引导与父母和（或）教师的访谈	第 2 步 了解儿童完成这些目标所存在的问题的严重程度（在右侧评分）	没有问题—1 中度问题—3 严重问题—5
作业完成情况跟踪	除了单靠记忆，儿童还会利用其他方法来记录作业吗	对作业信息的记录	1　2　3　4　5
	儿童是否一直运用这个方法来记录作业量	记录作业的一贯性	1　2　3　4　5
	儿童是否知道布置了什么作业和具体上交时间	对作业信息的了解	1　2　3　4　5
材料管理	儿童是否把学校作业需要的文本、书和其他物品带回家（父母访谈专用）	把书和文本带回家	1　2　3　4　5
	儿童是否上交已完成的作业	上交作业	1　2　3　4　5
	儿童是否记得把重要物品带去学校（如书、笔记本）	把所需物品带去学校	1　2　3　4　5
时间管理	儿童完成作业所花的时间是否超出必要的时间	及时完成作业	1　2　3　4　5
	儿童完成其他任务（如日常生活琐事）所花的时间是否超出必要的时间	及时完成其他任务	1　2　3　4　5
	儿童是否在截止时间之前或从一个地方离开去到另一个地方之前总是在匆忙赶工	及时做好准备和开始工作	1　2　3　4　5
任务计划	儿童在家或在学校中是否对完成任务有清晰的计划	制定计划	1　2　3　4　5
	即使已经制定了一个很好的计划，儿童是否还是在实行方面有困难	实施计划	1　2　3　4　5
	儿童在检查作业是否完成、是否出错以及整洁性方面是否存在问题	检查作业	1　2　3　4　5

　　另一个 OTMP 评估方法是执行功能行为评定量表（BRIEF）（Gioia et al., 2000）。BRIEF 包含了父母、教师和儿童自评 3 个分量表，所得分数与国家代表性样本制定的常模进行比较。根据其项目内容，BRIEF 会生成直接与 OTMP 功能相关的计划 / 组织和材料组织的

分数。这些因子得分的升高或反映关键行为条目的评分有问题，将表明这个儿童是否适合 OST 治疗。

首次 OST 课程会对儿童进行广泛的功能分析，以清楚地了解儿童所面临的组织功能挑战。重要的是，要指出这项功能分析的目的与筛查访谈不同。筛查帮助我们确定儿童是否存在 OTMP 问题以及 OST 治疗是否适合该儿童，而第 1 课的详细分析旨在帮助父母和儿童了解治疗目标并且为整个治疗过程建立开放的态度以便解决问题。此外，与教师的初次会面（第 3 章详述的"教师联系 1"）会确认在教室中 OTMP 问题影响儿童的具体表现。

■ 常见共患病的评估及对 OST 治疗的影响

众所周知，ADHD 儿童总是会合并额外的诊断（Connor, Steeber, & McBurnett, 2010），所以我们建议，在初始评估期间就评估潜在的共患精神障碍，这么做也有助于确定 OST 治疗的效果是否会受到共患病的影响。如果严重的情绪问题，比如焦虑或抑郁，正在对儿童的功能产生影响，那么在开始 OST 治疗之前应先处理这些问题。或者，如果儿童存在其他症状，治疗师应该考虑对治疗方式进行适当的调整。例如，具有严重强迫模式的儿童可能会在 OST 治疗中表现得焦虑不安，因为他们被要求遵循特定的常规行事。在一些案例中，我们发现这些常规在实际操作中会变成强迫，这导致了治疗并没有改善功能而是增加了焦虑。当儿童患有广泛性焦虑症或社交焦虑症并对学校表现和目标达成存在严重忧虑时，OST 治疗中纳入的行为监测和积分系统可能会加重儿童的担忧。所以与父母进行讨论，以知晓儿童既往对行为追踪以及在学校和家中设置特定目标行为时所做出的反应，这些信息预示了 OST 的组成部分是否存在问题。当儿童存在严重的学习障碍、语言障碍、边缘智力或智力低下时，OST 的效用和速率可能会受到影响。本书后续将会讨论如何调整 OST 以适用于这类儿童的治疗。

ADHD 儿童经常会出现语言理解障碍（Barkley, 2006），这可能会影响到这些儿童在课程中对口语解释和讨论的理解能力。针对儿童的语言理解困难，我们建议通过与能力相匹配的方式进行课程中的对话。由于大多数存在语言理解障碍的儿童有能力理解，但处理语言的速度很慢（Tallal, 2000; Tannock, Martinussen, & Frijters, 2000），所以治疗师在治疗过程中应该放慢语速，并且采用暂停技术让这类儿童可以有效地处理课程内容。我们建议治疗师询问父母有关儿童以前接受过的或正在进行的语言治疗或学校提供的补充支持的信息。

学习障碍，尤其是读写困难，在 ADHD 儿童中非常常见，保守估计的话，两种疾病共患率接近 20%，而有些研究报道共患率高达 45%（Germano, Gagliano, & Curatolo, 2010）。可以通过询问儿童是否使用特别服务（如特殊教育、资源室或私人辅导）来筛查是否存在学习障碍。如果儿童被诊断为阅读障碍，那么 OST 治疗中所提供的阅读材料应该由治疗师读给儿童听，在家中则由父母来读。存在数学学习障碍的儿童可能需要专门的补充课程来学习时间报告，也可能需要依靠治疗师、教师和父母的辅助才能完成时间管理模块中的任务和常规。

由于智力低于平均水平引起普遍的学习问题时，可以想象，在这种情况下进行治疗会遇到很多挑战。在初步研究中有一位智力低于平均水平的儿童，他的处理速度和记忆存在严重的问题。虽然他非常配合治疗，但他在练习技能时表现出的缓慢、口头表达费力和健忘，导致他在处理课程内容方面遇到了很多问题。为了完成目标，他需要比正常儿童用更多的时间来理解和练习每项言语描述下的技能。又因为不可能在研究方案中增加课程次数，所以我们修改了他的治疗目标，将重点放在帮助他在 20 节课中尽可能多地获得技能。而在临床实践中，只要父母可以接受延长治疗，就可以为这类儿童提供更多的课程以涵盖所有的技能训练。

ADHD 儿童共患对立违抗障碍非常常见（占 50%～60%），而严重的品行障碍所占比率明显较小（20%）（Biederman, 2005）。严重的品行问题需要在进行 OST 治疗前先行解决。在我们的随机对照试验中发现，品行障碍儿童的父母一般不寻求 OST 治疗的帮助，电话筛选调查发现，这些父母最感兴趣的是针对品行问题的帮助。然而，对立违抗障碍的儿童可作为研究和临床的病例。应在仔细考虑对立行为出现的频率、严重程度和背景情况后再决定何时开始对伴有行为问题的儿童实施 OST 治疗。例如，有 1 名用 OST 评估临床治疗的 4 年级男生，他大多数的对立行为表现为在家中对父母要求的反抗，尤其是在家庭作业方面。这个家庭的压力水平非常高，而 OTMP 只是众多问题之一，所以我们在父母获得全面的父母行为训练之后才开始进行 OST 治疗。当他和他父母建立了融洽的合作关系后，OST 就对他起到了很好的治疗作用。

高达 25% 的 ADHD 儿童患有焦虑症（MTA Cooperative Group, 1999），这让 OST 治疗的实施变得更加复杂化。在一些研究案例中发现，焦虑症状会导致儿童在课程之间使用技能时担心是否能达到积分目标。我们发现如果能保证在行为管理系统中，用获得的积分兑换的是奖励活动和奖品，而不仅仅是儿童通常的特权，就有助于解决这些担忧。对于强迫症儿童来说，重要的是确定儿童的痴迷和强迫症状在多大程度上导致了 OTMP 缺陷的形成，特别是在时间管理方面。儿童可能就是因为被强迫动作占用了时间而导致他在完成时间目标和期限方面的低效率。因为儿童在对抗强迫行为时已经遇到了许多困扰，所以只提供 OTMP 技能的指导不足以改善他们的时间管理策略；反而可能需要先解决那些潜在的强迫循环。尽管有这些担忧，但调查研究发现在与学校需求无关的情境下，OST 治疗已经对一些具有强迫症状的儿童的功能产生积极影响。

在进行 OST 治疗时也应考虑孤独症谱系障碍症状（ASD）的影响。刻板行为和不接受社会规则这两种 ASD 的常见模式可能会妨碍治疗。即使目前的常规做法并不成功，ASD 儿童也不愿意改变既有的对组织情境的反应模式。另外，ASD 儿童不认同社会公约，比如学业成功的重要性，所以他们可能不会投入到学习更有效的方式来处理学校需求的过程中去。在这两种情况下，如果没有广泛而深入地进行针对性干预，那么就不可能促使儿童转换模式或投入到学业成功中去。在预试验和随机对照研究中，有一些 ASD 儿童治疗成功的案例，其成功最大的原因可能在于他们并不过分的刻板，并且他们十分重视学业的成功。

父母和教师参与的评估和促进作用

■ 父母参与的评估

OST 治疗的设计和测试离不开父母和教师的广泛参与。因此，在治疗开始时需要评估父母和教师全程参与治疗的能力。父母需要参加每一次课程的开始和结束。在初步研究中，父母参与度越小，疗效越不明显。当我们只干预儿童，而由其他养育者再给儿童进行个别干预训练，那么 OST 治疗不会有效。同样的，每周只进行 1 次的治疗也没有效果，原因如第 1 章所述。所以建议治疗师在初始评估中就确认在接下来 10～12 周的时间里父母是否可以全程参与每周 2 次的课程。当然了，如果治疗是免费的话，会更容易遵守这一要求。OST 临床经验显示，当我们向父母解释了每周 2 次的治疗计划和他们必须参与的原因，他们就可以接受这些治疗的要求。

考虑到时间安排问题，对许多父母来说参与每周 2 次的治疗是非常具有挑战性的。有些父母可能会建议互相分担参与责任，每周 1 位父母参与课程。这样的安排是可行的，但要求治疗师做出调整以促进并改善父母间的沟通。成功的调整包括确定父母之间互相分享每次课程中学习的技能信息和课间技能学习计划，并为不在场的一方提供目标技能的简要书面材料，以便在课程之间进行练习；通过电话或电子邮件给未参与的父母提供信息，特别是当儿童的父母处于分居状态时。

另一个可能影响父母参与的因素是父母存在 ADHD 症状。ADHD 儿童的父母患 ADHD 的可能性很大（25%～35%）（Faraone & Doyle, 2001），父母存在 ADHD 症状可能会影响治疗的进展。应在开始治疗前的研究中进行父母的 ADHD 症状核查。在治疗开始之前，治疗师可以通过这几种方法来了解父母的 ADHD 症状的状况。第一，治疗师在整个过程中不断追踪评估患 ADHD 的父母是否在有效地运用提醒、监管、表扬和奖励的方法支持儿童。第二，患 ADHD 的父母在参与过程中可能会因为遇到困难而变得气馁，这时治疗师需要进行额外的工作以鼓励他们继续承担自己的角色。最后，治疗师会认识到父母的 ADHD 症状对 OST 治疗在家中的实施可能会产生影响，然后在每个课程开始时就组织讨论如何解决问题。如果治疗师提前知道父母可能也存在组织技能的问题，那么就要和父母一起讨论，找出实际的解决方案来开发自我提醒设置、建立每日的父母指导监管时间以及制定可行的奖励计划。虽然在研究中我们发现，支持儿童使用技能对患 ADHD 的父母来说非常具有挑战性，但是其中有几位父母表示参与 OST 治疗帮助他们改善了自己的组织能力。

■ 教师参与的评估

除了父母以外，儿童的教师也是 OST 治疗团队中重要的一员。在联系教师之前，治疗师需要获得父母的许可，之后才能和教师们一起讨论儿童的情况。在治疗中要求教师也运用提醒、监管、表扬和奖励的方法来支持儿童每日在校使用技能。最佳的参与情况要求治疗师在治疗开始后至少联系教师 5 次，以讨论治疗的目标，需要被提醒和表扬的行为以及将要使用的记录系统。

治疗师在与儿童一起开始 OST 之前通常要与教师进行 2 次的初步接洽，详见第 3 章。第一次联系可以用邮件或电话的形式进行筛查访谈和（或）进行量表评估，由此治疗师可以从教师那里获得有关儿童在校表现出的 ADHD 症状和 OTMP 问题的相关信息。第二次联系通常是通过电话进行的，治疗师会向教师简要描述他们所要承担的相关责任并且确定他们是否愿意参与到治疗中去。在某些情况下，学校规章制度可能会要求经过校长许可，教师才能参与外部治疗。下面会讨论一些建议和方法，来处理教师无法参加治疗的情况。在少数案例中有教师最初同意参与治疗但中途退出的情况，就此我们进行了一些适应性调整使得治疗能够继续下去。

如果在第 1 次联系中，教师表现出对治疗的兴趣，那么进行一次面对面的会谈可以促进并保持教师的参与性。事实上，在我们多年的临床实践中，发现教师可以从参与儿童的治疗，获得许多善意和帮助。在第 1 次联系中，治疗师可以和教师建立关系，提供准确而明确的所需时间要求，并且针对全程参与可能会遇到的任何障碍进行讨论。这种联系大概需要耗时 30 分钟来评估儿童的 OTMP 问题和教师的处理方式。其他 4 次电话随访联系通常需要 10～15 分钟的时间；每日和学生一起进行的教师活动需要 3～5 分钟。

就如第 1 章所述，初步研究中的教师都表示参与 OST 治疗的要求并没有太苛刻，而绝大多数参与初步研究和随机对照试验的教师都对 OST 治疗的效果感到满意。我们发现当向教师解释 OST 的治疗目标后，大多数人都会非常愿意向他们正在困境中挣扎的患 ADHD 的学生提供额外帮助。在某些情况下，适合使用康复法案 504 节（美国联邦法律，1973 年颁布，主要内容为禁止各组织和雇主排除或剥夺残疾人士获得项目福利和服务的平等机会。该节界定了残疾人士参加并获得项目福利和服务的权利）的来促进教师参与 OST 治疗。许多 ADHD 儿童被认为有功能损害而享有特殊的康复法案 504 节的计划；而通常 ADHD 被划分在其他健康障碍类别中。这个计划会提供教学调整，一般会包括测试时间的延长、座位的优先选择和日常行为报告卡的使用（Dupaul & Stoner, 2003）。治疗师可以与父母和教师一起工作，在原有计划的基础上进行额外的调整，或者为没有计划的儿童制定一个新的计划。额外的调整可以是"教师每日对儿童使用组织工具和常规进行监管，包括花几分钟的时间来提醒、监管和表扬儿童使用这些工具和常规"。通过这样的官方计划，教师更愿意给儿童提供所需的帮助。

即使已经很努力地在 OST 治疗中与教师建立关系以促进他们的参与，但他们所呈现的参与度还是会有所不同。教师可能愿意在大部分的课程中进行提醒、监管、表扬和记录儿童的技能使用，但无法参与后半部分课程中的时间计划和任务计划的讨论。针对这种情况，第 2 篇提供了详细的调整方法，基本上包括对教师的最低要求，记录任务已经按时、正确、整齐、完整地完成。另一些情况是教师想要全程参与，但在结束初始课程后并没有继续跟踪下去。这时治疗师应该和教师一起讨论具体情况以调整步骤来减少妨碍他们参与的障碍。如果找不到解决方法，那么就边继续 OST 治疗边进行调整，以便在校内记录儿童技能的使用。比起每日报告儿童使用技能的情况，教师更有可能进行每周报告。或者如果无法依靠教师记录行为，那么就让父母取代这一位置，通过让儿童提供技能使用的证据来评估他们每日的在校表现。儿童可以在学校完成使用 OST 技能的清单，然后在到家后展示积极的成果。比如，在学校使用了书包检查清单的技能，那么所有需要的文件、书籍和物品就都会被带回家。又或者儿童做到使用技能清单，教师的备份报告为儿童使用技能提供证据。比如，教师报告所有作业都按时上交，那么就可以说儿童的时间管理技能运用得非常好。

虽然，在临床试验中 OST 的积极疗效都和大多数教师全程参与相关，但治疗师的临床观察发现，那些教师未参加治疗的儿童的技能仍然得到了改善。治疗师创造性地处理了教师无法全程参加治疗但可保持好的临床疗效的问题，这表明在 OST 的临床实践中如果遇到有限的教师参与，可以灵活而智慧地调整治疗来适应具体情况。在这些情况下，如果治疗师具有学校咨询经验和与教师一起工作的经验，可以帮助他与教师进行友好地协商与讨论。

跟踪进度

由于儿童的进步贯穿整个治疗过程，治疗师需要监测儿童对不同的组织工具和常规的理解及成功使用。此外，治疗师还必须评估父母在家中执行行为管理策略的情况，以及教师在学校如何提醒和表扬儿童的组织行为。治疗师在每次课程开始时都先询问父母关于儿童使用先前学习的 OTMP 技能情况的非正式反馈意见，并且应该从持续的与教师的联系中了解儿童是如何在课堂上实施这些技能的。当一个儿童的进步程度不理想时，本手册的第 2 篇就提供了"友情提示"和"疑难解答"，来提高儿童把在课程中学习到的技能运用于家庭和学校环境中去的能力（额外的课上练习、步骤调整等）。

在时间管理模块的最后，要求教师完成 1 张简明技能检查表（教师用表 9），反馈儿童的进步情况以及所学到的技能。如果治疗师在评估过程中使用的是评分量表（COSS 或 BRIEF）来确定儿童是否需要 OST 治疗，那就可以在整个治疗期间的不同时间点上请父母和教师进行相同评分量表的重新评估，以获得关于儿童进展的具体信息（比如在治疗的中期和结束时）。

表格、讲义和其他课程材料

OST 在许多方面与其他治疗方式不同。因为要进行大量的教学和实践，所以在课程期间需要一些讲义和表格。第 2 篇中的每一节课程都会从课程所需材料的列表开始。本书的第 3 篇详细列举了专门提供给治疗师的表格，给父母和儿童的讲义以及给教师的表格。为每一节课准备好所需材料是非常重要的一步。所以我们建议把每一节课程所需的材料整理归档，这有助于课程的开展。我们也发现，把材料放置在固定的箱子中，可以帮助我们快速进入角色，也减少了在课程前忙于找寻必要物品的情况。

治疗师在治疗前应该要准备好自己所需的所有物品，也应该考虑到儿童的需求而准备好儿童所需的材料来减少对父母的要求。有几件物品对 OST 治疗来说至关重要：① 1 个风琴样的文件夹（在第 5 课介绍）；② 1 个带悬挂式文件夹的便携式文件盒；③ 徽章盒子（在第 6 课介绍）；④ 行李标签牌（在第 7 课介绍）；⑤ 1 个铅笔盒；⑥ 1 个秒表。购买这些材料需要 25～30 美元。对于教师来说，如果他们可以接受礼物，我们建议在课程结束时赠送他们礼品表示感谢（比如贺卡等）。在课程开始前，本书的购买者可以复印讲义和治疗师用表以准备好副本。

治疗的调整

与其他在临床实践中实施的手册化治疗一样，针对不同的情况需要对 OST 进行修改（缩短或延长治疗的特定部分，修改课程中呈现的材料或不同的课程排序）。然而，重要的是要注意，没有实证数据证明治疗调整后的效果。在随机对照研究中，很少发生对治疗的调整。在 20 次课程中，参加者参加了 17～20 次课程，平均出席了 19.8 次；精确的清单显示课程平均使用了手册中 96% 的材料，课程均按照手册安排的顺序进行。因此，OST 治疗所获得的积极成果是根据本书中提出的指南进行操作而得来的。个别治疗师可能会改变方案的某些部分。例如，仅进行与儿童最相关的治疗部分，这些改变可能对个别案例是非常合适的，但是治疗师应该知晓没有实证证据支持修改后的治疗方案的疗效。

需要铭记于心的是，以下提到的和课程指南中提到的有关治疗方案的可能变化的观点，主要是基于对治疗师在临床情境中如何修改 OST 进行的观察。在这些设置中发生的 3 个主要变化是：① 跳过方案中的部分内容，经常反映在任务跟踪模块上；② 方案内容的分割，导致治疗在一个学年开始，而在下一个学年完成；③ 当儿童在一些课程中进展缓慢时，重复进行这些课程而延长治疗方案。其他已经在个别临床案例中使用的改变包括在下一个学年提供加强课程，以及在完成全部 20 节课之前，当儿童停止使用之前教过的工具和常规时，返回并重新教授以前已经完成的课程内容。

通常不建议跳过方案的一部分，因为课程的内容和顺序是为了改善大多数在治疗开发过程中评估的儿童所存在的缺陷。方案的关键部分不应该被忽略，包括初始的课程介绍、父母行为管理的培训及涉及规划继续使用治疗期间教授的工具和常规的课程总结。但是，一些技能建构课程与某些儿童无关。特别是，一些儿童可能可以非常有效地记录他们的作业，并在日历中标明到期日期和测试日期。对于这样的情况，就可以缩短任务追踪的模块。然而，儿童用于跟踪学校任务的计划本通常不包括记录任务所需的材料的空间，而这恰恰对组织性差的儿童来说是至关重要的因素。因此，对于跟踪任务的模块修改，应包括如何制定和练习创建每日作业所需带回家的材料清单以及如何使用月历。

治疗师也可能发现，一些儿童在管理学校所需材料方面没有重大困难，因此在管理材料模块中可能不需要太多的实践。通常一些组织性差的儿童也可以有效地在学校和家庭整理、放置和携带文本与书。针对这一情况，治疗师应该适当减少花费在如何保存和替换文本、如何创建书包检查清单及整理学习区域的教学时间。

然而，在认同儿童那些看起来在追踪任务和管理材料中的组织行为没有困难前，治疗师必须考虑到父母参与儿童组织的程度。有些时候，儿童可能表现出有组织性，这只是由于父母已经帮他们把任务都完成了。例如，许多临床试验中的父母会为他们的孩子整理书包或是在日历上记录时间。对于这些情况，建议进行全部的任务追踪和材料管理课程，这样儿童可以在运用 OTMP 技能时变得更加独立。

一般来说，不建议对时间管理和任务计划模块进行修改，因为 OTMP 技能差的儿童在这两个领域都存在问题。实际上本书有一个地方进行了修改，就是增加了一节课程，11A，以提供时间告知的指导。

如第 1 章所述，不建议每周安排少于 2 次的课程。治疗结构将按照 10～12 周及以上、每周 2 次课程的时间表进行，总共 20 次。总的来说，OST 治疗需要儿童、父母和教师的共同努力，并且经常与治疗师联系有助于保持主动性。治疗师必须经常支持父母提醒、监管和强化儿童的行为，在儿童努力克服长期存在的问题时给予积极反馈和正确指导。这种解决问题的支持和积极的反馈如果长期持续，效果更好。

疑难解答：需要特别关注的问题

从进行 OST 治疗的临床经验来看，显然几个关键因素可以促成治疗目标的实现：① 父母执行家庭行为计划的一贯性；② 儿童在治疗过程中能够维持数个组织技能领域的改善；

③ 教师在学校使用提醒和表扬的一贯性。

随着治疗的进展，治疗师可能会发现父母没有遵循家庭行为计划进行治疗：第 5 课的"疑难解答"会指导治疗师如何与父母合作确定对治疗系统进行适当的修改。此外，如果儿童在练习新的组织技能时表现出对先前技能使用能力的下降，那么治疗师需要灵活地调整课程内容和（或）调整家庭或学校行为计划来适应儿童的需求。第 11 课的"疑难解答"为治疗师提供了如何促进儿童保持先前所学技能的相关步骤。这里需要重点说明的是虽然这些"疑难解答"被放在第 5 课和第 11 课中详细说明，但治疗师可以在治疗的过程中按需自由使用。此外，治疗师还会发现教师没有为学校课程提供所需的支持，针对这一情况，在第 3 章的"疑难解答"部分提供了如何促进教师参与性的相关建议。

解决 OTMP 以外的问题

如果在治疗期间出现其他重大问题，影响了儿童的功能，OST 就可以而且应该被"搁置"，先解决其他问题。在随机对照研究期间，4 个附加课程被用于补充 OST 的治疗。这些课程旨在解决对儿童构成危险的问题，如那些对家庭或儿童功能造成的重大影响或会干扰儿童参与的问题。如果 1 名儿童需要全面停止 OST，或者如果需要更多次的课程来处理更为紧迫的问题，那么就该停止该儿童的 OST 治疗以便其他形式的照护可以继续，但是这种情况很少遇到。我们发现在保持主要关注 OTMP 技能的同时，可以灵活地运用 OST 治疗来解决其他问题（如严重攻击行为、家庭不和谐）。

我们也发现，儿童可以在参与 OST 治疗的同时参加其他形式的治疗。但是，如果进行其他治疗，那么应该考虑到它对儿童时间表的影响，并且要先设定优先次序。如上所述，如果参与其他治疗导致无法实施每周 2 次的 OST 治疗，那么 OST 的疗效会受到限制。

① 我们两人（Howard B. Abikoff 博士和 Richard Gallagher 博士）从 COSS 的出版商 Multi-Health Systems 获得了版税。

第3章
教师联系指南

为了使 OST 治疗在改善组织功能方面取得最佳成效，治疗师应与父母、教师和儿童协同工作，成为一个紧密团结的团队。教师在治疗中的作用举足轻重，因为唯有教师能够在学校里提醒、监管和表扬儿童积极的组织行为。当治疗课程教授了新的组织技能后，儿童需要在家庭和学校中练习这些技能。教师有责任去提醒儿童在学校使用目标技能，表扬儿童展现的合适的组织技能，同时监管并记录儿童对于这些技能的使用，这样父母就可以在家对此进行合适的奖励。

本章节将概述 2 次与教师的课前联系和治疗过程中的 5 次教师联系建议的内容。第 2 篇将详细介绍 5 次主要的教师联系的概念和程序的指南。当你读完这本治疗手册时，可以回过来复习本章中的指南，以便为每次教师联系做好准备。

与教师的课前联系

如第 2 章所讨论的，在治疗师与儿童一起开始 OST 治疗前，与教师进行的 2 次简短的联系有助于确定 OST 是否与儿童的需求相匹配。

■ 与教师的课前联系 1

在获得父母关于可以与教师讨论儿童情况的知情同意后，治疗师方可联系教师，以获取有关儿童在学校表现出的 ADHD 症状和 OTMP 功能的简要筛查信息。告知教师已经和父母讨论过准备开始 OST 治疗来帮助改善儿童的组织技能问题。询问教师是否愿意提供一些基本信息，包括儿童在课堂上的行为和 OTMP 功能情况。如第 2 章所讨论的，治疗师可以通过电话进行简短的筛查访谈（图 2.1），或者向教师发送特定的评分表（如 Conners 教师用表第 3 版、COSS 教师用表或 BRIEF），并附上回寄信封或是如何将完成的表格传真给你的说明。在回顾了筛选资料之后，治疗师就能够确定该儿童在学校中是否存在严重的 OTMP 功能问题，并且决定 OST 是否适用于儿童。如第 2 章所述，如果儿童在家中存在严重的 OTMP 问题而在学校中并没有出现，那么他们仍然可以从 OST 治疗中得益。然而，大多数存在 OTMP 问题的儿童在一个环境中存在问题时，在另一个环境中也会出现相似的问题。

■ 与教师的课前联系 2

简要总结教师所提供的关于儿童在教室中的行为和 OTMP 功能的信息，如"从你所填的 COSS 教师用表上来看，（儿童姓名）在一些关键的组织功能方面存在问题，包括材料的整理和按时完成任务。"说明治疗师相信 OST 可以帮助儿童改善学校和家庭的组织功能，如果教师可以参与治疗，那么儿童将从治疗中受益更多。向教师提供治疗的简要说明（在教师用表 1 进行了总结，治疗师可以用电子邮件或传真把组织技能训练的教师指南传送给教师），询问教师是否愿意并能够参与治疗。如果教师表示愿意参与，就可以安排时间会面，进一步讨论儿童的需求，并提供更全面的关于教师在治疗中的作用的描述（教师联系 1）。

治疗期间的教师联系

在治疗过程中有 5 次推荐的教师联系，按照以下的节点进行时间安排。

1. 第 1 周的开始：向教师介绍 OST 治疗和任务追踪。
2. 第 2 周的结束：向教师介绍风琴样文件夹（以下简称为文件夹）和书包检查清单的使用。
3. 第 4 周的结束：向教师介绍在学校如何整理学习区域。
4. 第 5 周的结束：向教师介绍时间管理和时间追踪表。
5. 第 8 周的开始：向教师介绍任务计划和治疗结束计划。

这些联系旨在向教师提供儿童在治疗中正在做什么，如何在学校中练习具体的技能，以及教师如何支持儿童使用这些技能的重要信息。此外，这些联系可以帮助治疗师改善治疗效果；教师对儿童如何在课堂上实施 OST 技能的反馈可以帮助治疗师修改常规，以便能更有效地使用和（或）可以帮助治疗师确定哪些技能需要进行额外的课堂练习。治疗师还应该鼓励教师在治疗过程中随时表达对 OST 技能和常规的担心或疑虑。与教师建立合作关系，将确保更多的训练内容从治疗课上的练习转移到在学校里的使用中去。以下的指南提供了治疗过程中 5 次教师联系的建议内容，可以通过电话或面对面交流进行。

■ 教师联系 1（第 1 周初）

联系前的准备

联系教师，约定一个 20～30 分钟的初次会谈，可以面对面或通过电话进行。（通过电子邮件或传真）寄给教师以下表格，并说明会在初次会谈时讨论这些表格（这些表格和其他教师用表都在第 3 篇的单独章节中）。

- 教师用表 2，详细的 OST 课程表。
- 教师用表 3，每日作业记录指南。
- 教师用表 4，每日作业记录的模板。

此外，在 OST 治疗开始之前，治疗师应该回顾教师提供的关于儿童 OTMP 功能的信息，以确定教师认为哪些方面的功能是最严重的。在初次会谈时和教师一起讨论这些方面。

向教师介绍治疗项目

向教师概要介绍 OST 的治疗模型，该模式结合了对儿童单独的技能训练和父母及教师使用的行为矫正技术，以促进技能的掌握。和教师简要讨论向儿童和父母介绍的治疗解释模型，即将 OTMP 功能失效归因于"小捣蛋"，并鼓励儿童通过使用特定的组织工具和常规流程来培训"脑管家"进行控制。让教师知道这项干预是专为有组织技能困难的儿童所设计的。除非父母同意，不要提及儿童存在 ADHD 的诊断。治疗师可以让教师知道 OST 治疗在临床研究中已经被证明是有效的。重要的是，因为其他同领域的治疗师或督导师可能给教师提供一种尚未经过任何验证的组织干预，如果让教师知道 OST 治疗确实是经过实证验证的，那么就可以从教师那里得到更多的支持。

告知教师，儿童将每周参加 2 次课程，一共持续 10～12 周，共有 20 次治疗课程。在每次课程中会教授儿童新的组织技能并练习使用该技能，也会布置在家中练习该技能的任务。OST 的治疗模块将改善任务追踪、材料管理、时间管理和任务计划方面的功能。父母负责执行家庭行为矫正系统，这会促进儿童在家中执行特定的组织技能，监测儿童的表现，并表扬和奖励儿童使用这些技能。让教师参阅教师用表 2（详细的 OST 课程表），了解每个课程中具体会学习的技能项目。

告知教师期望儿童在学校里能使用所学到的组织技能，并将这些新技能整合到常规活动中。请教师参阅教师用表 2 的最后 1 栏，并指出他们需要在学校支持儿童使用这些技能。教师要做的是：① 提醒儿童执行特定的目标行为（这些将被写在每日任务记录上，接下来会讨论，这些目标行为会随着治疗的进展而改变）；② 监管儿童对这些行为的使用；③ 表扬儿童表现出的目标行为；④ 在每日任务记录上给儿童出现的目标行为记下一个积分。父母会向儿童提供家庭积分和奖励，其中一部分是基于教师写的儿童执行目标行为的记录。

告知教师他们每日花在提醒、监管和表扬儿童的目标行为的时间不会超过几分钟。然而，这些短时间的投资将为儿童提供宝贵的支持，让他们可以学习和实践新的组织技能。

最后要注意的是，虽然详细的 OST 时间表已经指定了每周儿童在学校要练习的目标行为，但治疗程序是具有灵活性和个性化的。比如，在治疗后期，当儿童在进行任务计划的课程时，教师可以根据对上课最有意义和儿童最需要的内容来决定，是让儿童在学校练习计划能力，还是继续处理时间管理或学习其他重要技能。

回顾儿童的 OTMP 功能

在开始治疗之前，评估从教师和父母那里收集到的信息，就那些干扰儿童在校表现的 OTMP 问题行为和教师进行简短的讨论。对于每个行为，请教师说明具体 OTMP 技能的问题是如何干扰该儿童在学校的表现的。例如，如果教师在初步评估中指出，儿童经常忘记把所需的东西带到学校，就请他说明儿童忘记了什么样的东西，这种情况发生的频率以及它是如何影响该儿童在课堂上的功能的。这样的回顾可以让治疗师更好地了解儿童在学校的 OTMP 功能情况，并且也有助于治疗师帮助儿童通过使用新技能来改变日常问题。当治疗师认为一种新的技能可以帮助儿童改善之前被教师认为有问题的领域时，可以在以后和教师的联系中，再来听听教师的意见。

回顾已使用的课堂组织常规流程

询问教师儿童是否在课堂上使用任何特定的组织流程或工具（用记事本记录任务、特定的文件夹或文件袋去管理文件等）。确定这些方法是否与 OST 教授的方法不相容，并且要求教师就儿童使用不同方法的可行性提供意见。例如，如果教师指导儿童使用分开的双袋文件夹来管理不同科目的文件，那就询问他们是否愿意接受儿童使用风琴样文件夹来管理文件。如果教师对于转换新方法表现得有点犹豫，那就试着和他们达成折中协议（如在风琴样文件夹中放置双袋文件夹）。

介绍每日作业记录

告诉教师，在初次治疗课程中，儿童将学习如何使用每日作业记录（通常缩写为 DAR）来跟踪作业和完成作业所需的材料。表明使用 DAR 是为了帮助儿童控制"去吧，忘了它"小捣蛋，它会导致他们忘记重要的作业和材料。

请教师查看教师用表 4 中的 DAR 模板，并且浏览 DAR 的表单。请教师每日提醒儿童填写 DAR，并纠正儿童在第 1 周的使用过程中发生的任何错误。引导教师关注最后 1 列，在那里教师需为儿童每一次完成 DAR 的行为记录积分。要注意的是，在第 1 周，教师对任何使用 DAR 做出的努力都应给予 1 个积分；而第 1 周后，只有当儿童准确地完成了 DAR，教师才能给予 1 个积分。要向教师说明，随着治疗的进行，DAR 最后一列的目标行为会根据教师用表 2 列出的内容纲要不断改变（通常每周 1 次）。向教师做出承诺，在引入任何新行为之前，都会与他们联系，讨论如何提醒儿童执行这些行为，以及如何判断儿童的行为是否该获得积分。

如果教师对儿童使用 DAR 记录任务的想法不太满意，并且希望儿童使用与课堂其他部分相同的记录任务的方式，请参阅第 3 课末的"替代方案"然后对治疗进行一些修改。

安排下一次联系

询问教师以后用何种联系方式比较方便（比如电子邮件、手机、学校电话），并且说明在有新需要在课堂上被提醒的行为前会用传真或电子邮件（由教师选择）把提醒和指南传达给他们。告诉教师，治疗师会在大约1周内再次联系他们，并暂定1个联系的具体日期和时间。

■ 教师联系2（第2周末）

联系前准备

通过电子邮件或传真寄给教师用表5（文件夹使用指南）。

回顾DAR的使用

询问教师，儿童是否正在使用DAR记录任务，并确认教师是否有提醒、监管、表扬和为使用DAR的行为给予积分，并询问儿童在准确完成DAR方面是否有问题，这样如有必要，治疗师可以在课程中和儿童一起练习这项技能。向教师说明，从下周开始，只有儿童准确地完成DAR后才能给予积分。

讨论文本管理

询问教师，儿童在上交家庭作业方面是否存在问题。如果治疗师已经从教师联系1中知道了相关信息，就不要重复提问，但要记录下教师提到过这项问题。向教师说明，存放文件并将它们在学校和家庭之间带来带去，对有组织功能问题的儿童来说通常是困难的。询问目前儿童用什么方法来存放和携带文本，以及教师是否接受换用别的方法，如用一个文件夹。向教师解释为什么文件夹有助于改善儿童的组织功能问题，以及使用文件夹管理文本如何能帮助儿童控制导致他们放错或遗失物品的"去吧，丢掉它"小捣蛋。如果教师坚持要用不同的存放文本的方法，那么可以参考第5课最后的"替代方案"来确定一种既可以帮助儿童又被教师接受的方法。

介绍在学校使用文件夹

请参阅教师用表5（文件夹使用指南），并回顾儿童如何使用文件夹（或如上面讨论的其他替代方案）来整理、存放和携带学校文本。请教师提醒儿童使用文件夹存放文本（比如说"请把这个数学工作表放进文件夹的数学隔层中"）。如果儿童把文本放入文件夹就给予1个积分，1周后，儿童要把文本放入文件夹并且把所有家庭作业放在文件夹中带回学校才能得到1个积分。如果儿童做到了，提醒教师要进行表扬（比如说"你把工作表放进文件夹了，做得真棒！"）。

预告：书包检查清单

告诉教师，在第4周儿童将试着创建1个书包检查清单，它会列出每日应该放进书包里的东西。当DAR中的目标行为变成使用书包检查清单时，教师应该在放学前提醒儿童使用书包检查清单。并且，当儿童合理地使用这个工具时给予表扬和积分。

安排下一次联系

告诉教师，治疗师会在大约2周内（第4周的结束）再与他们联系，并暂定1个联系的具体日期和时间。

■ 有关教师实施学校积分系统的疑难解答

重要的是，教师为儿童提供持续的提醒、监管和表扬以及给儿童在校使用特定组织行为记录积分。因此，治疗师应该在每次课程中都检查儿童的 DAR 文件夹，注意教师是否正确地填写 DAR 的最后 1 栏。如果有几日教师没有给予积分，就要询问儿童，教师是如何管理在校 DAR 的使用和其他组织常规的。如果儿童表示教师并未提醒他们执行组织常规流程，或是他们希望儿童主动要求他们签名和记积分，治疗师需要立即对教师进行跟进。单独打电话或用电子邮件联系提醒教师，如果成人无法促使儿童使用这些技能，那么他们很容易就会忘记使用 DAR 和其他组织常规，特别是在初学阶段。重申教师通过表扬来促进和强化儿童行为的重要性，请求教师的合作以帮助儿童学会新的技能。治疗师可能需要与教师一起来解决问题，确定如何提醒儿童将新的组织行为纳入教师的每日的工作安排中。比如，教师可能会觉得每日放学前检查 DAR 不切实际，而是选择在午饭后不是那么忙碌时进行检查。考虑到教师同时需要做很多事，可以与教师一起确定 1 个固定的时间来对儿童使用组织行为进行提醒、监管和表扬。

■ 教师联系 3（第 4 周末）

联系前准备

通过电子邮件或传真给教师寄去教师用表 6（准备就绪：教师指南）。

回顾 DAR、文件夹和书包检查清单的使用

询问教师，儿童在学校是否常规使用 DAR 和文件夹，并且每日按时交作业。儿童可能刚刚开始在学校使用书包检查清单，询问教师在儿童整理书包时提醒使用书包检查清单是否有用。要求教师继续提醒并表扬儿童使用书包检查清单，因为他们刚刚开始学习遵循整理书包的常规。告诉教师以后儿童也会在家里制定其他包袋的整理清单（如课外活动的书包或旅行包）。

询问教师，儿童在学校任务跟踪和管理材料的情况。确定儿童是否因为在学校的困境而需要具有针对性的额外练习或课程。比如，如果教师报告说放学时正确放置所有文本对儿童来说是有困难的，并且因为怕赶不上车就把文件都塞进书包中，这时治疗师就应该在课程中和儿童一起处理这个问题。帮助儿童想出 1 个不会给日常生活增加压力的替代方案。例如，儿童在教室里把所有文本都放进文件夹的一层中，然后到家后再分类放置（见第 6 课）。教师的反馈可以帮助治疗师最大限度地发挥每个 OST 工具和常规带给儿童的效益。

介绍在学校如何"做好准备工作"

向教师解释儿童可以通过清理掉无关物品，并摆放好完成任务所需物品来整理好工作区域，学会为每项任务"准备就绪"。教师用表 6 列出了准备工作的步骤，告诉教师儿童在

课程中和家中都会对每一步进行练习，在学校中也要做好练习的准备。告诉教师"整理书桌"会成为 DAR 的下一个目标行为。要求教师每日提醒 1 次儿童使用准备工作的步骤整理书桌或另一个教师指定的区域，并监管儿童使用这些步骤的情况。如果儿童使用了这些步骤，教师就要对他们进行表扬并且给予积分。

安排下次联系

告诉教师治疗师会在大约 1 周内（第 5 周的结束）再与他们进行联系，并暂定一个联系的具体日期和时间（大多数情况下用电话进行）。

■ 教师联系 4（第 5 周末）

联系前准备

通过电子邮件或传真给教师寄去以下表格：

· 教师用表 7：介绍时间管理。
· 教师用表 8：课堂作业的时间追踪。
· 教师用表 9：简明技能检查表。

回顾任务追踪和材料管理的技能使用

询问儿童在使用 DAR 进行任务跟踪、管理材料和学习区域（使用文件夹、书包检查清单和准备工作）及上交作业这三方面做得如何。记下儿童遇到的所有困难，并询问教师的意见，如何对这些常规进行修改或更深入的练习来帮助儿童在课堂上更好地使用。通知教师下周左右他们需要填写 1 张简明技能检查表（教师用表 9）来检查儿童在课堂上使用的组织常规。

介绍新模块：时间管理

如教师用表 7 所示，接下来的一些课程将着重于练习时间管理来尽可能地控制"时间大盗"的出现。先简要介绍"时间大盗"的招数，包括让儿童丧失对时间的追踪、忘记任务的截止日期、鼓励拖延和在任务中分心。再根据教师用表 7 对这一模块包含的行为进行综述，并且介绍教师该如何帮助儿童使用课堂作业的时间追踪（教师用表 8）以改善时间预估能力。要求教师提醒、监管、表扬儿童在课堂上使用时间追踪表的行为并且给予积分。

安排下一次联系

告诉教师治疗师会在大约 2 周内（第 8 周的开始）再次与他们进行联系，并暂定一个联系的具体日期和时间（大多数情况下用电话进行）。

■ 教师联系 5（第 8 周初）

联系前准备

通过电子邮件或传真寄给教师以下表格：

· 教师用表 10：介绍任务计划会议。

· 教师用表 11：任务计划会议记录模板。

回顾时间管理技能的使用

询问教师儿童在估算课堂任务所需时间和按时交作业方面做得如何。回顾教师对技能检查表（教师用表 9）的反馈，处理教师记下的儿童在使用任务追踪、材料管理或时间管理等技能时出现的问题。

介绍新模块：任务计划

在 OST 课程的最后，儿童将会学习控制"去吧，别计划"小捣蛋。这个小捣蛋会让儿童在没有任何计划的情况下就开始行动，从而产生问题。向教师解释儿童正在学习使用任务计划会议来给重要的任务和（或）项目做规划，并在课堂和家中进行练习。

询问教师儿童在课堂上是否有机会来使用任务计划技能，例如：要求儿童安排独立学习时间或进行长期的独立研究课题。如果教师布置的课堂作业需要花费较长时间去独立完成，那么使用任务分步计划可能有助于儿童的完成。这时，指导教师通过分步计划，向儿童解释如何利用任务计划会议（模板见教师用表 11）制定 1 个合理的计划来完成课堂作业或课题。要求教师在选定的需要进行计划的课堂作业上提醒儿童使用任务计划会议来引导工作，并且在使用分步计划后进行表扬并给予积分。向教师解释说，在课程中将按顺序引入分步计划，并且治疗师会每周强调任务计划会议可以在课堂中使用的部分。

如果教师不相信儿童课堂作业的完成与任务计划有关，治疗师可以建议他们继续表扬时间管理技能的使用并给予积分。或者，治疗师可以和教师一起做出决定，儿童是否需要额外的辅助来强化先前治疗学习的技能，比如做好准备工作或任务追踪，并且治疗师可以在 DAR 中增加这些目标技能的列表。请记住，目标行为应该是那些在一日中有很大概率发生的行为，不应该出现儿童带回家的 DAR 教师积分列中几日都没有记录。这会降低儿童获取积分的积极性，从而造成父母在进行家庭奖励时遇到问题。

结束治疗的计划

告知教师治疗已经进入尾声，在治疗结束后应该如何提醒儿童和父母继续使用 OST 技能和常规。父母在家中可以继续使用强化程序来促进技能的持续性。鼓励教师继续提醒、监管、表扬和给予积分来支持儿童在课堂中继续使用 OST 工具。和教师一起讨论如何继续使用 DAR 来每日选择和强化两个目标行为，并帮助他们考虑如何选择合适的强化行为。提醒教师，清晰特定的提醒和表扬可以帮助儿童有效地使用组织技能改善课堂功能，而表扬和给予积极关注可以激励儿童继续改进。

询问教师对如何保持治疗效果是否存在疑问，并感谢他们对治疗师和儿童及其家庭的帮助。如果治疗师计划对儿童进行治疗后的评估，可以询问教师是否愿意在以后或现在就填写一些正式评估量表。

第 2 篇

课程指南

第1课
课程介绍·父母和儿童的课前培训

课程目标

治疗师：
· 向父母与儿童介绍治疗原理、内容和目标。
· 了解组织技能特定的困难是如何影响儿童和家庭的日常生活的。
· 了解家庭中具有代表性的日程安排情况。
· 联系儿童的教师，并且在课程第 4 课（在 1 周半的时间内）之前安排 1 次面谈（与教师的第 1 次联系）。

父母和儿童：
· 为何 ADHD 患者容易出现组织、时间管理和计划（OTMP）问题。
· 组织技能训练（OST）是为了解决儿童在 OTMP 方面的不足而设计的课程，这些不足也被称为干扰学业成功和家庭关系的淘气"小捣蛋"。
· 该技能将通过课堂学习和实践、在课后练习使用工具和常规而获得。
· 父母和教师要支持儿童使用新的工具和常规。

所需材料

父母：
· 父母和儿童讲义 1，课程内容概述。
· 父母和儿童讲义 2，治疗的要求。
· 1 个双袋文件夹。

治疗师：
· 治疗师表格 1，课堂记分表——第 1 课。

· 治疗师表格 2，OTMP 问题的访谈记录。

· 治疗师表格 3，干扰和冲突评定量表。

· 治疗师表格 4，家庭日常安排和活动访谈记录表。

　儿童：

· 父母和儿童讲义 3，小捣蛋指南（本课需要 2 份）。

· 1 个双袋文件夹。

第 1 课课程提纲清单

项　　　　目	完成情况
· 介绍治疗方案及其原理	
解释聚焦组织技能的原因	是 / 否
概述将要学习的技能（父母和儿童讲义 1）	是 / 否
解释如何教授技能	是 / 否
概述治疗计划和课程形式	是 / 否
讲述教师的作用	是 / 否
描述在课程中奖励的使用（治疗师表格 1）	是 / 否
· 获取父母对治疗时间安排的理解（父母和儿童讲义 2）	
为每周 2 次的课程制定时间表	是 / 否
· 回顾儿童的 OTMP 问题	是 / 否
· 介绍小捣蛋指南（父母和儿童讲义 3）	是 / 否
· 儿童 OTMP 问题的功能评估（治疗师表格 2 和 3）	是 / 否
· 了解家庭的日常活动安排（治疗师表格 4）	是 / 否
· 课程总结	
发放小捣蛋指南，给父母和儿童各自 1 个文件夹	是 / 否
奖励儿童（治疗师表格 1）	是 / 否
结束本课	是 / 否

本课简介

　　本节课的第一部分，治疗师将引导父母和儿童接受治疗，包括告诉他们课程的基本原理、内容、课程的次数、时间安排和采取的形式。然后，治疗师将会获得父母对于治疗的承诺。接下来，根据之前的评估治疗师简单回顾儿童的 OTMP 问题，并在儿童 OTMP 问题的功能评估之前介绍小捣蛋指南（父母和儿童讲义 3）。最后，治疗师将得到家庭的典型时间表和日常活动安排的信息。

　　注意：OTMP 的小捣蛋指南和功能评估的回顾问题可能不会在课程结束时完成。如果治疗师无法在本次课程中完成所有的事情，治疗师可以在下次的课程里对家庭时间安排表进行回顾。

课前准备

备课时，治疗师应该对之前评估和面谈（见第 2 章评估部分）发现的儿童的 OTMP 问题行为有一个基本的了解，因为治疗师将在本次课程中与父母和儿童一起回顾这些问题。

课程详解

■ 介绍治疗方案及其原理

第一课主要向父母和儿童介绍治疗的一般概述，告诉父母和儿童在接下来的 10～12 周他们都将会做些什么。治疗师可能要指出，尤其是告诉儿童，尽管他们可能很难坐下来听完所有的信息，但治疗师还是会注意到儿童认真听讲和参与的努力，并在课程结束时奖励儿童的这些行为。

首先介绍这种治疗方案是专为诊断为 ADHD 并存在着组织技能方面的困难，在学校、家庭和社交生活方面受到影响的儿童而设计的。治疗将会给儿童展现一些新的组织工具和常规，并教会儿童使用这些技巧，可在课堂和课后学习练习，并在家庭与学校里得到支持巩固。

解释聚焦组织技能的原因

解释组织能力不足影响了 ADHD 患儿的适应性。ADHD 患儿在通常情况下很难学习这些技能，所以这个治疗方案用非常具体的支持性的方式来教授这些技能。告诉父母和儿童，提升组织技能可能会大大减少儿童与父母和教师之间的冲突，缓解痛苦，并为儿童的未来做好准备。

概述将要学习的技能

解释这个项目的重点在于教导儿童拥有更好的 OTMP 的技能。出示父母讲义 1（课程内容概述）并简要地回顾，指出该项目包括了 4 个模块。

- 任务追踪——利用作业记本和日历。
- 材料管理——组织整理文本、书、书包和书桌。
- 时间管理——明白时间的要求，与父母和教师一起制定时间表，组织与时间有关的任务。
- 任务计划——学习做计划的步骤；与父母和教师商量，制定有效的计划，使任务能整洁、完整、准时、有条不紊地完成。

解释如何教授技能

解释会用几种基本的方法教儿童技能。在本期课程中，儿童将会学习这些技能并在课程中实践。课堂教学方法包括了治疗师与儿童讨论技能，观看治疗师演示技能，以及在练习这些技能时得到治疗师的赞扬和建设性反馈。在课间，父母将会帮助儿童在家练习技能并且给予奖励。另外，教师也将在学校场景中随访儿童该方面的实践情况。

概述治疗计划和课程形式

需要解释，每周会有 2 次课，持续 10～12 周。同时定期与教师联系说明儿童正在练习的组织技能，而且教师会每日提供一份儿童是否在教室里使用了该技能的每日报告。

描述在课程中使用的奖励

告诉儿童："你可以在每节课上赚取积分，积分可以用来换取奖品。"

可以给予积分的情况如下：

· 在课后完成家庭练习，在上课时将所需的材料带来。

· 听指令。

· 练习教授的步骤。

· 向父母准确地描述步骤。

· 装好所需材料。

出示治疗师表格 1，总结儿童能在本节课上获得积分的具体行为。注意，这个表格不同于常规课程中的一般的积分表。

> 友情提示：建议在课程的概论中就给予积分。然而，当治疗师在课程中观察到了儿童积极行为的时候，就可以灵活地给予积分。如果儿童已经非常合作了，那么他的目标就是拿到 10 个积分。每个种类的项目可以提供多个积分。当给予积分时，要表扬儿童所表现出的行为。当然，这些积分的给予要有理有据。应该鼓励儿童的合作和参与，同时与儿童一起讨论他们可能关注的问题。

■ 获取父母对治疗时间安排的理解

确定家庭能够参加每周 2 次的治疗安排。和父母口头回顾父母和儿童讲义 2（治疗的要求）。询问父母是否了解治疗的要求，并同意尽可能地遵循这个计划。

如果父母对同意接受治疗的承诺犹豫不决，那么采用问题解决策略，看看是否可以解决问题。如果还是不能解决，建议选择 OST 的替代方案。绝大多数情况下，不建议零散地使用 OST 技术（详见第 1 章）。

为每周 2 次的课程制定时间表

根据儿童的时间安排表，制定每周 2 次的课程。在课程之间留出间隔非常重要。最理想的是在 2 次上课之间间隔 2 日。建立技能需要至少 1 日的练习，然后再学习下一个技能。建议每周 2 次的课程安排计划，最好是（安排在）星期一、星期四，或者是星期二、星期五。如果做不到间隔 2 日的话，治疗师可以制定不同的时间表，只要每周 2 次课程安排不是连续的就可以。

■ 回顾儿童的 OTMP 问题

治疗师根据之前与父母和教师的联系，以及 BRIEF 量表、COSS 量表或其他评估量表的结果，描述儿童 OTMP 行为的总体状况（与同龄、同年级儿童的关系）。

如果使用 COSS 量表，应该简要表明儿童在父母和教师 COSS 量表、父母 COSS 量表或教师 COSS 量表（依据实际使用情况）的评分已经高于临界分。例如，治疗师可以对儿童说："你的教师告诉我们，你在学校里遇到了一些组织方面的麻烦"或"你的父母也有报告说你在家里遇到了些组织方面的麻烦。"最后，通过儿童版的 COSS 量表提示儿童如何来看待自己（例如，"看起来你也认为自己在组织方面遇到了一些麻烦"）。

如果采用其他方法来评定儿童的组织困难，要根据这些评定提供的信息，来明确为什么这种治疗适合于这些儿童。

对正式的量表结果进行简要的概述或者直接告诉参加面谈的儿童：

"所以，看起来，在家里和学校里似乎有些关于组织的问题正在困扰着你。幸运的是，我们可以教你如何使用一些特殊的步骤和工具。许多儿童学习使用了这些步骤和工具，可帮助他们学会有序地组织，避免在家庭和学校发生问题和冲突。"

如果儿童这时表现非常合作，那就给他在治疗师表格 1 中的奖励上给予 1 个积分，并且告诉他们，为什么获得了奖励，如"我要奖励你一个积分，因为你在我们讨论你的困难的时候，你一直保持安静和非常认真的倾听"。如果儿童不专注或表现出一些不恰当行为，应该向父母和儿童指出来，如"在我接下来的课程中，如果你认真听讲和配合，你将有机会得到 1 个积分。让我们看看接下来你能不能获得一些积分"。

■ 介绍小捣蛋指南

使用小捣蛋指南（父母和儿童讲义 3）来描述解决 OTMP 问题将会使用的方法。治疗师准备 2 份关于小捣蛋的指南，1 份给儿童保管。给儿童准备 1 个双袋文件夹，另 1 个文件夹给父母，告诉他们，在治疗中他们会用这些文件夹来放资料。另外，治疗师要准备一份父母和儿童讲义 3 的复印件，确保在之后的治疗中治疗师的材料中有备份方便使用。

和父母和儿童一起来看小捣蛋图片，一起阅读前几页，看完 4 个小捣蛋和管家的图片。关于每个小捣蛋的细节内容，将在其他课程里面详细学习。

回答提出的任何问题，确定儿童和父母是否喜欢模型，弄清儿童是否理解关于小捣蛋的描述。如果有必要，和他们讨论并澄清任何的顾虑或疑问。请注意他们可能会不理解这个隐喻或不喜欢这个想法。如果他们不能接受，就描述一下这个隐喻是作为一种思考 OTMP 困难的方式。让儿童和父母知道它反映了一个事实，即组织功能的困难与多动症经常是联系在一起的，多动症儿童很难控制自己。接着开始简短的讨论来说明这些小捣蛋是如何让人陷入麻烦中的。

（对儿童说）"让我们来看看，你是否注意到这些小捣蛋已经欺骗了你。我知道，如果我急急忙忙地离开我的家，这些小捣蛋就会让我把午饭忘记在厨房的柜子上。或许你有注意到 1 个小捣蛋让你的父母感到困扰。"

（对父母说）"你能举一些例子吗？"

（对双方说）"这太好了。你知道这些小捣蛋会影响到每个人。（儿童的名字）你一直听得很认真。为此我要再给你 1 个积分（治疗师表格 1）。现在我们来看看在家里和学校里小捣蛋究竟是如何把事情搞砸的。"

> 友情提示：给儿童 1 份小捣蛋指南，并让他保管。在之后的治疗中要用到它，确保在治疗师的材料中有 1 份小捣蛋指南的复印件。

■ 儿童 OTMP 问题的功能评估

功能评估的目标是确定组织技能的困难对儿童和家庭造成的影响程度。评估完成后，治疗师应该了解儿童在何时、何地以及在何种情况下有组织材料、管理时间和组织完成任务所需的步骤有困难。治疗师应该也了解当儿童遇到组织技能问题时，儿童和家庭间的冲突和压力水平。

使用治疗师表格 2。在这次访谈中所获得的详细信息将对 4 个 OST 模块中所涉及的领域进行核查：任务跟踪、材料管理、时间管理和任务计划。虽然治疗前的预评估已经对此领域教师和（或）父母所认为的问题有了一些反映，这次访谈将让治疗师更全面地了解儿童的 OTMP 问题。尽管治疗聚焦所有 OTMP 的方面，但面谈将有助于发现是否某个方面的问题尤为突出，需要特别注意（如可能需要增加额外的练习），下面的讨论和治疗师表格 2 对于 OTMP 每个方面均提供了建议核查的问题。

> 友情提示：这个评估需要小心进行，给儿童提供高水平的支持。在整个治疗过程中，治疗师将使用真诚的、直接的方法了解儿童的困难，这时不要气馁或责备儿童。在访谈中，治疗师需要掌控讨论的基调，让儿童不会感到被批评和痛苦。有些儿童可能会对父母提供的信息提出异议或否认他们有任何 OTMP 的问题。如果儿童看起来很沮丧，让儿童知道现在真诚的讨论将有助

于克服正在发生的冲突，减少儿童在家里和学校所经历的任何痛苦。表扬儿童能勇敢地面对谈论问题。另外，试着把这些问题外化，如小捣蛋很狡猾，会给儿童带来麻烦。

（对儿童说）"现在我们来讨论一下你在组织管理中遇到的困难，让我们知道如何帮助你更好地进行有序地组织和克服困难。讨论的部分内容听起来可能比较困难，但是我们可以利用这些信息在学校和家里把事情做得更好。只要你专注倾听和参与讨论，我就会给你积分奖励。"

使用问题访谈记录（治疗师表格2）来指导每个组织部分的讨论。在回顾"记忆失误和材料管理"时，治疗师先回顾一般的情形，然后问一些通常情境中的具体问题，如跟踪用品、文本、作业和其他方面的问题（例如，把书忘记在学校）。请父母描述，在家里注意到每个方面都有哪些问题；请教师描述，在课堂上注意到的哪些问题和这些情况有联系。在讨论的每种情况下，治疗师都会问父母（在儿童的帮助下）去判断这些问题在多大程度上干扰了儿童的生活，又因为这些问题让家庭经历了多大的冲突（使用治疗师表格3评估干扰和冲突的程度）。治疗师得到的干扰和冲突程度的信息将帮助治疗师判断儿童在克服每个方面的问题上可能会遇到多大的困难。知道哪个特定的方面存在显著的干扰和（或）冲突，将会帮助治疗师预测什么时候治疗对儿童和家庭来说是非常具有挑战性的。对于那些特定的方面，治疗师可能需要给予更多的热情、鼓励和支持。

当治疗师和父母及儿童一起面对问题时，要关注儿童在每个方面的具体问题，并试着了解这些问题是如何表现在儿童的日常生活中的。另外，要询问父母和（或）教师是否已经采取措施来解决这些问题，如果是这样的话，这些方法是否成功。下面是1个示例讨论，这有可能发生在这一功能评估的过程中：

治疗师：我想多了解一些你注意到的问题，Alex很难记住任务以及追踪物品和文本。你能多告诉我一些这类问题吗？

父母：我感觉Alex总是乱放东西。我不能一直提醒他要把他的东西带好，但如果我不这样做的话，他就不会记得。还有，有一半的时间，他会把做作业需要的东西忘记在学校里或者在公共汽车上。这让我都要崩溃了。

治疗师：这听起来好像是"去吧，忘了它"小捣蛋真的会给你带来麻烦。Alex，你是否觉得在某些时候这个小捣蛋真的出现了，让你很难记住事情？

Alex：我觉得我很难记住我的回家作业。就像有的时候，我忘记带我需要的书回家，然后妈妈真的非常生气。我在学校里有那么多书，在我离开之前，有时我会忘记把一本或两本书放进我的书包里。

治疗师：那一定很令人沮丧。当你意识到你没有需要写作业用的书的时候会发生什么呢？

Alex：我妈妈会对我大喊大叫，然后让我打电话给我的朋友，看能不能借他们的书。有时我们会开车回学校去取。有时我妈妈说她是不会帮我的，所以我只能告诉教师：我没有完成家庭作业。

治疗师：好的，听起来好像你忘记写作业需要用的书，真的会给你和家里带来麻烦。你们认为这个问题有多严重，干扰了 Alex 本来有能力做他原本需要做的事。让我们来看看这个干扰等级量表（在治疗师表格 3 上）。你认为这个问题是不是有影响，是轻微，相当多，或是非常多？

父母：我会在这个表格上打 4 分。对我们来说，这一直是个非常严重的问题。

治疗师：那你认为在家里，这个问题有多大的冲突？让我们使用冲突评定量表。你会说，是一个小数目，差不多，还是非常多？

父母：我依然还是打 4 分。

治疗师：看来你同意这一点，Alex。好的，这显然是这个小捣蛋给你带来了麻烦。那你们是否尝试过用什么方法来帮助 Alex 记得拿他的东西？

父母：我每日都提醒他，在他离开之前要记得把他所有的书带回家做家庭作业，提醒他在他收拾东西的时候特别要注意这一点，但这都没有用。他在学校结束一天上课回到家的时候，他告诉我说"我只是忘记了"，这种提醒对他没有帮助。

治疗师：我明白了，很多儿童对整理好书包并确保里面有他们做功课需要的所有东西都存在问题。这是我们接下来要一起做的事情。我们会教你一些方法，如何控制这个"去吧，忘了它"小捣蛋，这样，Alex，你就可以做你要做的事，也不会和妈妈或其他大人产生矛盾。现在我要给你们一个积分，Alex，因为你在听妈妈谈论你的问题时保持冷静，并且告诉了我真实的"去吧，忘了它"小捣蛋是如何影响你的非常重要的信息（治疗师继续下一个关于记忆失误和材料管理的话题，接下来也许可以询问一些任务追踪的困难之处）。

对于"记忆失误和材料管理"的每个方面，治疗师将以类似的方式引导讨论。重点关注父母和儿童经历问题的方式，什么情境下问题最多，以及问题导致的干扰和冲突的严重程度。治疗师可以不用按照问题访谈记录（治疗师表格 2）的要求问完所有问题，但应该灵活使用该表格，记录儿童和家庭最为关注的突出问题。

对于"时间管理和任务计划中的问题"，回顾问题时，需要将焦点放在儿童准时完成任务、认真做事、做事前提前计划的问题上。请父母和儿童提供具体例子来说明这些问题什么时候会被注意到，以及多久会发生 1 次。如果需要，治疗师也可以回顾一些父母或教师在 COSS 量表或 BRIEF 量表（如果已经做过此评估）中反映的问题，或在最初的访谈中谈到的特别的话题，以便更好地了解在这方面存在的问题。同样，对于讨论的每一种情况，请父母报告干扰程度和（或）由于这些问题所引发的冲突的严重程度（治疗师表格 3）。最后，特别问一些关于时间判断的问题，来决定儿童的时间辨别能力。给儿童提供另一个机会来获得积分。

要确定儿童主动的组织技能的能力，请回顾"组织行为的问题"，询问关于儿童使用特殊工具记录重要信息（如作业、截止日期）或存放物品的问题。了解儿童使用哪种组织行为方法来记录材料和职责（例如，日历、学校计划、文件夹、活页夹、储藏箱），以及儿童正确使用每一种方法的程度。

最后，询问任何可能在校外出现的组织方面的问题。这些问题可能包括运动器材的管理、音乐课或其他课程的器材、服装、玩具或家里的其他物品。另外，如果儿童因为父母分居或离婚，需要从父母一方的家搬到另一个家庭，那么需要询问在这种情形下可能存在的问题，如儿童可能会把书或玩具落在其中一个家里。获得对每个具体问题所致干扰和冲突的严重程度的评分。对儿童在整个讨论过程中倾听和评论给予积分，同时要感谢儿童积极地参与整个过程。

■ 了解家庭的日常活动安排

接下来的访谈是为了更好地了解家庭和儿童经典的常规安排和时间表。访谈可以呈现家庭的节奏，以及家庭成员是如何互动的。它还可以提供一种感觉，有组织的或混乱的家庭环境分别是怎样的。使用治疗师表格4（家庭日常安排和活动访谈记录表）来指导整个讨论和记录反应。解释通过回顾儿童在1周中典型的某一日的活动，治疗师将能够更好地了解这个家庭。

当访谈结束后，感谢父母和儿童提供有用的信息。如果合适的话，给儿童提供额外的积分。

■ 课程总结

发放小捣蛋指南，给父母和儿童各自1个文件夹

给儿童和父母各自1个文件夹来保存课程的材料。父母可以在文件夹中放入父母和儿童讲义1和讲义2，并且提醒在之后的课程中要携带文件夹。告诉儿童在另外1个文件夹中保存小捣蛋指南（父母和儿童讲义3），并且在之后的课程中也要带来。给儿童记录1个积分，以奖励将指南保存到文件夹中的行为。

奖励儿童

结算赢得的积分。让儿童知道通过好的行为赢得的积分达到了10分，就可以用来换取小奖品。提醒儿童如果参与以后的课程还会获得积分；如果儿童更愿意在积分银行中保存积分，那么她可以在将来的课程中选择更大的奖励。如果儿童想现在就选择奖品，要么就让儿童挑选奖品，给儿童1个10分的奖励（适合本年龄段儿童的小玩具或收藏品）。大多

数的儿童应该可以赚这么多的积分。然而，如果儿童不合作或没有积极的表现出可以获得 10 分的行为，那么就对所观察到的行为给予赞扬并给予较小的奖励，如 1 个或 2 个贴纸。作为选择，治疗师提醒儿童可以把这些积分放入以后使用的积分银行。

结束本课

告知下次的课程只有父母参加。确认下次课程预约的时间和日程安排。提醒儿童们在第 3 课的时候要把小捣蛋指南带来。

第 2 课
课程介绍·运用社会学习策略促进技能培养（仅父母参加）

课程目标

治疗师：

· 提供治疗目标和措施的概述。

· 教会父母提醒、监管、表扬和奖励儿童行为的原理和方法。

父母：

· 理解 ADHD 如何使儿童更容易成为 OTMP 功能缺陷的高风险人群。

· 理解 ADHD 患儿需要广泛而频繁的提醒，以及具体明确的表扬。

· 学习如何追踪具体的积极行为。

· 学习如何提醒、监管、表扬和奖励行为。

· 同意为帮助儿童完成回家作业制作 1 个奖励表。

所需材料

父母：

· 父母和儿童讲义 4，帮助孩子使用组织技能。

· 父母和儿童讲义 5，制作奖励清单的访谈记录。

· 父母和儿童讲义 6，家庭作业：一起考虑可行的奖励。

· 父母和儿童讲义 7，家庭行为记录表：需要提醒、监管、表扬的行为。

· 父母和儿童讲义 8，OTMP 清单：第 3 课上课须知。

治疗师：

· 该节课课堂练习中表扬奖励所需的材料：

· 纸、马克笔或蜡笔、小盒子。

· 乐高、积木、小拼图。

· 装有书的书包、零散的工作表、带标记的文件夹（标有科目）。

第 2 课课程提纲清单

项　　　　目	完成情况
· 提供 ADHD 和 OTMP 问题相关信息	是 / 否
· 讨论如何教授组织技能并养成习惯	
介绍所学技能并说明如何学习	是 / 否
讲解治疗师的作用	是 / 否
讲解父母的作用（父母和儿童讲义 4）	是 / 否
解释为什么需要父母提醒、监管、表扬及奖励	是 / 否
讲解提醒的时机和方式	是 / 否
讲解监管内容以及如何监管	是 / 否
讲解何时以及如何给予标注式表扬	是 / 否
介绍阳性强化犒赏系统	是 / 否
课堂练习：表扬练习	是 / 否
· 与父母会谈，制定 1 份可用于奖励的清单（父母和儿童讲义 5）	是 / 否
· 给父母布置家庭作业	
制作 1 份奖励清单（父母和儿童讲义 6）	是 / 否
提醒、监管、表扬 2 种非 OTMP 行为（父母和儿童讲义 7）	是 / 否
· 下节课预告（父母和儿童讲义 8）	是 / 否
· 给予课堂积分	是 / 否

本课简介

　　本节课仅面向父母。课程专为父母设计，通过教导父母如何对儿童使用组织技能进行提醒、监管、表扬和奖励，让父母完全加入治疗。为了鼓励父母，很重要的一点是要向父母解释，为什么需要父母积极参与，持续使用所教的方法，并且在儿童学习新的 OTMP 技能时保持耐心。

　　治疗师需要简短回顾 ADHD 的核心症状以及为什么 ADHD 儿童经常在组织技能上有困难。如果治疗师认为父母需要更多的时间去了解 ADHD 的性质（例如，儿童刚刚被诊断出 ADHD），那应该另外安排 1 次指导性的课程，以解决他们可能会问到的所有问题。

　　本节课最基本的目标是教会父母提醒—监管—表扬—奖励儿童行为系统的基本原理和方法，以获得父母的协作，促进儿童在课程间歇期练习新的组织技能。本治疗的焦点并不是帮助父母建立 1 个行为矫正系统来解决 ADHD 相关的所有行为问题，而是父母通过学习技术和程序以鼓励促进儿童使用 OTMP 工具并日常化。

课程详解

■ 提供 ADHD 和 OTMP 问题相关信息

这一部分所需时间不定，你可以根据家庭对 ADHD 相关知识的了解来预估时间。如果父母们都非常熟悉，那么用时可以相对少一些（5～10 分钟）。如果父母对这些知识较陌生，那么简短地回顾一下 ADHD 的核心症状：冲动，坐立不安，注意力不集中。回顾亚型，并指出儿童属于哪种亚型。然后着重强调执行功能的缺陷有时会妨碍儿童的控制行为和注意力，即使在强烈的激励下儿童能够有效地控制行为和注意力。解释这些关键点，说明执行功能的缺失在日常生活中阻碍儿童表现他的组织能力。

这些信息主要为父母提供理论上的依据，为什么治疗要求儿童练习简单的日常任务，为什么学校和家庭的变化仅强调选定的关键领域：任务跟踪、材料管理、时间管理和为活动或项目做计划。最后，解释大部分 ADHD 患儿都没有意识到自己的问题并自觉改变。因此，这项治疗是用于帮助儿童逐步解决组织问题并提供大力支持。治疗将教会儿童管理这些状况的技能，使儿童不再茫然气馁。

解释 ADHD 已被公认为源于调节行为和注意力的大脑系统的问题。

*注意力问题*经常有多种表现形式，包括分心、无法长时间保持注意以完成任务，无法听从学校教师的详细指令等。

*行为问题*包括冲动，坐不住，无法安静等待，没有时间观念。

这些困难加上其他 ADHD 症状，使得儿童很难明白他们需要什么材料来开展项目，记住哪些东西应当放进他们的书包或者健身包中，知道多长时间能够完成作业，或者做 1 个完成任务的系统计划。

儿童不应该为这些问题受到责备。在独自面对时，ADHD 儿童经常出现组织功能困难。但是，在大人的提醒下，他们经常能完成必须的任务。

正因如此，父母和教师会想为何这些儿童就不能做到独立地好好做呢。人们经常以为 ADHD 儿童是懒惰或故意对抗。但事实上，儿童需要外界的提醒，是因为他们无法持续激活大脑中的"内部督察"。OST 就是建立在这样的观点上，ADHD 儿童大脑的"内部督察"或说"脑管家"（见小捣蛋指南，父母和儿童讲义 3）经常没有在工作。

■ 讨论如何教授组织技能并养成习惯

解释该治疗用于教授儿童学会组织和保持条理必需的技能。ADHD 儿童无法靠自己学会这些技能，即使学会了也无法坚持使用。OST 的目标就是将这些技能融入日常生活的方方面面。为了达到这些目标，承担重要角色的成人，包括父母、其他看护者和教师们，需要帮助儿童学习这些技能并将其养成习惯。成人可以支持儿童在课后持续练习这些技能。

介绍所学技能并说明如何学习

介绍儿童将要学习的 4 个模块的技能：

· 任务跟踪——使用任务记录本和日程表。

· 材料管理——整理文档、书、书包和课桌。

· 时间管理——了解时间要求，和父母、教师商讨制定日程表，依据时间组织好任务。

· 任务计划——了解制定计划的步骤，与父母和老师商讨出有效的计划。

讲解治疗师的作用

说明每节课治疗师都会教以下内容：

· 向儿童介绍一种技能。

· 向儿童展示该技能如何应用。

· 让儿童在训练课上练习该技能的步骤。

· 与儿童讨论在家中和学校何时何地练习该技能。

· 与儿童讨论如何处理那些可能会导致技能难以使用的问题。

每节课的最后，儿童将会告诉父母今天学了什么技能，向父母展示并解释如何使用技能。同时，治疗师与父母一起讨论出 1 个在课后练习新技能的时间表。

讲解父母的作用

解释父母的作用是帮助儿童将每项技能融入每天的日程中。为了提高效率，父母需要学会以下方式：

1. 提醒：提醒儿童应在何时使用何种技能。

2. 监管：监管儿童使用技能的时间和频率。

3. 标注式表扬：表扬儿童并指出为何而表扬（即通过明确地告知儿童，怎样的行为是好的，给表扬加上标注）。

4. 奖励：对儿童成功使用技能进行奖励强化。

向父母解释："我们能想象到儿童需要时间和练习来掌握这些技能，所以我们必须有足够耐心慢慢来。"需要明确的是，不要期待简单地告诉儿童如何做事就会起作用。举个例子，不要期待你教了儿童怎样记录作业，他就能始终如一地做到。而是，治疗师要与儿童和父母一同，为记录作业内容而建立起某些适当的常规流程；教授儿童使用常规流程所必须遵守的步骤；并建立一种方法，使儿童能在治疗师的提醒、父母的提醒或者教师的提醒下，反复练习使用该技能。

向父母解释，父母的帮助是保障儿童练习能持续且有效的根本。这也是为什么我们要在这节课中需要进行行为技术回顾，让父母学习了解为何、如何、何时实施这些行为技术是重要的。这样，他们就能在治疗中自始至终地支持儿童掌握新的组织技能。

解释为什么需要父母提醒、监管、表扬及奖励

> 友情提示：下列教材中给父母展示了行为矫正的短期课程。ABC 模式经常被翻译为"提醒—监管—表扬—奖励"模式。父母需要理解并活用这些行为。尽管确实提出了在特定情况下应该执行哪些行为的期望，但该模式强调的是后果而不是刺激控制，因此需要注意一下前提条件。

向父母解释时，治疗师、父母、教师将运用行为矫正的基本技术（提醒、监管、表扬和奖励）来促进技能的练习和发展。首先父母为了练习新技能应了解一些提醒、监管、表扬和奖励相关的基本理论原则。

1. 学习新行为时，儿童需要知道在何时使用该行为，因此需要得到监管的成人的提醒。

2. 儿童需要了解在他们展现了新的行为后即有积极的后果，这样更容易将新行为融入常规中。

3. 能激励儿童的积极后果包括：父母的表扬或关注，参加愉快的活动，玩特别想玩的玩具，吃特别喜爱的零食，去特别想去的地方，或获得积分用以兑换奖励。

4. 患有 ADHD 的儿童在以下情况下能学得最好：得到明确的提醒（提示物）、在合作和努力后得到表扬、完成要求的行为后得到奖励。

告知父母"提醒儿童时需要告诉他，你期望他做哪些具体的事情。当你监管儿童时，你就能确切地指导他是否做到你要求的事情。如果你表扬儿童，他以后就可能会继续做这些事情。当你奖励儿童时，儿童以后会更有动力在合适的时机运用这些行为"。

向父母提供父母和儿童讲义 4（帮助儿童使用组织技能）并告知父母该讲义总结了父母帮助儿童改进行为的方式。

讲解提醒的时机和方式

讲解通过 OST 训练，儿童能学会如何在特定情境下使用技能并判断组织技能在哪些地方有用。比如：儿童去学校前会被要求检查上学要用的东西是否带齐。对父母来说，这是一个提醒儿童的合适时机，要求儿童按照程序检查所带物品。

以下是提醒的范例：

· 靠近儿童。

· 获得儿童的注意，可以进行对视。

· 每次要求一件事情。

· 指令简洁清晰。

· 音量适宜。

提醒时不能提重复要求，不能以唠叨口吻跟儿童说话。父母有时可能需要重复提醒，但提醒要根据实际情况，并保持语气语调平静。

以下是一些有效的提醒：

"请将你的书放进书包。"

"到做作业的时间了，请清空桌上多余的东西，准备开始做作业。"

"我认为你需要计划一下下午的时间。告诉我你觉得自己完成作业需要花多少时间。"

"请看着时钟，去打橄榄球前我们有 15 分钟的时间，我希望在出发之前你把余下的数学问题写在这张纸上。"

讲解监管内容以及如何监管

详述如何运用图表监管记录儿童运用在课上新学的组织技能的表现。父母与老师使用图表记录下儿童是否使用了组织技能以及其使用频率。当儿童学习新技能时，父母应提醒、监管、表扬 / 奖励儿童的该行为。在儿童掌握了这个技能后，父母和老师可以继续表扬儿童使用该技能，但只对接下来要学的新技能进行监管和奖励。但如果儿童在使用以前掌握的技能上存在问题，那父母就需要再把该技能添加到图表，并监管儿童是否运用该技能。

讲解何时以及如何给予标注式表扬

解释父母应在儿童听从指令或提醒时给予表扬，在儿童开始做要求的行为时再次表扬，并提醒儿童在完成要求的行为时会得到积分。确保父母知道这种表扬可以依据父母的个人风格而定，父母不必像拉拉队领队或过于甜言蜜语，只要实事求是并且积极向上即可，以下是一些例子：

"做得好！你检查得很仔细以确保试卷都放入了你的文件夹中！"

"很棒！你桌子整理得可以做作业了。"

"哇！你把所有的东西都放入了书包。"

"做得好，你把日常的作业都拿出来准备好了。"

"这样很棒，你把你所有的作业都列在了作业单上。"

"好的，你写下了完成报告需要的所有步骤。"

"谢谢你，你帮助我把玩具都放进了收纳盒里。"

介绍阳性强化犒赏系统

向父母解释，即刻表扬非常重要，也是一种奖励。另外，运用可以换取实际奖赏的积分犒赏系统对激发儿童的积极性也很关键。以下是积分系统的设立和运作方式。

1. 通过学习并练习技能，儿童可以获得积分并用于兑换奖赏。

2. 每日结束后儿童获得规定数量的积分就可以兑换奖赏。

3. 积分也可以累积 1 周再兑换奖赏。

为了该奖赏机制能够运行起来，得到的奖赏需要是儿童真正感兴趣的活动或东西。奖赏的活动或东西也可以将儿童原本可以免费获得的物品或活动变为需要通过实施组织技能获得一定的积分才能得到。比如，如果儿童用了最近学的技能去管理材料，那么他可以"挣"到玩 20 分钟游戏的机会。

课堂练习：表扬练习

告诉父母："现在我们已经学习了激发提高组织技能的全部概念，我想与你们一起练习奖励一些儿童想要的小活动。你可以通过奖赏那些组成新技能的细小行为，鼓励儿童将新技能加入每日的常规安排中。"

治疗师可以选择一项要求父母去做的活动，该活动可以让你有机会向父母演示如何经常聚焦在细小的、积极的行动上。治疗师在对父母进行标注式的表扬时，需要经常表扬，可以按照每 20～30 秒 1 次或类似的频率。

这里是我们建议的课堂练习选项：

1. 准备纸、马克笔和（或）蜡笔。要求父母画一些房子、车子或动物。根据父母的画，对一些积极行动进行评价。例如：

"我喜欢看到你能专注于你的绘画。"

"看起来你对你的画进行过仔细思考，这很棒。"

"颜色的选择特别有意思，看起来很棒。"

"我喜欢你画的直线。"

"你的画非常有创意。"

"你正在努力完成这个任务。"

"谢谢你能听从我的要求并完成这幅画。"

2. 提供一些积木，其他类型的建筑玩具，或者 1 份小的拼图，并要求父母利用这些材料做个东西。对一些积极行动进行评价。例如：

"我喜欢当我给你指导时你能看着我。"

"谢谢你能按照指令做某些事。"

"你能很小心地捡起零件。"

"我喜欢看到你能专注于你的游戏。"

"你能保持专心做事的良好状态。"

"你付出了很大努力把这些零件拼起来。"

3. 准备 1 个背包、一些书、试卷和文件夹。要求父母把所有的书放进书包中，并把不同科目标记的试卷放入相应的文件夹中（文件夹标有科目）。对一些积极行动进行评价。例如：

"听从指令非常好。"

"看来你还记得我所说的话，这很棒！"

"我喜欢你能注意查看文件夹上的标签。这是把试卷放在正确位置的好办法。"

"你把所有的书都放进书包中，这是一个有组织的行动。"

"我喜欢看到你小心认真地确认所有东西都放进背包里了。"

"看到你能知道如何把试卷放进正确的文件夹中，这很棒。"

"你现在处理得很好，但你不用太着急。"

"你能把所有东西小心翼翼和整齐整洁地放进背包里，我喜欢这样子。"

4. 让父母收好试卷和马克笔。准备 1 个放马克笔的盒子和 1 个放试卷的文件夹。给有些马克笔套上笔帽。评语示例：

"我很高兴当我给你指令时你能看着我。"

"你收起马克笔做得很棒。"

"你给每支笔套上了正确颜色的笔帽，这很棒。"

"我看到你按照我要求的用文件夹装试卷。你做得很好。"

"看起来你已经把所有的马克笔放进了盒子中（完成了所有工作），很高兴看到你做得这么细致。"

"很高兴看到你带着笑容做这些事。"

"你还在做这些事，我喜欢看到你专注地收拾这些马克笔。"

在练习后，治疗师要向父母总结他们是如何进行表扬的。

"我希望你们可以注意到我使用的积极评论。而且我评价和关注的都是一些细小的行动。最后是要经常予以表扬。所有的策略将有助于激励儿童开始行动，并持续专注于这项活动。使用这样标注式的表扬将帮助你与儿童建立良好的关系。这使得你的孩子更想要取悦你。当你采取这些行动，需要持续很久以帮助儿童培养技能，包括变得更有组织性。"

现在治疗师应该与父母切换角色，参加活动并要求父母提供标注式表扬。治疗师扮演一个从事活动的儿童，而建议父母可以使用父母和儿童讲义 4 的"表扬"部分列出的技能来提供适当的表扬。有时，治疗师可以跳出儿童的角色扮演，给予父母反馈和纠正。确认父母明白表扬不必是"虚假的"。再者，父母可以发展出个人风格，而不是必须使用甜言蜜语。协助父母仔细观察，选择积极的表现来表扬，即使行为的持续时间较短。尤其是，引导父母在短暂的示例中找到积极的行为，即使作为"儿童"来讲，这些行为是具有挑战性的，并不符合父母的期望。

在治疗师的角色扮演中，可以表现出一些轻微的不当行为。例如，说"我现在不想做那件事"。然后停止角色扮演，并指导父母忽略治疗师刚刚说的话。例如，告诉父母，应该说"我喜欢你能认真听我讲，并能按我要求的去做，现在请开始吧"。

如果有时间，可演示两种不同的活动。书包活动是一种非常有效的方式，可帮助父母练习对组织技能的行为进行标注式表扬。

练习结束后，请父母思考他的孩子对于表扬是如何反应的。有些儿童对表扬不自在。这种情况下，建议父母对儿童能参与活动表示感谢。

■ 与父母会谈制定 1 份可用于奖励的清单

如果时间允许，请使用父母和儿童讲义 5（制作奖励清单的访谈记录），与父母就儿童喜欢的事情进行简短的面谈。告知父母，这些信息将帮助她选择适当的奖励，从而激励儿童在治疗中学习新行为。

如果在本课中完成了这次会谈，就把收集到的信息汇总留档。在下节课制定奖励菜单时，可以参考清单中的内容。如果没有时间在课堂上完成此会谈，可以指导父母将其作为家庭作业。确保检查父母是否能理解你所说的内容，并询问父母是否有任何关于如何在家中使用奖励表单的问题。

■ 给父母布置家庭作业

制定 1 份奖励清单

如果你已经在本课中完成父母和儿童讲义 5，请给父母填写讲义，并要求他选择该表单上的哪些项目可以用作每日奖励，哪些可以用作每周奖励。父母应在父母和儿童讲义 6（家庭作业：一起考虑可行的奖励）记录这些选择。否则，父母将在家中作为头脑风暴练习完成讲义 5，并填入讲义 6。

向父母强调创建奖励菜单在治疗过程中的重要性，这大概需要 10～20 分钟。强调这是至关重要的，如无法将家庭行为管理计划到位，治疗不能顺利地进行。

提醒、监管和表扬 2 种非 OTMP 行为

协助父母从下面的列表中选择 2 种行为（或父母关心的另外 2 种行为）进行提醒、监管和表扬 1 周。确保父母不会选择儿童 OTMP 的主要问题行为。选择的行为应该是儿童可以容易得到明显改善的行为，因为本节课结束后父母将开始练习表扬，并且在下节课后开始使用积分奖励。这个经历应该同时鼓励父母和激励儿童。下列所选行为不像 OTMP 行为那么复杂。现阶段如直接解决组织问题可能会导致儿童变得更加抵抗或更加消极。

建议提醒、监管和表扬的行为（选择 2 个）

· 捡起地板上的衣服。

· 刷牙。

· 放好玩具。

· 饭后收拾餐桌。

· 喂宠物。

· 挂外套。

·关灯。

·准备早上的衣服。

·整理床。

·其他：_____。

父母应填写"父母和儿童讲义 7（家庭行为记录表：提醒、监管和表扬的行为）"以记录提醒、监管和表扬这两种行为的情况。向父母说明，父母必须要在对儿童完成重要的 OTMP 行为进行提醒、监管、表扬和奖励之前，对这 2 种行为进行有效且持续的提醒、监管、表扬和奖励。所以，为了解决影响儿童组织功能的小毛病，完成这项家庭工作是必不可少的。对父母的这种期待也确保父母在治疗中履行好父母的角色。

■ 下节课预告

给父母讲义 8（OTMP 清单：第 3 课上课须知），通知父母下节课要求父母和儿童同时到场。课程的第一部分将回顾父母的家庭作业，对选择的 2 种非 OTMP 行为的提醒、监管、表扬和奖励。之后回顾奖励菜单，父母将提供对非 OTMP 行为的奖励准则。最后，儿童将开始接受第 1 个 OTMP 技能的指导。

■ 给予课堂积分

如果儿童在父母上课时能保持耐心等待，此时可以让儿童进入课堂，并给予儿童 10 个积分作为他耐心等待的奖励。允许儿童选择一份奖励或保存这些积分点数以后再用。告诉儿童，下节课中儿童将一起行动，并提醒儿童在下节课带上第 1 课的文件夹。

第 3 课
任务跟踪·实施并记录行为管理

课程目标

治疗师和父母：

· 设计简单的积分计划，按每日和每周奖励儿童达到的目标行为。

父母：

· 认识到必须改变自己的习惯（例如，进行行为监管）以帮助儿童控制小捣蛋。

· 允诺对于指定的目标行为每日和每周都给予儿童提醒、监管、表扬和（或）奖励。

· 理解自己应该如何监管儿童使用每日作业记录表（父母和儿童讲义 10）。

儿童：

· 理解为什么记录作业和避免"去吧，忘了它"小捣蛋很重要。

· 分享自己如何知道该做哪些作业，以及现在如何记录作业的信息。

· 尝试练习在每日作业记录表（父母和儿童讲义 10）中写下作业，并列出完成作业所需的材料。

所需材料

父母：

· OTMP 父母文件夹。

· 父母和儿童讲义 9，奖励菜单。

· 父母和儿童讲义 13，家庭行为记录：需要提醒、监管和表扬行为。

治疗师：

· 白板或黑板、记号笔或粉笔、黑板擦。

· 治疗师表格 5，课堂记分表。

· 治疗师表格 6，作业记录访谈表。

儿童:

· 文件夹内包含 20 份右侧装订的每日作业记录表(父母和儿童讲义 10)和 1 份左侧装订的当月的作业和考试日历(父母和儿童讲义 11)。

· 父母和儿童讲义 10,每日作业记录表(3～5 份用于课堂练习)。

· 父母和儿童讲义 12,每日作业记录提醒。

· 父母和儿童讲义 14,OTMP 清单:第 4 课上课须知。

第 3 课课程提纲清单

项　　　目	完成情况
· 回顾行为监管的执行,并制定 1 个简单的积分计划(与父母 / 儿童)	
回顾有关行为矫正的步骤(父母和儿童讲义 7)	是 / 否
讨论和解决实施中的挑战	是 / 否
回顾可用于强化目标行为的奖励清单(父母和儿童讲义 6)	是 / 否
制定 1 个简单的积分计划(父母和儿童讲义 9)	是 / 否
· 单独和儿童的技能训练:DAR	
讨论记录作业的需求	是 / 否
回顾"去吧,忘了它"小捣蛋是如何导致问题的(父母和儿童讲义 3)	是 / 否
从儿童那里收集关于家庭作业,材料的信息,以及使用过的记录方法(治疗师表格 6)	是 / 否
出示 DAR 的样本(父母和儿童讲义 10),并根据儿童的科目进行调整	是 / 否
课堂练习:使用 DAR 记录作业	是 / 否
· 课程总结(和父母 / 儿童)	
协助儿童向父母讲解如何使用 DAR(父母和儿童讲义 10 和父母和儿童讲义 12)	是 / 否
布置家庭作业;指导父母如何进行提醒、监管和奖励 2 个非 OTMP 目标行为,以及提醒、监管和表扬使用 DAR(父母和儿童讲义 13)	是 / 否
奖励儿童(治疗师表格 5)	是 / 否
结束本课(父母和儿童讲义 14)	是 / 否

本课简介

　　本节课代表了与儿童进行技能训练的开始。课程强调了第 1 个技能模块"作业记录"。它专注于教育儿童 1 种记录作业并记录完成这些作业所需材料的新方法,称为"每日作业记录"(DAR)。此外,治疗师将在本次课程开始时与父母一起设计 1 个简单的积分计划,用于奖励具体的目标行为。这个积分计划将用于强化和鼓励儿童在整个课程间期练习那些在课程中学到的所有目标行为。因此,治疗师必须与父母一起设计 1 个简单的,父母和儿童都能接受的积分计划。有些父母在设计和实施适当的积分计划时可能会有困难，在这种情况下，治疗师需要花更多的时间帮助父母理解、设计并愿意配合实施行为矫正方案。

课前准备

在本次课程之前应该已经和学校教师有过初次联系，了解到哪种记录作业的方式是可以被教师接受的。最好是制定 1 个个体化的 DAR（在课程详解里会详述）。但是，教师可能已经采用了某种特定的作业记录要求，如果教师对使用和班上其他同学不同作业记录方法难以接受，那就采用教师的方法。在使用该方法之前，请确保治疗师知道儿童既往记录作业、交作业和准备做作业所需材料时的表现。在儿童到学校使用 DAR（或其他方法）之前，治疗师必须和教师交谈，以便教师知道如何提醒、监管、表扬和记录儿童使用新的组织步骤的行为。如果教师认为 DAR 无法接受，请转到"课程详解"之后的"替代方案"部分，以获得更恰当的方法。对于大多数儿童来说，使用可靠的方法记录作业至关重要，所以我们不建议放弃此部分治疗。

课程详解

■ 回顾行为监管的执行，并制定 1 个简单的积分计划（与父母 / 儿童）

与父母讨论使用行为管理程序很重要。在本次课程中可能无法完成所有内容。可以减少与儿童工作的时间，延至下次课程。在后续的课程中，将有足够的时间来弥补延迟的内容。因此，在本次课程中一定要花时间确保父母能够配合实施提醒、监管和表扬目标行为。同时，要确保父母明白如何设定 1 日和 1 周的积分目标。最后，花些时间确保父母有 1 个可以每日和每周对目标行为进行奖励的清单。下面将详细描述所有这些步骤。

回顾有关行为矫正的步骤

和父母回顾前一次课程的家庭行为记录表（父母和儿童讲义 7），请他描述在前一次课程中他被要求回去完成的提醒、监管和表扬儿童 2 种行为的完成情况。向父母询问用于提醒行为的方法，并注意他是否在家庭行为记录表中的指定框中记录了该行为是否发生。请父母和儿童描述行为被表扬时发生了什么。同时，对于如何使用家庭行为记录，或者如何执行对目标行为进行提醒—监管—表扬，询问他们是否存在问题。

讨论和解决实施中的挑战

提醒、监管及使用表扬和积分奖励行为是项目至关重要的一部分。确保父母同意并知道如何使用这些步骤是很重要的。如果父母对此感到困惑，请花时间解释这些步骤，并解释如何将这些步骤融合到日常生活中。如果有必要，简要回顾一下前一节介绍的材料，以便父母理解项目中涉及的简单行为矫正方法。

如果父母没有完成"家庭行为记录"，可能需要花一些时间来回顾父母可以如何改变生活常规，以便配合提醒、监管和表扬目标行为（父母和儿童讲义 4）。在确定父母成功完成对 2 种非 OTMP 行为的提醒、监管和表扬前，不要让父母开始使用积分并奖励 OTMP 目标行为。

如果父母没能有效地追踪关注的行为，那么应该找出影响他们完成这个家庭作业的相关因素。例如，父母可能表示在给予提醒时很难保持冷静和客观。或者，父母可能承认他忘记使用家庭行为记录，或者他把记录忘记在家里了。

这时需要耐心地解决问题以确定是什么干扰了项目的实施，并就如何克服这些困难制定一些办法。以下是一个解决问题的方法的举例，该方法可帮助忘带家庭行为记录的父母。

父母：我匆匆忙忙地赶到这里，把图表落在家里了。

治疗师：当你想和孩子去什么地方的时候，要记住所有的东西确实是有难度的。让我们看看能不能想出 1 种方法让你更容易记住这些上课时需要的文档。你把家里的行为记录保存在哪里？它在课程文件夹里吗？在布告板上还是冰箱上？

父母：我把它放在冰箱上，这样我可以记住完成作业。但是我忘记取下来把它放回我的文件夹里了。

治疗师：如果你在手机上设置了 1 个提醒，在我们见面的那天早上，把你的家庭行为记录放回到你的文件夹里，然后把文件夹放进你的车里，会有帮助吗？

回顾可用于强化目标行为的奖励菜单

询问父母和儿童他们所收集的奖励清单（父母和儿童讲义 6），向儿童了解这些奖励对他的激励作用。基于这一反馈，并考虑到实际情况（例如，父母对给予特定奖励的难易度），帮助父母编写 1 份简短的奖励菜单，让儿童可以选择（父母和儿童讲义 9）。如果父母没有完成讲义 6，并且在选择奖励品方面有困难，你需要花些时间帮助父母和儿童一起来讨论那些现实并具有激励作用的奖励品。可以使用父母和儿童讲义 5 上的访谈问题来指导这个讨论。对于那些在奖励制定中"卡住"的父母，可以给予以下奖励物的建议：

每日奖励

· 与父母相处的特别时间（如阅读、拼图、游戏、外出等）。

· 看电视、电脑、音乐播放器、视频游戏时间（根据积分决定游戏时间）。

· 艺术品、绘画材料。

· 推迟 15～30 分钟上床（取决于获得的积分）。

· 喜欢的甜点。

· 骑自行车。

每周奖励

· 在餐馆吃午餐或晚餐。

· 去公园、动物园、保龄球馆或其他特别的地方。
· 去影院观看电影。
· 请朋友在家留宿。
· 免做家务。
· 小玩具、收藏品。
· iTunes 的礼品卡。

制定 1 个简单的积分计划

对于大多数参与这个治疗的父母来说，1 个简单的积分计划最合适；过于精细的系统只会使父母不堪重负，不太可能坚持。制定积分计划的主要目的是帮助父母和儿童为目标行为制定每日和每周目标。完成每日指定的目标行为将给予每日奖励，对于儿童在 1 周内每日的表现进行累计给予每周奖励（即 1 周内每日的积分总和）。

此时，父母应该正在学习持续地提醒、监管和奖励儿童的两种行为，即第 2 次课程中选择的非 OTMP 行为。设计这个奖励计划可以遵循以下准则（父母和儿童讲义 9）：

· 家庭行为记录中的每个目标行为是 1 分，因此在当前的家庭行为记录（父母和儿童讲义 13）中，儿童最多可获得 2 分。每日目标可以设定为完成目标行为后可获得积分的 50% 或 100%。儿童可以选择完成其中一个行为（即获得 1 分），选择奖励菜单上的一级奖励；或完成两种行为（即获得 2 分），可选择二级奖励（更有价值的奖品或活动）。
· 对于每周奖励，建议父母从 60% 完成率开始设定第一级奖励，即如果在 5 个工作日的总分 10 分中能得到 6 分，即可获得一级奖励。如果儿童 1 周得到 80% 以上的积分，可以获得二级奖励。

友情提示：上文及父母和儿童讲义 9 中概述的计算每周积分的准则是基于这样一种情况：父母只在上学日监测目标行为（例如，只在上学日做家务），这样可以获得的总分为 10 分，如果父母每周监测 7 日的目标行为，那么可以在父母和儿童讲义 9 上相应地调整每周可能得到的总分。

确保父母了解如何使用简单的积分计划，何时提供奖励（在每日和每周的结尾）。举例向父母说明如何使用积分计划。

告诉父母：

"现在，你将在家监测儿童的两种行为——把扔在地上的衣服捡起来，清理桌子。让我们假设，星期一，你的孩子捡起他的衣服，但是没有根据提示清理桌子。这一日你可以给他 1 分，让他从奖励菜单中的第一级奖励中选择。如果他在星期二捡起衣服清理桌子，你会给他 2 分，让他从奖励菜单上第二级奖励中选择。现在，假设星期三、星期四和星期五，你的孩子每日都这样做，每日得到 2 分。在星期五，你可以表扬你的孩子这周一共获得了 9

分，并告诉他可以在奖励菜单上选择 1 周的二级奖励。"

如果治疗师知道这个家庭的日程安排很紧，可以允许父母仅给予每周的奖励。但是，这个决定只能在下列情况下做出：① 儿童进步很大；② 父母每日都会给予很多表扬；③ 儿童同意这一条款（即每周奖励也能起到激励作用）。如果治疗师认为儿童每日需要更具体的即时反馈，治疗师可以建议父母每日向儿童提供 1 个名义上的奖品，如贴纸、印戳或图章。

告诉父母和儿童，你将在每次课程开始时简要回顾一下积分计划的实施情况，因此父母应该在每次课程中准备好家庭行为记录，并报告使用哪些奖励来强化积极的表现。询问父母如何在家中实施这个计划，是否有任何问题，认真解答问题或疑虑。

提醒父母和儿童，在治疗中，积分也被用来奖励积极的行为。让儿童知道，他用来控制小捣蛋的行为也将在治疗期间得到奖励，他可以在每次治疗结束时用积分换 1 个小奖品。

说明本次治疗会将重点放在与儿童的工作上。礼貌地向父母说明，并开始与儿童的工作。

■ 单独和儿童的技能训练：DAR

表扬儿童仔细倾听和（或）参与和父母讨论关于积分计划的问题。此时治疗师可以在课堂记分表上给儿童计分（治疗师表格 5）。然后向儿童解释，今天要讲的是为什么要记录作业和完成作业所需的材料。

讨论记录作业的需求

开始与儿童讨论为什么需要记录我们的作业或我们需要完成的事情。解释有时候当人们忘记完成任务时，他们可能会陷入麻烦。治疗师可以问儿童是否发生过这种情况，如问儿童在不带作业的情况下去学校时会发生什么事。

接下来，和儿童一起思考一下，如果一个人忘记任务，在现实生活中可能会发生哪些问题。治疗师可以从下面的例子中选择，或者根据儿童的兴趣讨论。

如果儿童喜欢运动……

"你知道专业团队有设备管理员吗？"

"让我们假设纽约棒球队的设备管理员（或另一个儿童喜爱的球队）应该在大型比赛之前在 Derek Jeter（或另一个儿童喜欢的球星）的球鞋前放上鞋带。假设他忘了做这件事，而 Jeter 马上要准备上场却没有办法系鞋带。设备管理员会怎么样？"

"让我们假设美国体操队的教练要求设备管理员为球队订购新手套和护腕。设备管理员有许多事情要做，结果忘记订购新的手套。比赛开始时，体操运动员因为没有新手套无法在双杠上表演。设备管理员会怎么样？"

"想想 Hope Solo，美国女子足球的守门员（或最喜欢的球队的另一个最喜欢的球员）。想象一下，她需要新的守门员手套，并要求设备管理员领取。但是'去吧，忘了它'小捣蛋出来捣乱了。1 场大型比赛开始了，Hope 需要她的手套。而设备管理员说他忘了，他该怎么办？"

如果儿童喜欢音乐……

"你最喜欢的歌手进行巡回演出。假设歌手有 1 首新歌。要求巡演组织者把歌词输入到提词器，以便歌手可以在巡演时记住歌词。如果巡演组织者忘记了这项任务，那么会发生什么？"

"让我们假想必须检查所有麦克风的人忘记了他应该更换 1 个无线麦克风上的电池。那位著名的歌手开始演出，没人能听见。那么接下来会发生什么？"

然后告诉儿童：

"这些只是当人们忘记任务时可能发生的一些问题的例子。当'去吧，忘了它'小捣蛋出现时，这些问题很容易发生。今天我们将开始帮助你记录你在学校的作业，因为即使我们试图记住我们应该做的一切，有时我们必须通过特别的做法来帮助自己做到。我们希望你始终知道自己应该做什么，以及你该带些什么。我们的做法将有助于对'去吧，忘了它'小捣蛋的持续控制。"

回顾"去吧，忘了它"小捣蛋是如何导致问题的

告诉儿童：

"让我们先看看小捣蛋指南（父母和儿童讲义 3），提醒我们，当我们不能控制'去吧，忘了它'小捣蛋时，它会导致什么问题。"

详细回顾"去吧，忘了它"小捣蛋的描述，特别注意"去吧，忘了它"小捣蛋试图通过让儿童认为不需要记录任务来让儿童陷入麻烦。给儿童计分（治疗师表格 5）奖励他能在这么长的时间里面倾听并参与讨论，并举一些例子，说明"去吧，忘了它"小捣蛋通过让他忘记重要的任务或材料而使他陷入困境。

从儿童那里收集关于家庭作业、材料的信息，以及使用过的记录方法

借助治疗师表格 6 和儿童讨论通常有些什么家庭作业，需要哪些材料来完成作业，怎么知道要做哪些作业，以及儿童用什么方法来记住作业和材料。表扬儿童提供例子和回答问题，并给予积分，确保儿童积极参与讨论。

出示 DAR 的样本，并根据儿童的科目进行调整

告诉儿童：

"所以现在我们已经知道了记录作业是很重要的，可以确保'去吧，忘了它'小捣蛋不会让我们陷入困境。我们还讨论了你是如何记录作业的，我们也发现有些时候，那种方法并不能非常好地帮助到你（可以提到儿童在讨论中所讲的具体问题）。"

"看来当我们想到要记录作业时，最重要的事情是：① 有个地方可以把作业写下来；② 有个能确保你知道需要带哪些材料回家做作业的方法。"

治疗师告诉儿童，要给儿童一个对其他儿童来说非常有用的作业记录方法，因为它能帮助儿童记住作业和作业所需的材料。向儿童展示每日作业记录表（父母和儿童讲义 10），并说明为什么它对记录作业有帮助。强调以下关于 DAR 的部分。

- 科目列在表格的一边。
- 记录当日作业的空格。
- 核查完成作业所需材料的空格。
- 记录不需要第 2 日上交的作业的空格。
- 教师为儿童准确填写了信息而做标记的空格。

> 友情提示：治疗师要和儿童一起根据他的实际情况写下科目列表。因此，如果使用电脑和打印机会更加方便。如果不能用电脑打印，治疗师还可以在前几张表格中写上适当的科目，并为下次讨论准备好空白副本。

告诉儿童：

"我认为使用每日作业记录或 DAR（就是我们经常说的），可以帮助你不会忘记完成作业所需的任何东西。让我们练习使用它，然后看看是否应该做一些改变使得它更适合你。"

课堂练习：使用 DAR 记录作业

模拟儿童需要记录作业的 3 种不同情境，包括作业数量和类型。让儿童完成每个练习场景的 DAR，包括口头作业和书面作业的记录练习。

下面是一些可以用于练习的例子。你也可以使用更接近儿童日常作业的场景。

举例

1. 1 张关于乘法表的数学练习卷，完成拼写练习册第 16 页的拼写作业，复习科学讲义上的要点。

2. 1 张数学练习卷和复习数学练习册上的 2 页，写一篇阅读感想，完成在地图上涂色的社会研究作业。

3. 1 项创建 1 个家谱树的社会研究任务，1 项为科学博览会提出 1 个想法的科学作业；还有 1 项数学作业，需要使用 1 本作业册和 1 个量角器。

4. 1 项用这周拼写课学的 10 个单词写句子的拼写作业，为明天的平均数测验做练习（使用数学练习册和课堂笔记），阅读书中 2 个章节的阅读作业。

扮演教师，提供示例作业，并指导儿童使用 DAR 来记录作业并检查所需的项目。在儿童正在练习的时候不要提示，仅在儿童完成每个练习示例后给予反馈。对于所有书写、准确记录信息、检查所需物品、听取纠正反馈等行为给予表扬。

儿童完成了 DAR 3 轮练习后，向儿童展示将要让他带回家的 DAR 文件夹。文件夹右侧装有 20 份 DAR 复印件，左侧装有当月和下个月的 2 页日历，每日使用 1 页 DAR。告诉儿童会给他 1 个文件夹，作为记录作业的新方法。

> 友情提示：治疗师可以与儿童一起决定如何使用文件夹中的 DAR 表。有些儿童喜欢在每日完成作业后撕掉首页，以便在第 2 日的作业中留下 1 张新的表格。但是，只有当他能够可靠地把这些旧文本保存在一个文件夹中时，才允许儿童这样做，因为他需要把这些旧的作业记录带到课程上与你一起复习。或者，可以教儿童将所有使用过的表单装订在一起，当他需要记下新的一日的作业时直接翻到下 1 页空白页。治疗师可以在每次课程中查看完旧表格后撕掉，这样儿童使用文件夹时就不会太乱。装订好的旧表格只能在治疗课程开始时撕开。无论如何，文件夹的第 1 页应该是当日的 DAR，这样儿童只需要翻开第 1 页就可以看到日历和今天的作业。

为儿童提供另外 2 个或 3 个模拟情境，他需要在其中记下作业，检查需要的材料，并列出长期的作业任务（重要的是让儿童练习被教师认可的方法）。在儿童完成每个练习后，检查并反馈，对正确的行为给予积分奖励。讨论练习中的任何错误（如遗漏、不匹配等），鼓励儿童在下次练习中提高准确性。

根据以下几个因素调整练习次数，包括：剩下的课堂时间、儿童记录的速度，以及对儿童是否达到 2 个重要课程目标的评估。

1. 儿童是否获得了足够的练习以理解并适应这个"无聊"的程序？

2. 儿童是否熟练地使用 DAR 或计划表来记录作业和所需的材料？

在规定的时间段内停止训练。儿童成功完成两次试验并达到 100% 的准确性，才能认为儿童已经达到了学习下一个技能的标准。因此，如果儿童抗拒训练，治疗师应该在下次治疗中给他们提供更多的练习机会。

■ 课程总结（和父母 / 儿童）

协助儿童向父母讲解如何使用 DAR

请儿童将 DAR 文件夹展示给父母，并讲解如何使用 DAR 来记录作业和材料。对讲解中的问题进行必要的更正，并要求儿童再次讲述 DAR 将如何使用。对于儿童准确描述如何使用 DAR 的行为给予表扬。

提供如何使用 DAR 文件夹的简要总结，说明儿童将在 DAR 页上记下作业，并可以在作业和考试日历上记录考试和其他长期作业。告知父母教师会检查 DAR。现在，教师会检查儿童是否努力填写 DAR；以后，教师会检查 DAR 的准确率。为儿童提供每日作业记录提醒（父母和儿童讲义 12），其中总结了使用 DAR 的所有步骤。

告知作业和考试日历（父母和儿童讲义 11）可以在下一节课之前在儿童的帮助下由父母完成，但这不是必需的（在第 4 课中有使用作业和考试日历的更详细的总结和练习）。

友情提示：在每次课程结束时，治疗师必须在 DAR 最右侧列中的两个空格中填写，教师应该提醒、监管和表扬的两种 OTMP 目标行为。教师将对在学校进行的每项行为进行检查，儿童回家后父母将给予与检查结果相匹配的积分。治疗师将需要在每次课程结束时，在 DAR 文件夹中的 DAR 的空白副本上填写这些目标行为。可以在儿童去候诊室找父母时，由治疗师自己完成；也可以和父母儿童一起做这件事，以此来强化儿童在学校里必须要表现的行为。

布置家庭作业；指导父母如何提醒、监管和奖励 2 个非 OTMP 目标行为，以及提醒、监管和表扬使用 DAR

为父母提供家庭行为记录（父母和儿童讲义 13）。指出该表上的 2 个空格用于非 OTMP 行为，第 3 个空格是指使用 DAR。提醒父母提醒、监管和表扬列出的所有目标行为。强调到目前为止，父母只应该对儿童的非 OTMP 目标行为的表现给予积分。当儿童在学习使用 DAR 时，父母应该只监管和表扬其使用。

奖励儿童

与儿童一起回顾课堂记分表（治疗师表格 5），并表扬儿童在本次课程中因积极行为获得的积分。把本次课程中的积分加起来，并告知该儿童可以选择 1 个礼物作为奖励。

友情提示：治疗师可以决定课程中的积分和奖励规则。一种选择是有不同的奖品，分别包含 10～20 分、20～30 分和 30 分以上的奖品。告知儿童，他可以在课程结束时花掉积分，或"保留"它们在以后的课程中换取更大的奖品。这种多层次的奖励制度可以增加一些儿童的学习动机来获得积分。但是，你需要向父母指出，不要在家里使用同样的奖励规则。儿童在家庭行为记录中获得的目标行为积分可兑换每日奖励，同时仍然可以将积分累计到每周总分中，获取每周奖品。

结束本课

确认下节课时间。把 OTMP 清单（父母和儿童讲义 14）给儿童和父母。提醒父母在下次训练时携带现在使用的家庭行为记录（父母和儿童讲义 13），并要求儿童将 DAR 文件夹带来。

替代方案

如前所述，有些教师可能对于允许儿童使用和同伴不同的方法来记录作业感觉不舒服。

例如，教师可能坚持要求儿童使用标准的记事本来写作业。在这种情况下，你可能不想给儿童额外的工作，让他同时在记事本和 DAR 上记录作业。下面是 2 个备选的对 DAR 进行的改变。

■ 备选项 1

你可以和教师商量，在记事本外添加 1 份小清单，按科目列出家庭作业所需的材料，可以夹或贴在儿童的记事本中。然后你可以让教师和父母监管并表扬儿童在记事本中记录的作业和使用小清单。

■ 备选项 2

有些记事本有足够的空间让儿童们在页面底部写 1 个项目清单。这些记事本通常也有教师评论的地方，可以在此插入所需物品的清单。这个额外的空间已经被一些儿童成功地用来代替 DAR。

这些选项当然只是两种可能的调整。治疗师应该与教师、儿童和父母一起创造性地灵活地构建一种记录作业和材料的方法。但是，请记住，任何方法都必须包括：① 记录作业的地方；② 确保儿童知道要带哪些材料回家做作业。

第4课
任务跟踪·每日作业记录及作业和考试日历

课程目标

治疗师：
- 确认父母能理解并执行对目标行为的家庭积分计划。
- 在下次课程之前与教师联系，检查 DAR 的使用情况，并讨论即将使用的文件夹（见第 3 章，教师联系 2）。

父母：
- 使用家庭行为记录（父母和儿童讲义 13）提醒、监管、表扬和奖励目标行为。
- 演示如何监管儿童使用"每日作业记录表"（父母和儿童讲义 10）及"作业和考试日历"（父母和儿童讲义 11）。
- 在课程间期使用"家庭行为记录"（父母和儿童讲义 15 或父母和儿童讲义 15A）提醒、监管、表扬和（或）奖励指定的目标行为。

儿童：
- 学习如何使用作业和考试日历（父母和儿童讲义 11）。
- 告知学校收到的材料数量和类型（治疗师表格 8）。
- 发现自己在管理作业中存在的问题。
- 练习将作业分类存放和携带。

所需材料

父母：
- 父母和儿童讲义 15，家庭行为记录：需要提醒、监管、表扬和奖励的行为（或父母和儿童讲义 15A，家庭行为记录：需要提醒、监管和表扬的行为）。

- 父母和儿童讲义 9，奖励菜单。
- 父母和儿童讲义 18，家庭积分银行。

　治疗师：

- 白板或黑板、记号笔或粉笔、笔擦。
- 6 个文件夹（或双袋文件夹）。
- 选择与儿童年级相当的作业来练习使用文件夹（参见本次"课前准备"）。
- 讲义 3，小捣蛋指南。
- 治疗师表格 5，课堂记分表。
- 治疗师表格 7，DAR、作业和考试日历练习的作业示例。
- 治疗师表格 8，学校材料记录访谈表。
- 治疗师表格 9～12（备选），徒步探险表格。

　儿童：

- 儿童的 DAR 文件夹（每次训练都需要带来复习）。
- 父母和儿童讲义 10，每日作业记录表（3 份训练课用的复印件）。
- 父母和儿童讲义 11，作业和考试日历（2 份训练课用的复印件）。
- 父母和儿童讲义 16，学校文本清单。
- 父母和儿童讲义 17，OTMP 清单：第 5 课上课须知。

第 4 课课程提纲清单

项　　　　目	完成情况
· 回顾行为监管和积分计划的实施情况（和父母 / 儿童）	
回顾父母对家庭行为记录和积分计划的使用（父母和儿童讲义 13）	是 / 否
讨论和解决在实施过程中遇到的问题	是 / 否
根据父母执行情况，讨论家庭行为记录（父母和儿童讲义 15 或父母和儿童讲义 15A）的使用	是 / 否
· 单独和儿童的技能训练：回顾 DAR、作业和考试日历，以及文本保存	
回顾儿童自上次训练以来使用 DAR 文件夹的情况	是 / 否
指导儿童使用作业和考试日历（父母和儿童讲义 11）	是 / 否
课堂练习：作业和考试日历（父母和儿童讲义 11，治疗师表格 7）	是 / 否
介绍"去吧，丢掉它"小捣蛋的特点（父母和儿童讲义 3）	是 / 否
讨论通常学校文本的数量和类型（治疗师表格 8）	是 / 否
详细回顾儿童当前保存和携带文本的方法	是 / 否
课堂练习：整理和保存文本	是 / 否
备选：练习为假想的徒步探险保管文本（治疗师表格 9～12）	是 / 否
· 课程总结（和父母 / 儿童）	
协助儿童向父母介绍使用作业和考试日历、保存文本的方法（父母和儿童讲义 11）	是 / 否
布置家庭作业：DAR、作业和考试日历，以及在学校收到的文本清单（DAR 文件夹，父母和儿童讲义 10、11、16）	是 / 否

（续表）

项　　目	完成情况
回顾家庭行为记录以及提醒、监管、表扬和奖励目标行为（父母和儿童讲义 15/15A、9、18）	是 / 否
将新的目标行为添加到 DAR 文件夹	是 / 否
奖励儿童（治疗师表格 5）	是 / 否
结束本课（父母和儿童讲义 17）	是 / 否

本课简介

在本节课中，治疗师将继续与儿童一起记录作业和所需材料，但重点关注作业和考试。此外，治疗师将介绍整理和保存作业的概念。在课程开始时，治疗师将评估父母完成家庭行为记录的情况，并确保积分换奖品项目得到恰当的实施。如果家庭计划的实施有任何问题，治疗师可以在本次课程开始时花费一些时间，与父母一起调整该项目。

课程活动的重点是通过一些简单的方式给儿童练习：① 用日常作业记录（DAR）记录作业；② 用日历记录作业和考试；③ 使用一个初步的分类和归档系统保存和检索作业。使用多种练习来减少儿童的不适用，增加儿童的速度，并帮助儿童认识到这些程序的效用。

课前准备

在课堂练习中，儿童将练习整理和归档作业。治疗师将需要向儿童提供各种可能在学校收到的文本，包括公告 / 通知（如听课证、课后活动通知）、数学作业、阅读材料、科学或社会调查的作业包、地图和单词拼写清单。治疗师可以根据儿童的年级在教育网站（例如，www.tlsbooks.com、www.jumpstart.com）上在线查找这些材料，或者创建你自己的示例工作表，但要记住参与训练的儿童的年级水平。

课程详解

■ 回顾行为监管和积分计划的实施情况（和父母 / 儿童）

到目前为止，父母应该已经完成了对 3 个目标行为（两个非 OTMP 行为和 DAR）的发生频率的监管；让治疗师看到他能够做出正确的反应（即给儿童需要的提示，并且没有指望儿童独立回忆起该做什么）；并对所有 3 种行为给予了表扬，对使用 DAR 的行为给予了积分 / 奖励。如果父母由于对如何执行存在困惑，或缺乏组织能力，或未意识到这个行为的重要性，而没有这样做，那么在本次课程开始时，需要花些时间来与他们一起解决这些问题。必要的话，治疗师可以把今日未完成的针对儿童的活动调整到以后的课程中，可以在第5～8节课中灵活调整弥补时间。

回顾父母对家庭行为记录和积分计划的使用

讨论儿童被要求执行的2个非OTMP行为，并查看家庭行为记录（父母和儿童讲义13）。确定行为发生的频率，以及儿童执行行为的次数。向父母询问提醒的方法。询问父母和儿童当这些行为被表扬时发生了什么。回顾每日和（或）每周的用于强化行为的奖励。表扬所有有效执行行为监管计划的努力。

确定父母是否一直提醒、监管和表扬儿童完成DAR。如果父母帮助儿童一起记录了"作业和考试日历"，可以进行简单的回顾。

讨论和解决实施过程中遇到的问题

如果父母不能完成家庭行为记录，或者为两个非OTMP目标提供积分/奖励，则应该和他们一起讨论阻碍实施的因素。

如果父母对如何使用家庭行为记录或对积分/奖励计划感到困惑，需要仔细复习以下这些工具的使用说明：

·确保父母了解家庭行为记录中为儿童记录积分的栏目（父母和儿童讲义13）。
·回顾如何设定1日和1周的目标（例如，儿童每日可以获得2分，每周获得14分）以及如何给予奖励（父母和儿童讲义9）。
·确保父母列出了可接受的奖励清单（父母和儿童讲义9），用来奖励每日和每周的目标行为。
·请父母介绍儿童在某一日的表现，以及父母如何根据儿童的行为表现给予表扬、积分和奖品。

如果父母忘记完成家庭行为记录，或者忘记将其带到训练中，需要花一些时间帮助父母想个办法来把这些新的方法安排进日常生活中。鉴于许多ADHD患儿的父母本身也可能在组织方面有困难，治疗师需要与这些父母一起管理他们要做的任务，并将此作为训练的一部分。为这些父母提供适当的支持，赞许他们愿意参加该计划，并承认大部分父母都会感到在已经繁忙的时间表中添加新任务是很困难的。使用问题解决策略找出阻碍实施的困难所在，以及可以做些什么来克服这些困难。例如，父母可能会报告，忘记检查儿童的DAR，时间太紧以致无法在一日结束时检查"家庭行为记录"。在这种情况下，治疗师可以表扬父母能够来参与回顾DAR并强化儿童行为的过程。然后治疗师可以与父母一起讨论，看看如何让记录变得更简单易行。例如，也许父母可以在床前的书柜里放置家庭行为记录，并在一日结束时记录。

根据父母执行情况，讨论家庭行为记录的使用

如果父母能坚持提醒、表扬和奖励非OTMP的行为，那么可以继续对OTMP目标行为使用积分和奖励。家庭行为记录接下来的版本（父母和儿童讲义15）包含5个需要提醒、

监管、表扬和奖励的行为：2 个非 OTMP 行为（大多数父母都希望继续使用之前的两个目标行为）；完成 DAR；完成作业和考试日历；记下学校发的文本的清单。

如果父母没有完成家庭行为记录，并对 2 个非 OTMP 目标给予积分和奖励，那么只需要做到提醒、监管和表扬 / 奖励两个非 OTMP 目标。然后，父母只需要提醒、监管和表扬儿童在学校完成 DAR 和其他两个本课所教的 OTMP 目标行为（父母和儿童讲义 15A）。告知只有家庭行为管理系统建立稳固了，OTMP 行为才会成为唯一被关注的目标。父母必须始终如一地执行强化。

■ 单独和儿童的技能训练：回顾 DAR、作业和考试日历，以及文本保存

首先奖励儿童训练积分（治疗师表格 5），并赞扬他在治疗师与父母讨论时认真倾听和参与讨论。告知儿童治疗师在这次课程中会提供更多工具，帮助他控制"去吧，忘了它"小捣蛋和"去吧，丢掉它"小捣蛋。

回顾儿童自上次训练以来使用 DAR 文件夹的情况

如果儿童将 DAR 文件夹带来，请表扬他的这种行为（并在治疗师表格 5 上记录积分）。对于他自上次训练后完成 DAR 的行为也给予表扬。

如果儿童没有把 DAR 文件夹带来，可以使用问题解决策略来分析为什么它会被遗忘，以及以后儿童如何能够记住它。介绍"去吧，忘了它"小捣蛋，并指出小捣蛋似乎再次挡在了路上，使儿童忘记了他需要的东西。讨论一下这次的小捣蛋是怎样让事情变得一团糟，以及下次儿童该如何使用"脑管家"来对付小捣蛋。下面是一个对话的例子，其中以一种建设性、幽默的方式讨论了这些敏感问题。

治疗师：那么，这个小捣蛋是如何干扰你，导致你忘记把文件夹带到课堂上？它要了什么花招让事情变得一团糟？

儿童：放学后，我把文件夹从书包里拿出来检查作业，然后把它放在我房间里的书桌上。我想我忘了把它放回我的包里。我真的想把它放好，但我提前完成了作业，想和弟弟一起玩电子游戏。

治疗师：啊，是的，这是小捣蛋最喜欢的把戏。它喜欢说服儿童，不必马上把东西放回原处，因为他们会记得稍后再做。当你被其他更有趣的事情分心时，它会更开心。因为它知道你很可能会忘记！那么你认为下次你能做什么，以确保这个小捣蛋不会让你再次忘记这个文件夹？

儿童：我想我应该在我完成我的家庭作业后，立刻把这个文件夹放回我的书包里，而不是把它丢在身边。

治疗师：好主意！我要给你 1 个课堂积分；我真的认为这将是个很好的方法控制"去吧，忘了它"小捣蛋，下次上课记得带上你的 DAR 文件夹。

如果儿童将 DAR 文件夹带来，可以询问儿童在学校中使用 DAR 记录作业的体验，并询问他对如何正确使用 DAR 是否有疑问。查看完成的 DAR，并评估儿童是否要修正他对 DAR 的使用。这里有一些要考虑和回顾的要点：

- 儿童是否有足够的空间来记录每个科目的所有作业？如果没有，治疗师可以在电脑上修改表格，以便有更多的记录空间。请记住，ADHD 患儿往往存在书写障碍，我们并不希望因为使用 DAR 而加重儿童的挫败感。
- 儿童是否将作业写在正确的科目栏中？是否有哪个作业不属于某个特定的科目？如果是这样的话，是否应该将这个子项修改为一个新的科目栏？如果这个作业不常有，是否可以把它放在一个标记为"其他"的栏中？
- 儿童是否检查了完成作业所需要的所有材料？
- 儿童是否在正确的栏中写下长期作业 / 考试？
- 教师在 DAR 上签字了吗？
- 儿童在右上角写上日期了吗？

如果儿童对使用 DAR 的步骤感到不习惯，或者如果 DAR 文件夹被忘在家中，则可以进行 2～3 轮 DAR 练习——给予模拟作业，并要求儿童将它们写在 DAR 上，如第 3 课所做。如果儿童已经能够有效地使用 DAR，则可以进行下一项活动。

指导儿童使用作业和考试日历

儿童可能在上一次课程之后已经开始与父母一起填写"作业和考试日历"（父母和儿童讲义 11）了。即使如此，也应该在本次课程中花一些时间来明确地回顾和练习这个工具的使用。告诉儿童将要开始使用"作业和考试日历"来记录作业和考试。简单讨论一下为什么这种类型的日历是有用的：儿童一眼就可以看到下个月要交哪些作业，并且可以帮助儿童预期将要发生什么，并为将要交的作业和考试做好事先准备。

向儿童展示如何做每个月的作业和考试日历。日历被画成 1 个表格，包含每周 5 个上学日的空格日。儿童和（或）父母在空格上标注好日期，确保可以记录 2 个月的作业和考试任务。当治疗师在课堂上绘制作业和考试日历时，请描述治疗师所做的每一步，以便儿童熟悉如何使用该日历。

课堂练习：作业和考试日历

- 拿出一些空白 DAR 以及作业和考试日历进行练习。
- 创建一些即将到期的作业示例列表，以及一些将来（在 1 周内，稍后 1 个月内和下个月）要交的作业。治疗师可以参考 DAR、作业和考试日历练习的作业示例（治疗师表格 7）或创建自己的作业样本。
- 使用白板或黑板写出儿童在学校可能收到的短期和长期作业清单。指导儿童使用 DAR 根据科目记录短期作业，并在两个地方写下长期作业：① 在 DAR 上，在"其他作业和到期日"的标题下；② 在作业和考试日历的相应日期下。

· 重复此过程 2～3 次，表扬儿童在 DAR 上写下作业和考试，以及在作业和考试日历上记录作业和考试。

· 纠正儿童的表现，并根据其熟练程度，调整练习使用这种新方法记录作业的次数。

介绍"去吧，丢掉它"小捣蛋的特点

告诉儿童：

"我们一直在谈论'去吧，忘了它'小捣蛋，并且已经学会了如何使用一些工具如 DAR、作业和考试日历来帮助我们更好地控制这个小捣蛋。现在我想和你聊聊'去吧，丢掉它'小捣蛋，因为我们想确保能够学到一些方法来控制这个小捣蛋。"

取出"小捣蛋指南"（父母和儿童讲义 3），并翻到"去吧，丢掉它"小捣蛋部分。详细回顾这个小捣蛋的材料，具体指出"去吧，丢掉它"小捣蛋如何让他们不恰当地归类文本，而让他们在需要的时候找不到。

讨论通常学校文本的数量和类型

治疗师将介绍给儿童的下一项技能是管理学校作业相关文本。这个讨论的最终目标是让治疗师和儿童明白：① 通常在学校的 1 日和 1 周会使用哪些文本；② 目前儿童在家庭和学校里是如何保存和携带这些文本的。

现在，治疗师要对儿童进行简短的访谈，以了解通常他在学校使用的文本的数量和类型。治疗师可以利用治疗师表格 8 来进行这一讨论，当然治疗师不需要把表格中的每个问题都问一遍。治疗师还可以使用已完成的 DAR 中记录的信息，以确定儿童必须完成的作业类型，以及这些作业所需的材料（教科书、作业本、讲义等）。

详细回顾儿童当前保存和携带文本的方法

治疗师收集好了关于儿童日常使用文本和保存方式的信息后，可以和儿童讨论一下使用当前方法（即使是偶然的）成功整理学校文本的经历。治疗师可以使用以下一些问题来确定需要关注的问题。

"你的父母和教师有没有告诉过你保存家庭作业表、公告或其他文本的方式？ 例如，你是否有材料褶皱或被撕裂，或者被挤到你的包的底部？"

"你是否发生过找不到文本的情况？例如，当你必须完成作业，或者你需要在课堂上把文档交给教师时？"

"你是否曾经把应带回家的文本忘在学校，或相反把应带到学校的文本留在家中？"

治疗师可以要求儿童向治疗师展示书包，并找到列在 DAR 上当日的作业需要的文本来获取更多"数据"。注意儿童找到这些文本的速度以及文本保存的整齐程度。当然，如果当晚儿童没有作业文本，你就无法这样做了。

以建设性和非评价性的语调，与儿童一起对他所使用的整理文本的方法进行简要的讨论，并要求儿童想一些替代方法来解决所发现的问题（例如，丢失文本、花费很长时间才能找到文本）。如果儿童非常抵触，那就结束讨论，并介绍你将在这次和下一次的训练中尝试一些不同的整理文本的方法。为儿童参加讨论并提供了有用的信息，而给予积分奖励。

课堂练习：整理和保存文本

这个练习的目的是帮助儿童学习区分和归类文本，正确地标注并将文本保存在合适的地方，这样可以帮助儿童快速准确地找到文本。使用治疗师收集的文本（参见"课前准备"），让儿童进行一些不同的练习，来学习文本整理和保存。儿童将不需要完成工作表，只需要练习使用不同的文件夹整理它们。

文本归档供以后使用：

· 关键技能：将文本分类、标注和保存。

· 向儿童展示治疗师为此练习而收集的各种文本。请他假装这些文本是学校刚发的，他必须把它们存放好，以便带回家。

· 一次给儿童1份文本，请他分类（如数学文本、通知、科学文本等）。

· 向儿童显示治疗师的6个文件夹，并询问他将如何使用这些文件夹来保存文本。治疗师可以在此过程中指导儿童，提示他可以按科目和（或）目的标记文件夹（1个文件夹用于通知、1个用于数学等）。

· 请儿童根据分类将文本放入文件夹。

· 与儿童一起回顾在需要时他如何知道文本在哪里（例如，使用文件夹上的标签）。

准备好完成作业所需的文本：

· 关键技能：找到作业需要的文本，把其他文本放回去，并将作业相关文本放回原处。

· 给予模拟的作业以及文本。例如，你可以告诉儿童，他必须完成练习文本中的1项数学练习。

· 要求儿童像准备完成作业那样找到所需的文本。

· 让儿童拿出所需的文本并放回其他不必要的文本。

· 儿童使用完毕后，将文本放回正确的文件夹（注意：儿童此时实际上并不需要完成作业，但可以假装他已经这样做了）。

在学校整理文本：

· 关键技能：找到需要的文本，交作业，在课堂上使用和保存文本。

· 假装是教师，要求儿童从一堆文本中找到并交出规定的作业。

· 然后要求儿童拿出1个工作表（如科学包），并假装在课堂上完成。

· 最后要求儿童把文本放在相应的文件夹中，以便以后使用。

在练习上述文本管理后给予儿童积分奖励和表扬。

注意：在这里使用文件夹的目的是帮助儿童适应对文本区分和归类。但是，儿童不需要以这种方式来使用文件夹管理学校文本。相反，我们会指导儿童使用文件夹管理和保存文本，此工具将在第 5 节中介绍。

备选：练习为假想的徒步探险保管文本

如果时间允许，并且治疗师认为儿童可能在为保存文本的假想探险练习中获得享受和（或）受益的话，治疗师可以让儿童为徒步探险存放所需的文本。在探险中，儿童必须有一套使用特殊设备的说明，找到某个地点的指示，到达探险家商店后为继续探险所需购买的用品清单，以及一个用来破译来自探险者领袖的消息的特殊代码（分别为治疗师表格 9～12）。让儿童将文本分类，并存放在文件夹中，就像他练习整理学校文本一样。然后通过探险中的各个步骤要求儿童在需要的时候找到相应文本，注意他在假装探险的过程中是否能很容易地找到文本。

你可以利用这个机会与儿童讨论，在学校里管理文本是很重要的，而且在其他生活场景中高效地保存和检索材料也很有现实意义。

■ 课程总结（和父母 / 儿童）

协助儿童向父母介绍使用作业和考试日历、保存文本的方法

指导儿童向父母解释课堂上的练习。

· 请儿童解释他如何将作业和考试的信息从 DAR 转移到作业和考试日历（父母和儿童讲义 11）上。

· 请儿童解释为什么这样做是有帮助的。

· 请儿童讨论他如何学会将文本分类并保存在文件夹中。

· 如果儿童的介绍不够完整，可以提供额外的说明。

布置家庭作业：DAR、作业和考试日历，以及学校收到的文本清单

与父母和儿童一起回顾需要儿童在家和学校里所做的练习。

· 儿童将继续使用 DAR（父母和儿童讲义 10）来记录作业。

· 儿童将使用作业和考试日历（父母和儿童讲义 11）来记录长期作业。

· 儿童每日都要列出 1 份从学校收到的文本清单（父母和儿童讲义 16），下次训练课时带来。

回顾家庭行为记录和提醒、监管、表扬和奖励目标行为的计划

向父母出示家庭行为记录（父母和儿童讲义 15 或父母和儿童讲义 15A），并回顾父母进行提醒、监管、表扬和（或）奖励的行为。如上所述，如果父母成功完成了上次训练的作业，那么接下来将要使用的家庭行为记录的版本（父母和儿童讲义 15）中将包含 5 个需

要提醒、监管、表扬和奖励的儿童行为：

1. 第一种非 OTMP 行为。

2. 另一种非 OTMP 行为。

3. 完成 DAR。

4. 完成作业和考试日历（注意：如果在某一日没有记录任何长期作业，应该询问儿童"今天你是否有任何长期作业或考试日期的信息"，并为儿童合作的回应给予积分）。

5. 每日在学校收到的文本清单。

父母将继续使用课程 3 中设计的积分计划。治疗师可以在此刻与父母一起简要回顾父母和儿童讲义 9，指出尽管可以获得的每日积分从 2 变为 5，但父母可以继续使用基于百分比的系统从二级奖励菜单中分配奖励。如奖励菜单所述，只要获得每日积分的 60%（如 3/5），儿童可以从奖励菜单的第一级中选择；如果获得每日积分的 80%，可以从第二级中选择（如 4/5、5/5）。对于每周的积分奖励，儿童必须至少获得每周积分的 60%（如 15/25），才可以从第一级菜单中选出奖励；获得每周积分的 80% 或以上（如 20/25）可以选择从二级菜单中选出奖励。

如果父母没有完成上一课的家庭作业，要使用的家庭行为记录的版本（父母和儿童讲义 15A）要求父母提醒、监管和表扬以下行为，按照第 3 课中的指示提供奖励。

1. 第一种非 OTMP 行为。

2. 另一种非 OTMP 行为。

此外，父母会提醒、监管和表扬。

1. 完成 DAR。

2. 完成作业和考试日历。

3. 写下每日在学校收到的文本的清单。

给予父母家庭积分银行表（父母和儿童讲义 18），并指出，这张表可以用来记录在 1 个月期间的每日和每周积分。

将新的目标行为添加到 DAR 文件夹

教师在学校给予积分的目标行为是"完成 DAR"。治疗师可以将此目标行为写入儿童 DAR 文件夹里的数张 DAR 表格中，以便教师知道要在下次训练课之前检查什么。

奖励儿童

与儿童一起查看课堂记分表（治疗师表格 5），并表扬儿童在本次课程中因积极行为获得的积分。把所有积分相加，并告知儿童可以用掉或保存积分。

结束本课

确认下节课时间。给儿童和父母 OTMP 清单（父母和儿童讲义 17）。提醒下次训练时父母需要携带当前版本的家庭行为记录（父母和儿童讲义 15 或父母和儿童讲义 15A），儿童需要携带 DAR 文件夹和学校收到的文本清单（父母和儿童讲义 16）。

第5课
材料管理·管理学校文本

课程目标

治疗师:
· 确认父母正在对目标行为执行家庭积分计划。

父母:
· 描述如何使用家庭行为记录(父母和儿童讲义 15 或父母和儿童讲义 15A)来提醒、监管、表扬和奖励目标行为。
· 讲述自己如何监管儿童使用文件夹和 DAR 文件夹。
· 同意使用新的家庭行为记录表来提醒、监管、表扬和(或)奖励训练间期出现的指定目标行为(父母和儿童讲义 19)。

儿童:
· 提供在学校收到的文本清单(父母和儿童讲义 16)。
· 学习如何使用文件夹。
· 做 1 个个人文件夹,并用它练习存放文本样本。

所需材料

父母:
· 父母和儿童讲义 19,家庭行为记录表。

治疗师:
· 文件夹样本,标有不同的科目标签(见第 2 章)。
· 给儿童个性化制作的新的文件夹。
· 装饰文件夹的材料(例如,不褪色马克笔、贴纸、可粘贴假珠宝、闪光胶、图章)。

· 可用于练习装入文件夹的与儿童年级相当的文本样本（见下文"课前准备"）。

· 治疗师表格5，课堂记分表。

  儿童：

· 儿童的 DAR 文件夹（儿童应该带来检查）。

· 父母和儿童讲义10，每日作业记录表（3份空白的记录作为课堂练习）。

· 父母和儿童讲义20，文件夹使用说明。

· 父母和儿童讲义21，OTMP 清单——第6课上课须知。

第 5 课课程提纲清单

项　　目	完成情况
· 回顾行为监管和积分计划的实施情况（和父母 / 儿童）	
回顾父母对家庭行为记录和积分计划的使用（父母和儿童讲义15或父母和儿童讲义15A）	是 / 否
回顾父母和儿童如何使用 DAR、作业和考试日历	是 / 否
· 单独和儿童的技能训练：使用文件夹管理学校文本	
检查 OST 家庭作业：DAR 文件夹、学校文本清单（父母和儿童讲义16）	是 / 否
介绍文件夹	是 / 否
完成儿童的个人文件夹	是 / 否
课堂练习：使用 DAR 记录作业（父母和儿童讲义10）和用文件夹存放文本（父母和儿童讲义20）	是 / 否
· 课程总结（和父母 / 儿童）	
协助儿童向父母介绍如何使用文件夹	是 / 否
布置家庭作业：DAR、作业和考试日历以及文件夹	是 / 否
回顾家庭行为记录（父母和儿童讲义19）	是 / 否
将新的目标行为添加到 DAR 文件夹	是 / 否
奖励儿童（治疗师表格5）	是 / 否
结束本课（父母和儿童讲义21）	是 / 否

本课简介

在这节课中，儿童将学习一种新的方法，将文本保存在文件夹中，这将有助于改进学校文本的管理，并增加对"去吧，丢掉它"小捣蛋的控制。训练重点：① 向儿童介绍用文件夹保存学校文本；② 帮助儿童做1个个性化的文件夹；③ 指导儿童记录作业（使用 DAR）和管理文件（使用文件夹）。

注意：如果上次训练中有任何练习尚未完成（例如，使用 DAR 及作业和考试日历进行练习，按类别提交文本的练习），在本次训练中应该为它们留有足够的练习时间。

课前准备

课前治疗师需要预先准备一些材料，以方便儿童使用文件夹。治疗师应该在课前做以下准备。

1. 准备 1 个文件夹的样本，在每个分隔上用学科名称（如数学、社会研究、写作、科学）作为标签（用马克笔直接写在标签上）。分隔中还应该有这些标签：DAR 文件夹、通知、父母的注意事项和 OTMP 文本。

2. 准备一些样本文本以用于课堂练习。治疗师可以在网上找到和儿童年级相当的各科作业和讲义，选择一些有代表性的内容并打印出来。如果需要，治疗师也可以创建治疗师自己的讲义。此外，治疗师也可以准备一些儿童可能从学校收到的简单的通知（例如，告知父母要开设烘焙课）和回执。

课程详解

■ 回顾行为监管和积分计划的实施情况（和父母 / 儿童）

到这个阶段，我们预计父母应该能够熟练使用家庭行为管理系统了，因此只需要在每次课程开始时简要回顾一下父母如何提醒、监管、表扬和奖励目标行为就足够了。然而，一些父母可能仍然需要更多的支持来实施这个家庭作业，因此可以在每次课程开始时花一些时间来解决可能出现的问题。

回顾父母对家庭行为记录和积分计划的使用

与父母一起回顾家庭行为记录（父母和儿童讲义 15 或父母和儿童讲义 15A），并询问父母是否能够成功地提醒、监管、表扬和奖励指定的目标行为。了解是否存在任何问题影响父母执行这些步骤，并在必要时提供指导和建议。

疑难解答：虽然有些父母能遵守家庭行为计划的各个步骤（即准确地完成家庭行为记录、提醒行为、持续积分、适当奖励），但其他父母可能在遵循这部分程序上不太一致。在第 5 课上，我们需要大部分父母都能适应这个家庭行为计划。但是，一些父母，特别是那些本身存在组织管理困难的父母，可能会继续需要在指导下使用这个方案。最好在第 5 课中，所有儿童都有机会因为使用组织行为而获得家庭积分和奖励。因此，治疗师必须特别关注不能执行家庭行为计划的父母。要鼓励这些父母利用积分和奖励来强化儿童的组织行为，同时仔细监管父母对该计划的使用情况。

对这些有困难的父母，治疗师需要帮助他们尽量简化家庭积分计划，确保奖品是简单易行的。例如，特权（如使用电脑或 iPod 的额外时间）比有形物品（如贴纸、小玩具、爱吃的食物）更容易给予，并需要更少的组织性。此外，治疗师应该在了解父母的日常安排的基础上，建议父母将记录积分尽可能完全纳入日程中，以便更好地记住积分。

如果经过几次随访和支持，父母仍然无法遵循每日积分和奖励制度，治疗师应该提出 1个更简化的家庭积分计划。在这个简化的计划中，父母仍然要每日给予提醒、表扬和积分，但只在每周结束时根据积分给予奖品。虽然这个计划并不理想，不能及时对儿童学会的新技能给予强化，但对于那些不能每日固定给予奖品的父母来说这个更易行。如果父母开始使用简化的每周奖励计划，治疗师必须密切监管该计划的执行情况，以确保父母能够提供承诺的每周奖励，并且每日给予适当的表扬和关注。

回顾父母和儿童如何使用 DAR、作业和考试日历

要求父母和儿童描述他们到目前为止使用 DAR、作业和考试日历的经历。如果他们对如何使用这些工具表示出任何误解，要给予澄清并回顾使用步骤。如果他们在使用这些工具时有困难，要鼓励他们与治疗师一起讨论解决方案。例如，有些儿童可能会报告他们发现很难找到文件夹中相应的 DAR 表格；你可以建议他们每日使用 1 个回形针来标记放表格的位置。其他儿童可能会报告说，他们与其他同学使用不同的方法来记录作业会感到很尴尬；治疗师可以和儿童讨论一下当同学们问为什么要使用不同的文件夹时可以怎么回答，或者如何使用 DAR 文件夹不那么显眼。

■ 单独和儿童的技能训练：使用文件夹管理学校文本

首先因儿童认真倾听父母参与的讨论并在讨论中发言给予儿童表扬和积分（治疗师表格 5）。告知儿童将在本次课程中和治疗师一起合作，开发一种新的工具，帮助他们控制"去吧，丢掉它"小捣蛋。

检查 OST 家庭作业：DAR 文件夹、学校文本清单

如果儿童将 DAR 文件夹带来，给予表扬（并在治疗师表格 5 上记录积分）。简短地回顾自上节课以来已经完成的 DAR、作业和考试日历。注意儿童在记录作业上是否有问题，必要时指导儿童如何在以后避免类似错误的发生。

例如，治疗师需要提醒儿童将日期记录在每个表单的顶部，或者在作业和考试日历中添加长期作业。治疗师还应该检查一下老师是否每日在 DAR 的最右栏记录积分；如果没有，要向儿童询问为什么会发生这种情况。缺少老师评分会影响儿童的 DAR 评分。另外，缺少老师评分也提示可能存在一些问题，需要安排额外的时间与老师讨论后解决（参见第 3章的"疑难解答"部分）。

然后要求儿童拿出在上节课时拿到的，并要求其记录的学校文本清单（父母和儿童讲

义 16）。因儿童带来清单而给予积分。简单回顾儿童的记录，并和他讨论一下清单中的文本是否能代表日常情况。

介绍文件夹

告诉儿童：

"今天我们将谈论更多关于如何控制'去吧，丢掉它'小捣蛋的问题。上次我们谈论了很多关于文本的事情，我们练习了区分和保存文本的方法。我们也谈到如何能快速找到你需要的学校作业的文本，以及当你找不到文本时是否会遇到麻烦。"

在介绍之后，查看儿童完成的学校文本清单，并根据罗列的文本，按以下方式进行评价。

"从我们上次讨论的内容和你今天带回来的学校文本清单来看，你似乎从学校收到很多试卷。"

或者：

"从上次我们讨论的内容和你今天带过来的学校文本清单来看，似乎你收到的试卷不多，但是需要完成的作业本很多。"

然后继续：

"上次练习让我们知道将文本分类保存是有好处的。我们上次使用不同的文件夹来保存文本，但是对儿童来说携带许多文件夹可能很困难。所以，我们要给你看一种特别的活页夹，像风琴一样的文件夹，可用来分类保存不同的文本。你还可以用它来保存那些薄的作业本，这样你就能确保自己带上了所有和作业有关的东西。"

向儿童展示文件夹，并说：

"我觉得这款文件夹可以很好地保存文本，因为它有不同的分隔可以将不同科目分开；它可以闭合，所以文件不会掉；还有 1 个绑带，所以文本不会滑出来。因为没有开口，所以不会让'去吧，丢掉它'小捣蛋接触到你的文本。你可以将所有文本保存在这个文件夹中，包括你的 DAR 文件夹。如果你收到文本后立刻把它们放进正确的分隔里，当你做家庭作业时，就可以轻松地找到它们。然后，如果你在完成后把它们放回原来的地方，你也可以很容易地找到它们，交给教师。"

注意事项：如果儿童的教师告诉治疗师文件夹不是可接受的选择，或者儿童强烈反对使用，请转到本章末尾的"替代方案"部分，了解文本保存的替代方法。

完成儿童的个人文件夹

给儿童看准备好的文件夹样本。然后给儿童 1 个新的文件夹，告诉儿童现在要和治疗师一起来制作，把它做得适用于每个儿童的学校科目。

帮助儿童在文件夹上创建标签，用马克笔在文件夹标签上直接书写不同科目的名称（纸标签很容易脱落）。如果儿童在书写上有困难，你可以代替他在标签上写下科目名称。根据儿童 DAR 上列出的每个科目以及以下部分创建标签：DAR 文件夹、通知、父母告知书（如同意书、教师提出的注意事项）和 OTMP 文本（治疗讲义）。为儿童听从指示和参与做文件夹而给予积分。

> 友情提示：大多数儿童都喜欢装饰他们的文件夹。治疗师应该花一些时间让儿童使用闪光胶、贴纸、自粘珠宝、图章和（或）不褪色记号笔等材料来装饰文件夹。文件夹越个性化，儿童越有可能使用文件夹。

课堂练习：使用 DAR 来记录作业和用文件夹来存放文本

现在，治疗师将帮助儿童把一个新的常规——将文本保存在文件夹中，添加到与以前教过的使用 DAR 记录任务中。儿童将练习以下步骤来管理有文本的作业。

1. 使用 DAR 记录每个科目的作业，在"我需要带什么"栏中勾选正确的"文本"框。

2. 按照科目或使用方法，将文本放在文件夹的正确位置。

3. 将 DAR 放在文件夹的正确位置，并关闭文件夹。

4. 要做作业的时候，取出 DAR，并检查作业列表。

5. 取出每科作业相关文本，并完成作业。

6. 将每本作业放回到文件夹的正确位置，然后再开始下一个作业。

7. 完成作业后，将 DAR 文件夹放回文件夹中，检查所有文本是否在正确的位置，并关闭文件夹。

使用与儿童年级相当的作业和文本来练习这些步骤。例如，如果治疗师给儿童 1 张数学练习卷、科学练习卷和通知单，儿童要在 DAR 上将"完成练习卷"写在数学和科学科目列的"文本"框、在"通知和特殊文本"列写上"签收通知单"上做记号。然后，儿童要把作业放到文件夹中的相应科目部位，通知单放到"父母通知"处，DAR 文本归位至文件夹。然后，治疗师可以带领儿童完整地练习 1 遍回家后需要做的流程，要求他取出每个作业所需的材料，并在模拟练习完成后将其重新装回。

在第 1 次实践练习中，可以忽略正确性，仅仅表扬儿童将文本放在文件夹中的行为。第 2 次练习时要对儿童行为的准确性给予反馈和表扬。

接下来，向儿童展示"文件夹使用说明"（父母和儿童讲义 20），并查看使用文件夹的步骤。再指导儿童进行 2 次以上的练习，直到儿童在两次练习中达到 100% 的准确率。对这些练习给予积分和表扬。告知儿童从现在开始他将要使用本训练中的文件夹来保存所有的学校文本。

> 友情提示：如果儿童写字很慢，治疗师可以只要求他写 1 次 DAR，并使用以前填写好的 DAR 来练习其他的文本。本次训练的主要目标是提高使用文件夹的熟练程度。

■ 课程总结（和父母 / 儿童）

协助儿童向父母介绍如何使用文件夹

指导儿童向父母解释他在训练期间做了什么。

· 请儿童向父母展示文件夹，并解释如何使用文件夹来保存文本。如果需要的话，儿童可以参考"文件夹使用说明"（父母和儿童讲义 20）。

· 提供可能需要的任何其他解释，并告知从现在开始儿童将使用课堂练习的文件夹来保存所有学校的文本。

布置家庭作业：DAR、作业和考试日历以及文件夹

与父母和儿童一起回顾儿童需要在家和学校练习的行为。

· 儿童将使用文件夹保存和携带学校文本。老师将检查儿童是否使用了文件夹，如果儿童将文本放在文件夹中，则给予积分。当儿童回家后以及完成作业时，父母要检查文本是否保存在文件夹中。此时，只要儿童把所有文本都保存在文件夹中就可以得到教师以及父母的积分。在下次训练课后，只有当文本放在文件夹的正确位置，儿童才能得到积分。这样儿童能够逐渐适应这些保存文本的新方法。

· 儿童将继续使用 DAR、作业和考试日历来追踪作业。

回顾家庭行为记录

向父母显示从现在开始将使用的家庭行为记录表（父母和儿童讲义 19），并回顾家庭活动中父母将提醒、监管、表扬和奖励的行为。家庭行为记录应该包含 5 种需要被提醒、监管、表扬和奖励的行为：

· 学校行为 1：完成 DAR（注意：父母应每日检查 DAR 中教师的评分，位于最后一列）。

· 学校行为 2：将文本放入文件夹。

· 家庭行为 1：将 DAR 文件夹带回家。

· 家庭行为 2：将文本放入文件夹中。

· 家庭行为 3：完成作业和考试日历。

注意事项：非 OTMP 行为将不再受到家庭行为记录的监管或奖励。但是，治疗师可以鼓励父母继续提醒和赞扬这些行为，以保证行为的维持。

> 友情提示：从本课开始，治疗师将使用与家庭行为记录相同的模板（父母和儿童讲义 19），其中包含第一列中的空格，用于写入教师需要检查的两种学校行为和父母必须在家里提醒和监管的 3 种家庭行为。在将家庭行为记录交给父母之前，治疗师将需要在每次训练课时写上相应的学校和家庭行为。在训练结束时，在"回顾家庭行为记录"中列出行为列表。治疗师可以在训练开始之前填写这些行为，也可以在训练结束时与父母一起回顾需要监管的行为时填写。

将新的目标行为添加到 DAR 文件夹

老师要在学校给予积分的目标行为如下：

1. 准确地完成 DAR。

2. 把文本放在文件夹里。

奖励儿童

与儿童一起回顾课堂计分表（治疗师表格 5），表扬儿童在训练中获得积分的积极行为。将本课获得的积分加起来，告知儿童可以使用或保存这些积分。

结束本课

确认下节课时间。给儿童和父母发放下一节课的 OTMP 清单（父母和儿童讲义 21）。父母带好家庭行为记录表（父母和儿童讲义 19），下节课儿童将带好 DAR 文件夹。

替代方案

有些儿童可能会反对使用文件夹，因为他们不想和其他同学不一样。如果儿童不习惯使用文件夹，或者老师不允许使用文件夹，请找出现在儿童正在使用的方法，并在其基础上进行修改。在很多情况下，要么方法太过简单（例如，根本没有常用方法），或者方法过于复杂。治疗师需要建立一个系统化的流程，但同时应该是便于有注意缺陷问题儿童应用的。以下两个选项可能会有所帮助。

■ 备选项 1：单个文件夹

如果儿童已经在使用文件夹，请确定该儿童是否为每个科目有一个单独的文件夹。虽然父母常常建议使用单独的文件夹，但对于注意问题的儿童来说，这太复杂了。相反，考虑使用 1 个双层的大型文件夹，一层用于"回家"的文本，其中包括家庭作业和通知；另一层为"学校"的文本，其中包括完成的作业、父母签署的通知单等。确保文件夹是牢固的，并且父母和儿童会继续检查文件夹的完整性，因为文件夹可能会损坏。有时必须要进行更换。

■ 备选项 2：作业粘贴本

这是许多学校老师经常使用的方法：儿童有 1 个记事本，用来粘贴有关作业、通知，他们被要求将这些文本粘贴在记录本里。如果正在使用这种方法，应该明确儿童是否有一个例行程序来帮助他们正确地将文本放进记录本里。许多儿童会跳过这一步，导致丢失文本。在现行流程中，添加单个文件夹可能更有帮助。将任何必须粘贴在本子上的文本都可以先放进该文件夹中，回家后再粘贴到记录本上。老师可能无法为儿童提供足够的时间在学校完成粘贴任务，因此这个粘贴任务通常可能需要在家里完成。

第6课
材料管理·回顾作业记录和文本管理的常规

课程目标

治疗师：

· 检查和评估儿童使用迄今学到的方法来管理学校作业和文本（每日作业记录、作业和考试日历、文件夹）。

父母：

· 讲述如何使用上节课的家庭行为记录表（父母和儿童讲义19），为提醒、监管、表扬和奖励目标行为所做的努力。

· 了解儿童将如何继续使用每日作业记录、作业和考试日历与文件夹。

· 同意和儿童一起"清理文件夹"，将其丢弃或归档。

· 同意使用本次课程的家庭行为记录表，以提醒、监管、表扬和奖励在课后的特定目标行为。

儿童：

· 与治疗师讨论如何使用每日作业记录、作业和考试日历与文件夹，以及解决问题。

· 学习如何"清理文件夹"并决定哪些文档要舍弃，哪些文本要保存。

· 学习如何把仍然需要的旧文本归档至文件盒里。

所需材料

家长：

· 父母和儿童讲义19，家庭行为记录表。

治疗师：

· 样本文件夹。

·给儿童选择年级适用的试卷用于练习清除文件夹和短期存放（见"课前准备"）。

·父母和儿童讲义 3，小捣蛋指南。

·治疗师表格 5，课堂记分表。

　儿童：

·儿童每日作业记录夹（儿童应当带到课上来以便复习）。

·儿童的文件夹。

·小的文件盒。

·父母和儿童讲义 22，OTMP 清单：第 7 课上课须知。

第 6 课课程提纲清单

项　　　目	完成情况
·回顾行为监管和积分计划的实施情况（和家长／儿童）	是／否
·单独和儿童的技能训练：回顾和练习文本的短期存放	
回顾文件夹的使用	是／否
回顾每日作业记录的使用	是／否
回顾作业和考试日历的使用	是／否
练习文本的短期存放	是／否
课堂练习：清理文件夹	是／否
·课程总结（和父母／儿童）	
回顾在记录作业和管理文本的日常行为变化	是／否
协助儿童向父母解释如何清理文件夹并把文本存放在文件盒内	是／否
布置家庭作业：每日作业记录、作业和考试日历、文件夹和清理文件夹	是／否
回顾家庭行为记录表（父母和儿童讲义 19）	是／否
将新的目标行为添加到 DAR 文件夹	是／否
奖励儿童（治疗师表格 5）	是／否
结束本课（父母和儿童讲义 22）	是／否

本课简介

　　本节课中，治疗师将对儿童使用已经教过的记录作业和管理文本的方法进行深入的复习，包括每日作业记录、作业和考试日历与文件夹。治疗师将介绍一个相关的技能："清理文件夹"，决定哪些文本应该丢弃，并把可能还会需要的旧文本存放在文件盒内。

　　注意：本节课的活动，可能不需要用到整节课。如果儿童能将记录作业和管理文本的方法使用得很好，那么复习这些方法不需要花很长时间。如果还有多余的时间，你可以继续下节课的一些内容——介绍书包检查清单的概念。

课前准备

治疗师需要为本节课提前准备一些材料，用来帮助儿童练习"清理文件夹"和把需要放到文件盒内的旧文本存放下来。你可能需要用到第 5 课用过的样张，并给每张纸写上日期：包括有一些是将来要用到的，有一些是近期完成的，有一些是几周前的，你还应当加入一些儿童可能想要保留的纸（比如学习指南、参考材料、像 100 数格表或是数学乘法表、完成的读书报告或高年级的考试）；也包括一些已经发生的活动通告。没必要创建详细的样张，即使是 1 张仅包括标题、提示代表什么意思或日期的白纸，对于练习细节来讲也足够了。

课程详解

■ 回顾行为监管和积分计划的实施情况（和父母／儿童）

和父母一起回顾家庭行为记录表（父母和儿童讲义 19），讨论儿童在两节课间期中的 OTMP 行为表现。

· 讨论观察到的行为，注意儿童正确使用每日作业记录、作业和考试日历、文件夹的频率。
· 询问父母是如何促进这些行为的。
· 回顾使用了什么奖励来强化儿童的行为表现。
· 帮助家庭处理在实施中的任何困难（如提醒、给予积分、提供奖励的问题）。

■ 单独和儿童的技能训练：回顾和练习文本的短期存放

治疗师可从奖励儿童课堂积分（治疗师表格 5）开始，表扬认真听课和与在场父母的讨论行为。解释将要在这堂课中复习儿童已经学到的用于控制"去吧，忘了它"和"去吧，丢掉它"小捣蛋的技能，并教授更多的管理文本的技能。让儿童知道，治疗师将首先回顾儿童如何使用文件夹（最近介绍的工具）、每日作业记录、作业和考试日历。说明这些回顾将帮助治疗师和儿童确保在学习更多技巧以管理其他小捣蛋之前，对于"去吧，忘了它"和"去吧，丢掉它"小捣蛋的第一步控制是到位的。在查看每一个如下行为时，提供课堂积分并表扬儿童的合作讨论和实践。

回顾文件夹的使用

检查儿童自上节课后使用文件夹（或其他替代方法）进行存放和携带学校文本的情况。检查每日作业记录夹和学校行为记录表（父母和儿童讲义 19）来确定儿童是否获得了恰当使用文件夹的学校积分，以及到家时所有文本都在文件夹里而应得的家庭积分（如果教师没有提供合适积分，见第 3 课"疑难解答"章节相关步骤）。仔细检查儿童的文件夹，看文本是否放在正确的位置，表扬儿童恰当使用文件夹的行为。

确定儿童在使用文件夹中是否存在任何问题，并据此解决问题。

· 是否一直使用文件夹，或者是否有几日没有得到学校或家庭的积分？请记住，儿童可能需要一些时间才能习惯这种存放文本的新方法。花一些时间在这节课上再次练习使用文件夹，把样张给儿童放入文件夹，来增强正确的表现。一直练习到儿童连续 2 次100% 准确。

· 儿童是否记得把不同的文本正确分档？一些儿童会报告说他们在放学的时候没有足够的时间把回家作业本分档存放。如果是这种情况，你可能需要调整使用文件夹的步骤：建议儿童在学校把所有的回家作业都放在文件夹的同一个位置，到家后再分类放在正确的位置。这会减轻对儿童的一些压力，同时也能保证所有的作业都带回家，且状况良好。

· 文件夹坏了吗？有些儿童可能会在文件夹塞满了纸和作业本，导致文件夹坏掉。和儿童讨论如何小心使用文件夹，决定哪些纸或作业本需要放到文件夹里，哪些可以放在书包其他地方。

· 儿童是否拒绝使用文件夹？虽然大多数儿童喜欢使用文件夹，但有些儿童可能会对使用与他们同伴不同类型的文件夹感到尴尬。你可以尝试与儿童一起确定如何回答同学关于文件夹的问题（例如"我和妈妈一起在商店里找到它，我认为它看起来很酷"或者"我的文件夹不断裂开，我要确保文件不会掉出来"）。但是如果儿童使用文件夹确实很不舒服，你可以建议换一种替代的文本存储方法（见第 5 课最后的"替代方案"）。

回顾每日作业记录的使用

检查儿童如何使用每日作业记录，并解决任何遇到的困难。

· 儿童是否记下了所有作业并检查了作业需要的材料？如果儿童忘记了其中任何一项任务，则再次复习使用每日作业记录的步骤，并在必要时结合样本作业来进行练习，直到儿童连续 2 次练习 100% 准确。

· 儿童在记录作业和所需材料方面是否准确无误？儿童是否因为不完整的作业信息或掉了材料而在完成家庭作业时发生困难？如果是这种情况，请让儿童描述他是如何记录家庭作业的。他是从黑板上抄下作业，还是由教师口头布置的？儿童是否来不及记下作业或清点材料？如果是这样的，也许需要和教师一起制定替代方案，以便儿童能够有更多的时间来记录作业。

· 儿童的教师是否每日检查每日作业记录并给予使用的积分？如果有些日子没有积分，

询问儿童，教师是否提示他把每日作业记录拿给教师看？如果教师没有提醒儿童提供每日作业记录以供复习和积分，那么也不大可能让儿童自己记住这件事。ADHD患儿很难独立记住什么时候他们应该执行哪些行为，尤其是新学到的行为。因此，教师去提醒儿童使用这项新技能就显得尤为重要。你需要跟儿童的教师打电话讨论这些，并鼓励他继续提醒儿童展示每日作业记录并获得积分。

回顾作业和考试日历的使用

检查儿童如何使用作业和考试日历，并解决任何遇到的问题。儿童是否一直使用日程表，还是仍然仅靠记忆来记录长期作业？儿童是否忘记一些作业或者考试，或者因为没有在作业和考试日历上记下要交的日期而不得不赶作业？如果在使用日历时持续出现问题，问儿童妨碍他使用日历的原因。如儿童报告有时忘记在日历上记录下来，治疗师可能需要跟儿童父母说，以确保父母能够提醒儿童每日完成此项常规。如果儿童不清楚如何使用日历，再次复习使用步骤并用样本练习，确保儿童连续2次练习100%准确再进行下一项练习。

练习文本的短期存放

告诉儿童：

"到目前为止，你在使用每日作业记录、作业和考试日历与文件夹时都做得很好。现在，我要教你下一个步骤来帮助你保持文件夹完好无损，并确保里面不会有太多你不需要的文本。我们把这个步骤叫'清理文件夹'。每隔几日，你就要检查一下文件夹，并确定哪些文本需要继续留在文件夹里（例如，一些你还在继续做的作业或物品）、哪些文本应该扔掉（例如，一些旧的通告和已经完成的、你不再需要的作业纸）、哪些文本你需要保留，因为也许你以后会用到（例如，以后可能会用到的复习卷、你想保留的旧的读书报告、可能以后还会用到的参考论文）。如果你的文件夹里有现在不需要使用的文本，但是你稍后要用到的，你可以把它们放在像这样的1个文件盒里（展示1个小的带有悬挂式文件夹的文件盒），我们可以在这个盒子里标记文件夹，你可以把旧的文本放在这里，以便你以后需要时就能找到它们。"

和儿童讨论如何管理文件盒，思考什么样的文档是儿童可能需要保存以备后用的。例如，你可以创建1个用于"报告""学习材料""参考资料"的悬挂式文件夹。或者，如果预计儿童每个文件夹中会有多张纸需要存放，你可以按照主题标注文件夹。使用你和儿童选择的分类系统来演示儿童如何给文件盒中的文本归档。

课堂练习：清理文件夹

使用样本文件夹，装上第一批标注完成日期的文本（每次练习至少应有4张纸，并为下次练习预留一些纸）。说明文件夹中有一些纸是要交的，一些纸是已经完成的。指导儿童把文本分成需要保留在文件夹里的（比如，还没有完成的作业）和要扔掉的，以及应该存在文件盒里的。

告诉儿童：

"记住，可以扔掉那些不再需要的纸，这有助于你保持井井有条，确保你的文件夹不会被不需要的文本填满。当你发现有些文本是可以扔掉的，这是让'去吧，丢掉它'小捣蛋发挥作用的好时机。所以，如果你的文件夹里有旧的通告，那么就去吧，丢掉它……因为你不再需要了！"

引导儿童进行2～3轮清理文件夹的练习。对把新的文本保留在文件夹、扔掉旧的不需要的文本，并把旧的文本放到文件盒中的正确文件夹的行为予以表扬，并奖励课堂积分。

■ 课程总结（和父母/儿童）

回顾在记录作业和管理文本的日常行为变化

告诉父母治疗师花了一些时间来检查每日作业记录、作业和考试日历、文件夹的使用，并概述你和儿童关于任何修改常规的讨论。如果确定儿童需要更多的提示来执行任何一个OTMP行为，请求父母相应地增加提示。如果执行OTMP行为没有发现任何问题，则说明儿童已经能够较好地使用这些方法，那么要求父母继续支持儿童对这些行为的使用。

协助儿童向父母解释如何清理文件夹并把文本存放在文件盒内

引导儿童解释如何清理文件夹，并让儿童解释这个步骤的重要性。让儿童给父母展示文件盒，并向父母解释如何用其存放不需要放在文件夹里的文本。告诉儿童将把这个文件盒带回家，并从现在开始使用它，把它作为文本管理常规的一部分。

布置家庭作业：每日作业记录表、作业和考试日历、文件夹和清理文件夹

与父母和儿童一起回顾，儿童需要在家里和学校练习的活动：

· 儿童将继续使用每日作业记录表、作业和考试日历来记录作业。

· 儿童将使用文件夹来存放和转移学校的文本。如果文本能放在文件夹里正确的位置，他将从父母和教师那里获得积分。

· 在每日结束时，父母和儿童将共同努力清理文件夹，决定哪些文本应保存在文件夹里、哪些文本应该丢弃、哪些应该存放在文件盒中。到下一课后，这个清理步骤将每周只做1次，但是现在刚开始的时候，需要每日做，以确保儿童学会这个技能。

回顾家庭行为记录表

向父母展示家庭行为记录表（父母和儿童讲义19），并检查在家庭练习中，哪些行为父母需要提醒、监管、表扬和奖励。家庭行为记录表应包含5项需要提醒、监管、表扬、奖励的儿童的行为。

· 学校行为1：准确完成每日作业记录。

· 学校行为2：把文本放进文件夹。

· 家庭行为1：完成作业和考试日历。

·家庭行为2：到家时文本在文件夹内，做完家庭作业后将文本放回文件夹。

·家庭行为3：清理文件夹。

注意：家庭行为记录将不再监测和奖励非OTMP行为。但是，你可以鼓励父母继续提醒和表扬这些行为，以确保该行为的保持。

将新的目标行为添加到DAR文件夹

教师可以给予学校积分的目标行为如下。

1.准确完成每日作业记录。

2.将文本放到文件夹中。

奖励儿童

和儿童一起检查课堂记分表（治疗师表格5），表扬儿童在课堂赢得积分的积极行为。累加本节课上的得分，提示儿童可以用掉或保留这些积分。

结束本课

确认下节课时间。给儿童和父母发放下节课的OTMP清单（父母和儿童讲义22）。提醒下节课时，父母带好家庭行为记录表（父母和儿童讲义19），儿童带好每日作业记录夹和文件夹。

第7课
材料管理·介绍书包检查清单

课程目标

治疗师：
· 确定儿童在学校和家庭之间来回所需的材料。
· 了解儿童目前检查书包所需材料的方法。
· 与儿童一起制定个性化的书包检查清单、方便管理所需的材料。

父母：
· 讲述如何使用上节课的家庭行为记录表（父母和儿童讲义19），为提醒、监管、表扬和奖励目标行为所做的努力。
· 了解儿童如何使用书包检查清单以及每日的"清点"步骤。
· 同意使用本次课程（父母和儿童讲义19）的家庭行为记录表，以提醒、监管、表扬和奖励在课间的特定目标行为。

儿童：
· 指出在家和学校间每日必须来回携带的物品。
· 学习新的方法来确保把需要物品都放在书包里——书包检查清单。

所需材料

父母：
· 父母和儿童讲义19，家庭行为记录表。

治疗师：
· 创建书包检查清单的材料：索引卡、记号笔（蜡笔或彩色铅笔）、剪刀（用于把索引卡裁剪到合适的大小）、塑料名牌套、大的安全别针。

· 行李牌标签（见第 2 章）。

· 彩纸（用作练习用的样张）。

· 父母和儿童讲义 10，每日作业记录表（3 份，填写样本作业）。

· 治疗师表格 5，课堂记分表。

· 治疗师表格 13，学校材料访谈。

　儿童：

· 儿童的每日作业记录夹、文件夹和书包。

· 父母和儿童讲义 23，清点：步骤。

· 父母和儿童讲义 24，OTMP 清单：第 8 课上课须知。

第 7 课课程提纲清单

项　　　　目	完成情况
· 回顾行为监管和积分计划的实施情况（和父母 / 儿童）	是 / 否
· 单独和儿童的技能训练：书包检查清单	
回顾 OST 家庭作业：每日作业记录、作业和考试日历、文件夹、清理文件夹	是 / 否
对学校材料进行访谈（治疗师表格 13）	是 / 否
介绍使用书包检查清单的主要理由	是 / 否
演示如何使用书包检查清单	是 / 否
创建个人的书包检查清单	是 / 否
课堂练习：清点	是 / 否
· 课程总结（和父母 / 儿童）	
协助儿童向父母解释如何使用书包检查清单	是 / 否
布置家庭作业：每日作业记录、日程表、书包检查清单	是 / 否
回顾家庭行为记录表（父母和儿童讲义 19）	是 / 否
将新的目标行为添加到 DAR 文件夹	是 / 否
奖励儿童（治疗师表格 5）	是 / 否
结束本课（父母和儿童讲义 24）	是 / 否

本课简介

　　在本节课中，治疗师将对儿童使用过的方法进行深入回顾，要教儿童另一个技能来控制"去吧，忘了它"小捣蛋。治疗师将与儿童一起创建 1 个个性化书包检查清单，这将帮助儿童在整理书包的时候记住所有需要的材料。在下节课上，儿童将能够创建其他的活动或包（如运动包、舞蹈包、睡袋）的清单。

课前准备

在这节课中，治疗师需要提前准备一些材料，来帮助儿童创建和练习使用书包检查清单。这个书包检查清单是儿童在学校和家之间携带的物品列表。把它别在书包里面，这样当打开书包时就看得到它，并可用作视觉提醒哪些需要放在书包里。这个清单应可以长期耐用，这样就不会因为用多了而弄坏。我们建议使用 1 个塑料的姓名标签（或标记）套，里面放 1 个裁剪过的索引卡，用 1 个安全别针别在书包里。其他样式也可以使用，只要这个样式符合以下标准：① 清单简短易读；② 清单放在保护套里，以免损坏；③ 清单别在书包里儿童整理书包时就看得见的地方。

在本节课前，治疗师先要建立 1 个书包检查清单的样本，以便可以给儿童看这个清单是什么样的，并演示如何把它别在书包里。这个清单样本应以列表格式包含以下问题。

1. 每日作业记录夹放在文件夹里了吗？

2. 所有的文本都放在文件夹里了吗？

3. 带上文件夹了吗？

4. 要用的书都带了吗？

5. 今天有额外需要的东西吗？

治疗师还要创建第 2 个密码清单，可以系在书包拉链上。建议使用带有绳子的空白行李牌标签，这样方便系在拉链上。同样，你也可以使用其他各种有创意的材料来实现此目的。密码清单可以用数字 1、2、3、4、5 来表示，代表以上 5 个问题，每个问题用不同的颜色表示，甚至使用图表或图片，表示整理书包时必须遵循的步骤。

课程详解

■ 回顾行为监管和积分计划的实施情况（和父母 / 儿童）

和父母一起回顾家庭行为记录表（父母和儿童讲义 19），讨论儿童在课间的 OTMP 行为表现。

· 讨论观察到的行为，注意儿童使用每日作业记录表、作业和考试日历、文件夹和正确清理文件夹的频率。询问父母是如何促进这些行为的。

· 回顾使用了什么奖励来强化儿童的行为表现。

· 帮助家庭处理在实施中的任何困难（如提醒、记录分数、提供奖励）。

■ 单独和儿童的技能训练：书包检查清单

从奖励儿童课堂积分（治疗师表 5）开始，表扬认真听课和与在场父母的讨论行为。

回顾家庭作业：每日作业记录、作业和考试日历、文件夹、清理文件夹

回顾过去几日的家庭行为记录表（父母和儿童讲义19）和每日作业记录，并注意儿童是否经常使用每日作业记录、作业和考试日历、文件夹和清理文件夹。检查儿童的书包和文件夹，注意是否全部文本都在文件夹中，文本是否放在文件夹中正确的位置。如果文本不在文件夹中，或者不在正确的位置，请指出并让儿童自行纠正。如有必要，复习使用文件夹的步骤，并额外训练儿童从文件夹中取出文本并将它们放回正确的位置。最后，问儿童课间的清理文件夹程序做得如何。询问儿童是否有文本需要扔掉或者放到文件盒里去。为本节课的表现提供积分奖励（治疗师表格5）。

对学校材料进行访谈

告诉儿童：

"在上几节课中，我们一直在努力学习一种存放学校文本的新方法。你已经使用了文件夹（或其他替代方法）来分档并携带文本，你家里有1个文件盒来存放不需要来回携带的文本，现在我们想再添加一个步骤来帮助你控制'去吧，忘了它'小捣蛋。我们将一起来建立1个放在书包里的检查清单，列出你整理书包时必须记住的所有事项。此清单将帮助你确保你知道在学校和家里整理书包时，哪些材料你必须要准备好。也将帮助你确保不会忘记任何事情。在我们这样做之前，我想要和你谈谈关于你通常需要在学校和家庭之间来回携带的东西，以及将你的东西从一个地方带到另一个地方可能遇到的任何问题。"

询问儿童在家里、学校时必须装在书包里的材料。治疗师可以使用治疗师表格13的访谈问题，虽然治疗师已经从和儿童的讨论中了解了部分答案。如果他们以前已经被问过并回答过，就不要重复问；治疗师可以问一些问题来确认已经知道的信息（例如，"所以有时候你必须把拼写本带回家，是这样吗"或者"你告诉我你放学后大多数时间都要去上音乐课，那你上这些课需要带什么在书包里呢"），治疗师可以在问卷上记个笔记，这样儿童就知道书包检查清单要包含哪些物品。

介绍使用书包检查清单的主要理由

在儿童分享了在书包中需要携带物品的信息之后，对于记住所需材料遇到的任何问题，治疗师应当讨论，为什么必需物品的清单可能有用。治疗师要尽量让儿童更多地参与制定这一新的常规，以增强儿童使用它的动机。在这个简短的讨论中，治疗师使用定向提问来帮助儿童看到清单的优点，是这一过程的重要组成部分。

告诉儿童：

"所以，看起来你必须记得每日在书包里装很多东西，这意味'去吧，忘了它'小捣蛋会有很多机会在你身上要花招。你认为你怎样才能确保把所有需要的东西都放进书包里呢？你认为清单能够帮你记得每日需要的东西吗？你一直在使用每日作业记录的清单，以帮助你记住每项家庭作业所需的物品，这有用吗？让我们想想，当你每天晚上整理书包的

时候，'去吧，忘了它'小捣蛋仍有机会在你身上耍花招。如果你把每日作业记录中所有需要的材料都写下来，但是你却把每日作业记录夹忘记在课桌里了，该怎么办？如果你把每日作业记录夹放在书包里了，却把文件夹忘在学校，那你就没有回家作业本了，对吗？"

"如果你列出一份清单来提醒你每天要收纳到书包里的东西，并且把这个清单放在你整理书包时就看得见的地方会有用吗？你觉得把这个清单放在哪里，这样你在学校和家里整理书包时能看得见？"

演示如何使用书包检查清单

向儿童展示书包检查清单样本，并演示如何将其别在书包里层分隔的最上面，这样整理书包的时候就看得见了。指出其基本特征：① 简短的包括所有需要装入书包里的东西的清单；② 儿童整理书包的时候看得见，这样儿童能够将它作为按步骤整理书包的指南使用，以确保不会忘记任何东西。

除了这份完整的清单之外，治疗师还要向儿童展示 1 个行李牌做的简短的代码清单，系在书包拉链上。这个显眼的第 2 个清单充当视觉提示，让儿童考虑是否一切已收纳在书包里。该清单可以使用图表、图片、数字来代表儿童必须收纳的东西的数量，或者也可以用不同颜色代替。

演示如何使用这两个清单。首先，从书包中取出文件夹、每日作业记录夹和所有书。然后，打开书包，看着清单，里面包含以下 4 个问题。

1. 每日作业记录放到文件夹里了吗？

2. 所有的文本都在文件夹里吗？

3. 文件夹带了吗？

4. 需要的书都带上了吗？

大声说出每个问题，并演示如何在放进书包之前检查每个物品。一旦所有的东西都在书包里，拉上袋子，看看系在外部拉链上的行李牌标签，上面写有数字代码（比如，1、2、3、4 代表上面 4 个问题）。治疗师演示如何使用这个数字代码作为恰当使用所有整理书包步骤的最后检查。例如，一次举起一个手指，并说："我的每日作业记录夹放在文件夹里了，我的文件夹放在包里了，我所有的文本都在文件夹里了，我带上了所有的书。"

创建个人的书包检查清单

告诉儿童，你们现在将一起在书包的内部做 1 个书包检查清单，在书包的外部拉链做 1 个代码标签。取出需要的材料，询问儿童需要放进去的东西，以形成上面列出的问题的清单。清单上应该有上述 4 个问题，因为如果儿童有清单上的项目，他应该能够完成这项家庭作业。但是，根据你们之前关于需要在家和学校间携带的东西的讨论，你还应该询问儿童是否有其他物品需要包含在清单上。例如，儿童可能需要搭乘公共汽车的交通卡、每日或几乎每日要使用的乐器、运动器材；这些物品可以添加到清单上。在你为书包内部创建书包检查清单后，你可以帮助儿童做 1 个写有代码的行李牌标签，系到外部拉链上，这将作为是否已遵循整理书包的所有步骤的最后检查。

> **友情提示**：书包检查清单既要灵活有效，也要相对简单。应该尽量避免创建 1 周中不同日期或不同情况的多个清单（例如，课外活动或不同的专业科目）。相反，试着在每日使用的基本清单上设法留有变动的余地（例如，你可以添加第 5 个问题："我是否有课外资料？"）。常见的第 5 个问题有时可以用"还有什么吗？"指代那些并不是每日都需要的物品，如学校音乐课上用的乐器或健身课程的运动鞋。

课堂练习：清点

告诉儿童：

"既然你有了自己的书包检查清单，你可以使用一个新的常规，叫'清点'，以确保你在学校和家里整理书包时，你装入所需的所有东西。首先，你要看一看你的每日作业记录本，并看看有哪些回家作业。你要把所有文本都放在文件夹中，并把所有要用的书都放进书包里。然后，把每日作业记录夹放到文件夹里，并把文件夹放进书包。最后，使用书包检查清单来'清点'。当你检查是否遵循每一个步骤时，请大声问自己每一个问题。然后可以拉上书包拉链，并使用拉链标签上的代码来确保你已经完成了所有步骤。让我们现在练习这些步骤，从今天起使用你的每日作业记录。"

将儿童的书包检查清单用 1 个安全别针别在儿童的书包里面，并将写有代码的行李牌标签系在外面的拉链上。指导儿童打开书包，取出 DAR 文件夹，然后查看当日的每日作业记录表。让儿童跟着上述步骤，使用"清点"程序来整理书包。对第一轮练习提供赞扬和任何必要的反馈。

然后使用样本材料引导儿童进行 2～3 轮练习。使用每日作业记录表（父母和儿童讲义 10），填写练习作业并给带有简单标题的文本涂色，以对应每日作业记录样本所需的家庭作业纸（注意：使用涂色文本以便于完成练习后从儿童的文件夹中取出）。每次的实践练习都指导儿童打开书包，用每日作业记录表和提供的材料练习"清点"步骤。为所有实践练习提供积分。

给儿童父母和儿童讲义 23，其中列出了"清点"步骤。复习使用检查清单在学校和家中整理书包的步骤。告诉儿童他可以使用此讲义帮助他向父母解释这些步骤。

■ 课程总结（与父母 / 儿童）

协助儿童向父母解释如何使用书包检查清单

告诉儿童向父母展示书包检查清单和写有代码的拉链标签，并描述他们如何用来确保所有需要的物品都放在书包里。请儿童和父母一起回顾"清点"指南（父母和儿童讲义23）上的步骤，解释这些步骤如何可以帮助到控制"去吧，忘了它"小捣蛋。

布置家庭作业：每日作业记录、作业和考试日历、文件夹、书包检查清单

与父母和儿童一起回顾儿童在家和学校的行为。

· 儿童将继续使用每日作业记录、作业和考试日历来记录任务。

· 儿童将使用文件夹来存放和携带学校文本。如果文本放在文件夹的正确位置，儿童将从父母和教师那里获得积分。

· 在完成家庭作业后，儿童在家整理书包时将使用书包检查清单。

· 儿童在学校整理书包时也应该使用书包检查清单，但这个行为还未能获得积分。

回顾家庭行为记录表

向父母展示家庭行为记录表（父母和儿童讲义19），说明哪些行为如家庭练习所述，父母需要提醒、监管、表扬和奖励。该家庭行为记录应包含5个儿童行为，以提醒、监管、表扬并奖励：

· 学校行为1：准确完成每日作业记录。

· 学校行为2：使用文件夹并把所有的文本都放进去。

· 家庭行为1：完成作业和考试日历。

· 家庭行为2：文件夹中的文本拿回家后在完成作业后又放回文件夹中。

· 家庭行为3：在学校整理书包时使用书包检查清单。

将新的目标行为添加到DAR文件夹

教师可以给予学校积分的目标行为如下：

1. 准确完成每日作业记录。

2. 使用文件夹并把所有文本放进去。

奖励儿童

和儿童一起回顾本节课的课堂记分表（治疗师表格5），表扬儿童在课堂赢得积分的积极行为，累加本节课上的得分，提示儿童可以用掉或保留这些积分。

结束本课

确认下节课的时间。给儿童和父母发放下节课的OTMP清单（父母和儿童讲义24）。提醒下节课时，父母带好家庭行为记录表（父母和儿童讲义19），儿童带好书包、每日作业记录夹、文件夹和所有的OTMP资料。另外，告诉父母和儿童，下节课将为其他背包创建清单。如果儿童必须定期整理其他背包（如运动包、舞蹈包），下节课儿童要将这些背包带来，以便为那些背包创建清单。

第 **8** 课
材料管理·其他物品和其他背包

课程目标

治疗师：

· 在下次上课之前联系儿童的教师，介绍"准备就绪"程序，下节课时将学习该程序（教师联系 3）。

治疗师和儿童：

· 讨论儿童必须在书包中携带的其他物品。

· 创建 1 个新的书包检查清单，包括已经讨论过的其他物品。

· 讨论书包中物品存放的其他方法。

· 为用于其他活动的背包创建 1 个清单。

儿童：

· 使用更新的书包检查清单练习整理和收纳书包。

· 练习使用清单整理其他活动的背包。

家长：

· 讲述使用上节课的家庭行为记录表（父母和儿童讲义 19），为提醒、监管、表扬和奖励目标行为所做的努力。

· 理解儿童应该如何每日使用书包检查清单和所需活动包的清单。

· 同意使用本次课程的家庭行为记录表，以提醒、监管、表扬和奖励在课间的特定目标行为。

所需材料

家长：

· 父母和儿童讲义 19，家庭行为记录表。

治疗师：

· 索引卡、记号笔（蜡笔或彩色铅笔）、剪刀（修剪索引卡到合适大小）、塑料名牌套、大型安全别针、空白行李牌。

· 组织工具、容器（橡皮筋、文件夹、铅笔盒或小袋子、密封塑胶袋）。

· 运动服样品（运动鞋、短裤、T 恤）用于练习整理书包。

· 治疗师表格 5，课堂记分表。

· 治疗师表格 14，书包照片。

· 录像机（备选）。

儿童：

· 儿童的每日作业记录夹、文件夹和书包。

· 父母和儿童讲义 25，OTMP 清单，第 9 课上课须知。

第 8 课课程提纲清单

项　　　　目	完成情况
· 回顾和讨论（和父母 / 儿童）	
回顾行为监管和积分计划的实施情况	是 / 否
讨论必须收纳在书包、活动包中的物品	是 / 否
· 单独和儿童的技能训练：收纳其他物品	
回顾 OST 的家庭作业：作业记录、作业和考试日历、文件夹、清点	是 / 否
讨论儿童必须带到学校去的其他物品	是 / 否
制定 1 个收纳其他物品的新的书包检查清单	是 / 否
讨论书包的整理	是 / 否
讨论其他活动需要的物品	是 / 否
创建 1 个活动背包检查清单	是 / 否
· 课程总结（和父母 / 儿童）	
协助儿童向父母解释如何使用新书包检查清单和活动背包检查清单	是 / 否
确立在家整理书包的常规	是 / 否
回顾家庭行为记录（父母和儿童讲义 19）	是 / 否
将新的目标行为添加到 DAR 文件夹	是 / 否
奖励儿童（治疗师表格 5）	是 / 否
结束本课	是 / 否

本课简介

在本节课中，治疗师将扩展上节课学过的"清点"步骤。儿童会将其他物品添加到学校、家中需要的书包检查清单中（如公交卡、钥匙、午餐盒、计算器）。此外，儿童将学习如何更有效地整理书包和收纳所有必要的物品。最后，儿童将学习如何创建 1 个其他背包的清单（如课外活动袋、在朋友家过夜用的袋子）。

课前准备

治疗师需要使用上节课上用的相同材料，这次是用于创建新的书包检查清单和创建活动背包的清单。此外，治疗师应该准备好可用于归置书包内部隔层的物品（例如，橡皮筋、文件夹、铅笔袋或杂物小袋、密封塑胶袋）。有些儿童的书包可能包含用于归置材料的内置隔层，但其他人可能没有，所以你应该准备好为儿童提供一些归置书包里的小物品的工具。

课程详解

■ 回顾和讨论（和父母／儿童）

回顾行为监管和积分计划的实施情况

和父母一起回顾家庭行为记录表（父母和儿童讲义 19），讨论儿童在两节课间期的 OTMP 行为表现。

- ·讨论观察到的行为，注意儿童使用每日任务记录、作业和考试日历、文件夹以及正确使用"清点"程序的频率。帮助处理在实施这些程序中的任何困难。
- ·询问父母他们是如何提醒这些行为的。
- ·回顾使用了什么奖励来强化儿童的行为表现。
- ·帮助家庭处理在实施中的任何困难（如提醒、记录分数、提供奖励）。

讨论必须收纳在书包、活动包中的物品

告诉父母和儿童，在这个课程结束后，儿童将在家和学校使用书包检查清单，这将从父母和教师那里获得积分。建议治疗师与儿童一起将其他经常被带到学校的物品添加到书包检查清单中（如公交卡、钥匙、午餐盒、计算器）。请父母写下哪些物品应包含在此列表中。

另外，告诉父母治疗师将为儿童必须收纳的其他物品创建清单（如活动袋、用于过夜的袋子）。如果父母带来了 1 个活动包（根据上次课结束时的要求），对其进行简要检查，并讨论儿童在整理过程中遇到的任何问题（如经常忘记的物品）。

> 友情提示：由于父母分居或离婚，许多儿童在两个家庭中生活。对于这些儿童，检查他们在这些家庭之间来回携带的物品很重要。花时间帮助这些儿童创建过夜袋的清单，有助于减轻儿童忘记重要的物品而可能导致的压力或冲突。

■ 单独和儿童的技能训练：收纳其他物品

从奖励儿童课堂积分（治疗师表 5）开始，表扬儿童认真听课和与在场父母的讨论行为。

回顾 OST 家庭作业：每日作业记录、作业和考试日历、文件夹、清点

回顾过去几日的家庭行为记录表（父母和儿童讲义 19）和每日作业记录，并注意儿童是否正在使用每日作业记录、作业和考试日历、文件夹和清点程序。检查儿童的书包和文件夹，注意是否全部文本都在文件夹中，文本是否放在文件夹的正确位置。最后，询问儿童课间的清点程序做得怎样。为儿童提供课堂积分（治疗师表格 5）。

讨论儿童必须带到学校去的其他物品

告诉儿童：

"你一直在努力控制'去吧，忘了它'小捣蛋，你已经能很好地使用文件夹来整理学校文本。你现在还有了 1 个书包检查清单，可以帮助你确认所有的文本都在文件夹中，文件夹以及你做回家作业所需的所有的书都带上了。现在我们要考虑上学需要的'其他东西'，如铅笔、钢笔、尺、橡皮和其他东西。我想和你聊聊你如何在书包里存放其他的东西，在你需要时如何能容易地找到那些东西"。

让儿童帮助治疗师列出书包里必须携带的所有东西的清单。其他物品可能包括钢笔、铅笔、橡皮、尺、记号笔或彩色铅笔、胶棒、交通费（交通卡）、房门钥匙、手机、水壶、图书馆卡、午餐费等。让儿童考虑需要特殊物品的日子，如上乐器课的日子需要乐器，有运动课时需要运动器材或健身服，或者儿童放学后玩耍的日子可能会想要带上一个特别的玩具。当儿童描述这些物品时记下笔记，注意那些每日都需要的物品和特殊日子所需的物品。对儿童参与讨论这份清单，给予奖励课堂积分。

制定 1 个收纳其他物品的新的书包检查清单

告诉儿童将和治疗师一起创建 1 个升级版的书包检查清单。你会从这个新列表中添加一些重要物品到原有的 4 个主要清单项目中（文件夹中的每日作业记录、文件夹中的文本、书包中的文件夹、书包中的书）。你应该考虑只添加 1～2 个额外的项目，以保持清单可管理而全面。例如，儿童可能添加以下 2 个提示。

1. 我有＿＿＿＿＿＿＿（重要的日常物品或经常需要的物品吗）？

2. 今天我需要什么特殊物品吗？

你可以根据儿童报告的整理书包的特殊需求来灵活地创建这些附加物品。如果原来的书包检查清单还有空间，你可以在那里写下这些额外的物品；如果没有，你可以创建 1 个新的清单，使用与第 7 课相同的材料。你还可以修改原来的拉链标签以包含新物品，或创建 1 个新的拉链标签。将新的清单和拉链标签系到书包上。提示儿童会用这份清单来整理书包，你们过一会儿就会来练习使用它。

讨论书包的整理

告诉儿童：

"我们已经谈过你书包里的所有东西了，现在让我们来谈谈你的书包通常看起来如何。你怎么形容你的书包？你认为它是整洁的还是凌乱的？有其他人告诉你这一团糟吗？你包里有东西因为被弄皱、撕裂或洒落而被弄坏吗？（等待儿童的反应）。到这里来的很多儿童都难以让书包里的东西变得有条理。有时很难在书包里放这么多东西，事情会搞得一团糟。让我们来想想你可以如何存放你的东西。"

让儿童告诉治疗师把清单上的物品放在哪里。看看钢笔、铅笔、记号笔等放在哪里，他们是在铅笔盒里或特殊隔层里，还是散落在书包底部？有玩具和个人物品塞进放书和文件夹的主隔层吗？袋子底部是否有面包屑或溢出的饮料？儿童是否用小的隔层来放置重要物品？如钥匙或通行证，或那些容易在较大隔层丢失的物品。

向儿童展示治疗师表格 14 中书包的照片，这些照片代表各种不同的组织水平，从非常杂乱无章到很整洁。让儿童选择大部分时间看起来像她的书包的照片。然后让儿童选择他想要的书包的照片。

告诉儿童：

"让我们想想如何能更好地整理你的书包，让它看起来更像是你指出的最后 1 张照片。管理书包并确保东西不会在包里找不到的最好方法是使用隔层。让我们看看我们是否可以决定哪些东西应该放进你的包里的隔层。"

和儿童一起来决定东西应该放包里的哪个隔层。例如，可以将所有书和文件夹放在最大的隔层，或者将较小的书放在一个隔层，把较大的书放在另一个隔层。向儿童展示如何使用较小的隔层来放一些在大隔层里容易找不到的东西（如铅笔、胶棒），以及如何将卡和通行证放入特殊的袋子里。讨论为什么将零食和饮料与书本、文本等重要物品分开很重要，要确保重要的东西不被污染。

接下来，考虑容器（如铅笔盒）是否有用，特别是如果儿童书包没有多个隔层。如果没有笔盒的空间，即使是一个简单的技巧也很有用，比如用橡皮筋把铅笔系起来以保持它们在一起。决定容器应该放在哪些位置，里面应该放些什么东西。最后，总结一下儿童如何使用所讨论的工具和技巧来重新整理书包。

课堂练习：书包整理

指导儿童打开书包并将物品摊开放在桌上。接下来，告诉儿童使用之前学习的新工具来练习将物品收纳进书包里。告诉儿童收纳好后使用新的书包检查清单作为"清点"步骤。如果可能，请使用录像机录制儿童整理过程。儿童完成整理后，回看视频或治疗师说出观察到的情况，讨论儿童是否遵循新的组织计划。如果有改进的余地（例如，儿童花了很长时间才能把他的所有书都装进一个隔层，或者儿童忘了适当地使用容器），给予建设性反馈并要求儿童打开书包再次练习整理，聚焦于发展最有效的整理方法。为练习和讨论提供课堂积分。

作为整理的延伸做法，要求儿童假装为需要额外物品的上学日整理书包物品（如有体育课、音乐课、体操课等的一日）。你可以参考新的书包检查清单，其中包括引用"特殊物品"，并在练习中使用 1～2 个特殊物品（如健身服、单簧管、紧身衣）。如果你没有可用的实际物品，使用带有图画或文字的文本来表示此物品。引导儿童进行 1～2 轮的打开和整理书包的练习，每一轮包含 1 个不同的特殊物品。帮助儿童思考隔层或容器对存储这些物品是否有用。当儿童练习给每个"特殊日子"整理书包时，对使用书包检查清单、有效存放物品和有序整理书包提供表扬和课堂积分。强调整理时儿童应该用他的眼睛，而不是她的记忆，这样他看清单时才能看清是否包含此物品。这是帮助控制"去吧，忘了它"小捣蛋的特殊提示。

讨论其他活动需要的物品

告诉儿童：

"如果你继续使用我们刚刚练习的整理程序，你会有一个更有条理的书包，并能记住你上学需要的东西。现在让我们考虑一下你需要为其他活动整理的其他包。"

治疗师可能已经从和父母及儿童的讨论中了解了儿童必须整理的活动包。如果是这样，你可以专注于整理此活动包。如果父母和儿童没有提到任何需要收纳特殊物品的活动，你可以让儿童考虑他可能需要随身携带背包的时候。例如，他可能会在朋友家里过夜，在他的祖父母家里度过 1 个长周末，或需要为在海滩或游泳池的一次活动整理背包。

创建 1 个活动背包检查清单

询问儿童活动或郊游需要什么物品，并和儿童一起为活动或郊游需要整理的背包创建清单。使用与书包检查清单相同的格式和材料，并考虑儿童可以将此新清单系在活动背包的哪里。

如果儿童带了活动背包和物品，使用这个背包进行课堂练习——打开物品，然后让儿童重新整理。如果没有带上活动背包，复习清单上的步骤，并建议他用这些步骤在家里练习整理。

为儿童讨论和练习提供表扬和课堂积分。提醒儿童整理时使用他的眼睛，而不是他的记忆，以确保清单上的物品放到包里。

■ 课程总结（和父母 / 儿童）

协助儿童向父母解释如何使用新书包检查清单和活动背包检查清单

告诉儿童向父母展示新的书包检查清单和编码的拉链标签，以及解释清单上的新物品。儿童也应该向父母展示用新方法来整理书包，说明每个隔层和（或）口袋的使用，并解释为什么这种整理书包的新方法将有助于控制错误（例如，皱巴巴的物品更少，更容易找到所需的物品）。儿童也应该向父母展示为活动或郊游的背包创建的清单，并描述这些清单如何用于确保所需物品都在包中。

确立在家整理书包的常规

帮助儿童分解整理书包的新常规（在本课中建立起来的），那么这个常规就可以用于儿童在家和学校里的书包整理。例如，你可能会将儿童的整理常规分解如下：

1. 将每日任务记录和所有作业本放入文件夹，并将文件夹放在书包的最大隔层。

2. 将家庭作业所需的所有书放入书包最大的隔层内、文件夹的前面。

3. 将铅笔、记号笔和胶棒放入铅笔盒中，然后将铅笔盒放入书包的第 2 个隔层。

4. 将零食和饮料放入侧袋。

5. 书包检查清单的清点程序。

父母应该提醒儿童在两节训练课间遵循这个常规的步骤，每天晚上或早上留出时间观察儿童是否遵循了这些步骤，并据此予以表扬和积分。

回顾家庭行为记录

向父母展示家庭行为记录表（父母和儿童讲义 19），并总结父母将提醒、监管、表扬和奖励哪些行为。此时，儿童已经学会了一些可被监控和表扬的行为（完成每日作业记录、记录信息到作业和考试日历，将文本存储在文件夹中，并使用书包检查清单）。但是，家庭行为记录应该只包含 5 个将被提醒、监管、表扬和奖励的行为。治疗师根据儿童如何运用目前为止学到的组织技能的理解，可以选择 5 个最需要被监控和促进的行为。清单应该包括 2 个最新学到的行为（如在整理书包时使用书包检查清单、在收纳其他活动或郊游包时使用背包检查清单）。以下是一些可能适用于家庭行为记录的行为清单，但是对某些儿童可能需要做一些变动。

· 学校行为 1：使用文件夹并放入所有的文本。

· 学校行为 2：在学校整理书包时使用书包检查清单。

· 家庭行为 1：到家后文本在文件夹中，做完作业后文本放回文件夹。

· 家庭行为 2：在学校整理书包时使用书包检查清单。

· 家庭行为 3：整理活动或郊游包时使用背包检查清单。

将新的目标行为添加到 DAR 文件夹

教师提供学校积分的目标行为如下：

1. 使用了文件夹并将所有文本放入文件夹。

2. 在学校整理书包时使用书包检查清单。

奖励儿童

和儿童一起查看本节课的课堂记分表（治疗师表格 5），表扬儿童在课堂赢得积分的积极行为。累加本节课上的得分，提示儿童可以用掉或保留这些积分。

结束本课

确认下一节课的时间。给儿童和父母发放下一节课的 OTMP 清单（父母和儿童讲义 25）。提醒下节课时，父母带好家庭行为记录表（父母和儿童讲义 19），儿童带好书包、每日作业记录夹、文件夹。

第9课
材料管理·让工作区域准备就绪

课程目标

治疗师：

· 介绍一个使工作区域"准备就绪"的常规。

· 了解儿童在家和学校的工作空间，并制定在每个空间使用"准备就绪"步骤的计划。

· 给教师发送电子邮件让教师在学校开始提醒儿童使用"准备就绪"步骤（在上课之前完成，让教师可以在课后第2日儿童上学时就开始监测这个行为）。

儿童：

· 在课上练习"准备就绪"步骤。

· 学习如何在家和学校使用"准备就绪"步骤。

家长：

· 讲述如何使用上节课的家庭行为记录表（父母和儿童讲义19），为提醒、监管、表扬和奖励目标行为所做的努力。

· 理解儿童将在家里如何使用"准备就绪"。

· 同意使用本课的家庭行为记录表，以提醒、监管、表扬和奖励在两次课程间的特定目标行为。

所需材料

家长：

· 父母和儿童讲义19，家庭行为记录表。

治疗师：

· "准备就绪"的课堂练习所需材料（见"课前准备"）。

· 治疗师表格 5，课堂记分表。

· 治疗师表格 15，准备就绪：桌子准备好了吗。

· 治疗师表格 16（备选），准备就绪：拓展练习材料。

儿童：

· 儿童的每日作业记录夹、文件夹和书包。

· 父母和儿童讲义 26，准备就绪。

· 父母和儿童讲义 27，OTMP 清单：第 10 课上课须知。

第 9 课课程提纲清单

项　　　目	完成情况
· 回顾行为监管和积分计划的实施情况（和父母／儿童）	是／否
· 单独和儿童的训练技能：准备就绪	
回顾 OST 家庭作业：家庭作业记录、作业和考试日历、文件夹、清点	是／否
讨论将工作区域准备就绪	是／否
课堂练习：准备就绪	是／否
了解儿童在家和学校的工作区域（治疗师表格 15）	是／否
备选：为其他活动进行"准备就绪"练习	
· 课程总结（和父母／儿童）	
协助儿童向父母演示"准备就绪"的步骤	是／否
确立家里使用"准备就绪"的常规	是／否
回顾家庭行为记录（父母和儿童讲义 19）	是／否
将新的目标行为添加到 DAR 文件夹	是／否
奖励儿童（治疗师表格 5）	是／否
结束本课（父母和儿童讲义 27）	是／否

本课简介

在本节课中，儿童将学习使工作区域"准备就绪"。儿童将学习一个快速常规程序，用于把目前任务所需的材料放在触手可及之处，并收好可能分散注意力或不必要的材料。儿童将在课上使用数个模拟任务来练习这个常规步骤，并学习如何在家里和学校实现此常规。

课前准备

为了准备这个课程，治疗师需要准备给儿童做工作区域准备的课堂练习材料。以下是练习推荐的材料清单。如果你手边没有所有这些材料，你可以替换为其他可用的材料或使用其他东西代表该物品（例如，用1张有面包图片的纸代表面包或用1个写有花生酱的杯子代表花生酱）。

推荐物品

· 学校作业的材料：记号笔、蜡笔、铅笔、卷笔刀、橡皮擦、空白纸、尺子、塑料模板、胶棒、磁带、订书机、文件夹、作业本、书、计算器、数学卷（年级适用的计算题，如果可能，数学题需要使用除铅笔和纸张之外的工具）。

· 制作花生酱和果冻三明治的材料：花生酱、果冻、面包、刀、盘子、餐巾。

· 被认为不适合工作（或分散注意力）的材料：尚未学习的科目的作业本、1盒纸夹、杂志、视频游戏、填字游戏、玩具、漫画书、拆信刀、苏打水、番茄酱、螺丝刀等。

推荐的备选练习材料

· 见治疗师表格16。

课程详解

■ 回顾行为监管和积分计划的实施情况

和父母一起回顾家庭行为记录表（父母和儿童讲义19），讨论儿童在两节课间期的OTMP行为表现。

· 讨论观察到的行为，注意儿童正确使用每日作业记录、作业和考试日历、文件夹和"清点"常规的频率（书包检查清单和活动背包的清单）。

· 询问父母是如何提醒这些行为的。

· 回顾使用了什么奖励来强化儿童的行为表现。

· 帮助家庭处理在实施中的任何问题（如提醒、给予积分、提供奖励或落实组织管理常规）。

■ 单独和儿童的技能训练：准备就绪

从奖励儿童课堂积分（治疗师表5）开始，表扬儿童认真听课和与在场父母的讨论行为。

回顾OST家庭作业：每日作业记录、作业和考试日历、文件夹、清点

回顾过去几日的家庭行为记录、作业记录，并注意儿童是否坚持使用每日作业记录、作业和考试日历以及"清点"程序。检查儿童的书包和文件夹，注意是否全部文本都在文件夹中，文本是否存放在文件夹的正确位置。最后，询问儿童"清点"程序在两节课期间使用得怎样（即使用书包检查清单和活动或外出背包的清单），提供课堂积分（治疗师表格5），并解决在常规执行中的任何问题。

讨论将工作区域准备就绪

告诉儿童：

"今天我们将讨论如何使你的工作空间整洁以适合开始工作，特别是学校的课桌和做家庭作业的区域。如果你想尽可能快速、轻松地做一些事情，你就要确保开始工作前准备好所有合适的材料。你还要确保你的工作空间很整洁，这样你可以保持专注而不被其他事情分心。我们将学习一些简单的步骤，来帮助你确保完成工作所需的东西都有，并把你不需要的东西收起来。我们将这些步骤称为准备就绪。我们将在课上练习这些步骤，以便你准备好家里和学校的桌子。"

向儿童展示父母和儿童讲义26，并回顾儿童在准备做学校作业或其他任务时所需准备步骤。儿童应该考虑以下几点问题：

1. 我有我需要的一切了吗？（考虑一切）

2. 我应该收起什么？

3. 我的工作区域干净吗？

4. 有什么东西会分散我的注意力吗？（如果是的话，把它们拿走）

指出这些步骤可用于准备各种情况，并给儿童举一些例子（如学校作业、艺术作业、烹饪、建筑作业）。告诉儿童现在将练习使用这些步骤来给模拟任务做准备工作。

课堂练习：准备就绪

在教室里选择1个工作区（最好是书桌或台子）。设置工作区域各种物品，包括手头任务所需的物品、显然是不合适的物品、稍微不合适的物品，以及可能非常分散注意力的物品。

> 友情提示：应该设置工作区域，以便儿童可以仔细考虑练习需要什么以及不需要什么。因此，你应该提供各种各样的材料，以强调儿童参与"准备就绪"中的决策处理过程。例如，在第一个练习中，当儿童被要求准备画图，适当的物品应该是记号笔、纸张和其他艺术材料；显然不合适的物品可能是螺丝刀、番茄酱或苏打水；稍微不合适的物品可能是卷笔刀、量角器、衬纸或录音带；高度分散注意力的物品可能是拼图、漫画书、玩具或杂志。

对于每个练习作业，按前述设置工作区域，并给儿童要完成任务的基本说明。然后告诉儿童在大声地说出"准备就绪"步骤的同时，拿掉不需要的物品，整齐地放置好所需的物品，以便工作区域准备就绪。接下来，指导儿童开始进行这项任务。如果儿童意识到他需要的物品不在工作区，指出需要重新再来1遍准备就绪的步骤，并讨论停下来寻找所需的材料会减慢儿童完成任务的速度。如果在儿童工作时有物品分散注意力，指出可能需要把这些物品收起来。儿童实际上没有必要真的完成任务，这些练习的目的只是帮助儿童看到有一个准备好的整洁工作区的好处。

为实施"准备就绪"步骤，建议进行以下 3 项活动。

1. 画 1 幅画。让儿童画 1 张教室的画。指明儿童在画家具时应该用直线（所以儿童应当考虑需要 1 把尺），绘画要涂上颜色（所以儿童得考虑需要蜡笔或马克笔）。

2. 完成数学作业卷。给儿童一个年级合适的数学作业卷来完成。如果可能，解答试卷的题目需要除铅笔和纸张以外的某些工具（如尺子、模板、计算器等）。

3. 制作花生酱和果冻三明治。让儿童取出所有必要的材料来制作花生酱和果冻三明治，然后吃掉。

了解儿童在家和学校的工作区域

因为要求儿童在家和学校使用"准备就绪"步骤，所有治疗师有必要更多地了解对于这两个地方儿童工作空间的信息，以便帮助儿童确定程序如何运作。使用治疗师表格 15 对儿童完成家庭作业的家庭工作空间进行简单介绍。然后讨论如何使用"准备就绪"来做作业。从当日的作业记录中给儿童 1 个样本作业，问他如何在家使用"准备就绪"步骤来为作业做准备。

告诉儿童：

"让我们说说你需要完成_____作业（从每日作业记录中选 1 个科目，或者如果儿童没有作业，则选一个你们想得起来的最近的作业）。想一想你家厨房工作区的常用物品。你需要其他物品来确保你完成作业的任务'准备就绪'吗——例如，铅笔、文本、橡皮擦、尺？有什么是你要收好的吗？"

接下来，使用治疗师表格 15 上的问题询问儿童在学校的工作空间，并问儿童如何在学校使用"准备就绪"步骤。使用 1～2 个典型的课堂作业例子（如准备进行拼写考试、准备完成一个科学实验）。

备选：为其他活动进行"准备就绪"练习

如果时间允许，治疗师可以与儿童进行想象练习，完成"准备就绪"步骤。这种想象性练习有助于儿童更好地理解步骤，并提供额外的练习。这些活动不涉及办公桌或工作空间本身，但考虑所有物品和消除干扰的想法可以在这种练习中被强调。

请参考治疗师表格 16 中列出的备选材料，然后从 3 个想象性冒险中选择 1 个：火星探险、超级巨星演唱会或时装秀。与儿童一起回顾所选择的活动，并要求儿童使用"准备就绪"步骤为活动做准备。再次强调"准备就绪"对不同的任务都有所帮助，而不仅仅是在完成学校作业时。

■ 课程总结（和父母 / 儿童）

协助儿童向父母演示"准备就绪"的步骤

儿童应向父母演示"准备就绪"的步骤（父母和儿童讲义 26）的讲义并讲述如何使用

"准备就绪"的步骤来准备作业或任务。接下来，儿童使用治疗师选择的样本任务来演示"准备就绪"的步骤。你可以用儿童的每日作业记录中的作业，或要求儿童完成一个简单的任务，如写拼写表的句子。表扬儿童解释步骤并演示如何使用它们，并根据需要向家长提供任何补充解释和（或）说明。

确定家里使用"准备就绪"的常规

告诉父母，儿童在家和学校做作业前将使用"准备就绪"步骤。与父母和儿童一起确定他们将如何在家使用"准备就绪"（例如，儿童告诉父母他准备好开始做作业时，父母督促进他"准备就绪"，然后父母检查工作区以确保儿童为作业做好了适当的准备）。父母可以使用父母和儿童讲义26来引导儿童完成"准备就绪"的所有步骤。如果儿童遗漏了一些步骤，父母应该赞扬儿童的努力，并提醒儿童补上漏掉的步骤。即使给出了纠正性反馈，只要儿童合作完成所有步骤并"准备就绪"，父母就要提供使用这些步骤的表扬和积分。

告诉父母和儿童，教师每日的备选任务，监管儿童在学校使用"准备就绪"的情况。教师将选择1项作业并督促儿童准备就绪。然后教师会记录儿童是否完成了每日作业记录的步骤。

回顾家庭行为记录

向父母展示家庭行为记录表（父母和儿童讲义19），回顾哪些行为需要父母提醒、监管、表扬和奖励。以下是一些可能适用于家庭行为记录的行为清单，但是对某些儿童可能需要做一些变动。

· 学校行为1：使用文件夹和书包检查清单，并上交所有作业。

· 学校行为2：课桌准备。

· 家庭行为1：到家时文本都在文件夹中，并在做完作业后放回文件夹。

· 家庭行为2：为上学整理书包时使用书包检查清单。

· 家庭行为3：做作业前使工作区准备就绪。

将新的目标行为添加到DAR文件夹

教师可以给予学校积分的目标行为如下：

1.使用文件夹和书包检查清单，并将所有作业上交。

2.课桌准备。

奖励儿童

和儿童一起回顾本节课的课堂记分表（治疗师表格5），表扬儿童在课堂赢得积分的积极行为。累加本节课上的得分，提示儿童可以用掉或保留这些积分。

结束本课

确认下节课的时间。给儿童和父母发放下节课的OTMP清单（父母和儿童讲义27）。提醒下节课时，父母带好家庭行为记录表（父母和儿童讲义19），儿童带好书包、每日作业记录夹、文件夹和所有的OTMP资料。

第 10 课
时间管理·理解时间和日历

────────────── ▼ ──────────────

────────────── 课程目标 ──────────────

治疗师：
· 检查儿童记录作业和管理材料的实施步骤，包括作业和考试日历的使用。
· 讨论使用日历和时钟的基本原理。
· 帮助儿童创建个人日程表来管理活动和事件。
· 教儿童如何估计和记录完成任务所需的时间长度。

儿童：
· 理解为什么时钟和日历都是有用的工具。
· 创建 1 个个人日程表来记录活动和事件。
· 学习如何估计和记录完成任务所需的时间长度。

父母：
· 讲述如何使用上节课的家庭行为记录表（父母和儿童讲义 19），为提醒、监管、表扬和奖励目标行为所做的努力。
· 同意和儿童一起创建 1 个个人日程表。
· 同意使用本次课程的家庭行为记录表，以提醒、监管、表扬和奖励在两次课程间的特定目标行为。

────────────── 所需材料 ──────────────

父母：
· 父母和儿童讲义 19，家庭行为记录表。

治疗师：

· 秒表（在课上使用并给儿童）。

· 治疗师表格 5，课堂记分表。

· 治疗师表格 17，个人日程表：Crystal。

· 治疗师表格 18，个人日程表：Carl。

· 治疗师表格 19，时间侦探工作表：课堂活动。

儿童：

· 儿童的每日作业记录夹、文件夹和书包。

· 父母和儿童讲义 28，个人日程表（2 份）。

· 父母和儿童讲义 29，时间侦探工作表。

· 父母和儿童讲义 30，OTMP 清单：第 11 课上课须知。

第 10 课课程提纲清单

项　　　　　目	完成情况
· 回顾行为监管和积分计划的实施情况（和父母 / 儿童）	
· 单独和儿童的技能训练：介绍时间管理	
回顾 OST 家庭作业：每日作业记录、作业和考试日历、文件夹、清点、准备就绪	是 / 否
讨论时钟和日程表	是 / 否
帮助儿童建立个人日程表（父母和儿童讲义 28）	是 / 否
介绍时间估计	是 / 否
课堂练习：成为时间侦探（治疗师表格 19）	
· 课程总结（和家长 / 儿童）	
协助儿童向父母解释个人日程表（父母和儿童讲义 28）和时间侦探工作表（父母和儿童讲义 29）	是 / 否
回顾家庭行为记录（父母和儿童讲义 19）	是 / 否
将新的目标行为添加到 DAR 文件夹	是 / 否
奖励儿童（治疗师表格 5）	是 / 否
结束本课（父母和儿童讲义 30）	是 / 否

本课简介

　　本节课介绍了组织技能训练相关的时间管理技巧。在这节课和接下来的 4 节课中，儿童将要学习如何使用时钟和日程表来管理任务和活动，以控制"时间大盗"。在这节课中，儿童将继续为典型的 1 周创建个人日程表和活动清单。儿童也将会学习估算和记录活动时间的新技能。

友情提示：当治疗师开始与儿童一起进行时间管理时，治疗师应该考虑是否需要增加1个额外课程来指导儿童识别时间。如果儿童能够识别数字和模拟时钟，并从时钟上的一个时间读到另一个时间，从而告诉我们已经经过了多少时间（如3：15到3：30有多少分钟，或者更难一点，3：50到4：10），那么与时间管理相关的技能将更容易执行。在本课程中，请注意儿童如何回应"时间侦探"工作，并考虑儿童在治疗前的时间识别技能评估情况。如果治疗师考虑教导时间识别训练会有用，那么最好在第11课后添加这一课。儿童可能更有动力参与在第10课和第11课之后的课程，这将有助于儿童了解时间识别与很多组织管理任务有关。

课程详解

■ 回顾行为监管和积分计划的实施情况

和父母一起回顾家庭行为记录表（父母和儿童讲义19），讨论儿童在两节课间期的OTMP的行为表现。

· 讨论观察到的行为，注意儿童使用每日作业记录、作业和考试日历、文件夹、书包检查清单和"准备就绪"步骤。
· 询问父母他们是如何提醒这些行为的。
· 回顾使用了什么奖励来强化儿童的行为表现。
· 帮助家庭处理在实施中的任何困难（如提醒、给予积分、提供奖励或落实组织管理常规）。

■ 单独和儿童的技能训练：介绍时间管理

从奖励儿童课堂积分（治疗师表5）开始，表扬儿童认真听课和与在场父母的讨论行为。

回顾OST家庭作业：记录作业、作业和考试日历、文件夹、清点、准备就绪

回顾过去几日的家庭行为记录表（父母和儿童讲义19）和每日作业记录，并注意儿童是否正在使用常规来记录作业、管理文本和材料，以及让工作空间"准备就绪"。在治疗的这个节点，有些之前强化的行为已经不再出现在每日作业记录和家庭行为记录中。然而，他们仍应受到监管和表扬，通过每节课的检查知道儿童在家和学校如何使用这些常规是很重要的。如果儿童没有始终如一地使用这些行为，那么就会在完成任务或管理材料时遇到问题，治疗师应该和儿童及父母一起检查程序，并考虑将有问题的行为添加到每日任务记录和家庭行为记录表来奖励。

因为"准备就绪"步骤还比较新，让儿童讨论这个常规如何在家和学校起效，并在必

要时给予澄清或解决问题的方法。为儿童提供积分（治疗师表格 5）。

讨论时钟和日程表

告诉儿童：

"到目前为止，我们一直致力于学习能帮助你记录作业、管理文本和材料的工具与常规。在接下来的几次课上，我们将讨论另一个组织技能——时间管理。我们将通过帮助你了解日程安排、准时做事、有足够时间完成任务来学习管理时间大盗。"

"今天我们将讨论 2 个有助于我们记录时间的工具——时钟和日历。时钟和日历帮助我们管理日程安排。它们告诉我们学校开学或我们的下一场足球比赛的日期和时间，或者我们的朋友的生日派对是哪天。他们还告诉我们何时活动有变。例如，如果星期一下午 3：30 你要和我见面（你应该根据和儿童见面的时间安排，提 1 个一周中适当的日期和时间），你就知道什么时候你必须停止你手头的事情并做好准备离开，这样你才能来见我。通过使用时钟，我们可以判断一个活动要进行多长时间，并帮助我们计划完成活动需要的时间。例如，篮球比赛中的时钟告诉我们比赛还剩多少时间，看着学校的时钟，你可以弄清楚你必须在多长时间内完成考试。日程表还可以帮助我们了解我们需要多长时间才能完成某些事情——比如我们的寒假还有多少天。有些时钟能告诉我们过去多久，这样我们能知道我们是快还是慢——就像秒表，它可以表示跑步者在比赛中跑得有多快。我们今天晚些时候会使用秒表，并帮助你学习如何计时，这样你就可以开始计算出你做某些事情需要多少时间。"

"首先，我们将讨论如何使用日历来记录你的学校作业和其他重要活动。日历已经使用了几个世纪，人们创造日历是因为需要知道何时种植和收获作物。我们现在使用的是格里高利日历，它创建于 1582 年。日历能帮助我们计划很多活动。你能想到一些你也许要在日历上标记的活动吗？"

帮助儿童思考日历的不同用途（记录假日和学校假期，知道什么时候要交作业，知道朋友或家人的生日，知道什么时候会有大型比赛或表演，等等）。

儿童已经使用日历来记录学校作业——作业和考试日历。简要回顾一下这个日历如何帮助儿童记录作业和考试，并在日期临近时准备好上交。

帮助儿童建立个人日程表

告诉儿童：

"除了与学校有关的活动外，日历还有助于记录其他活动。我知道你每周都有繁忙的日程安排——你每周都有很多不同的活动（用儿童生活中的例子举例——比如，足球练习、钢琴课、乐队练习、组织技能训练课程）。让我们来看看其他 2 名儿童的个人日程表，每个都列出了儿童 1 周的常规活动。"

向儿童展示治疗师表格 17 和 18，指出个人日程表如何帮助儿童一目了然地查看 1 周的日程安排。讨论为什么记录儿童的日程安排会很有用：它可以帮助儿童了解 1 周的每一天有些什么活动，并且如何安排额外活动。

告诉儿童将和治疗师一起创建1个个人日程表，就像这些样本日程表一样，列出儿童的每周常规日程安排。指导儿童使用父母和儿童讲义28中1个空白副本在课堂上完成个人日程表的草稿，通过询问1周里每日的情况来引导儿童完成这项任务（例如，"你星期一晚上要做什么？星期四放学后有活动吗？哪几日你要来见我？"），保留1份空白副本带回家，以便儿童和父母一起验证这个日程安排并创建最终版本。

介绍时间估计

告诉儿童：

"善于管理自己时间的人对完成不同的活动所需时间有很好的理解。为了指导你做作业、早上穿衣或进行足球训练需要多少时间，你需要善于估计（或猜测）实际完成每项任务需要多长时间。我们将通过练习调查不同活动需要多久来教你成为优秀的'时间侦探'。我们会练习时间估计技能，还会做时间侦探的回家作业。所有这些都将帮助你管理时间大盗。如果你能更好地知道自己需要多少时间完成任务，就能够确保你留出足够时间来完成任务，也不会当你想要完成某件事时却没有时间来完成。"

课堂练习：成为时间侦探

给儿童1个秒表，并告诉他，他可以留着这个秒表并将其用于在课堂和家中的时间侦探活动。向儿童展示如何使用秒表，指出如何开始计算时间，如何停止，如何读取分钟和秒，以及如何在每轮练习结束时将时间重置为0。使用治疗师表格19，给儿童一个活动（例如，来回投球10次）并让他估计活动需要多少时间。在第一列中记录儿童的估计，下一列是活动时间。然后告诉儿童进行活动并使用秒表确定完成活动所需的时间。重复6～8次治疗师表格19上的活动过程，或与儿童进行他想要尝试的类似活动，尽量让这项活动变得有趣，让儿童起身并在房间内活动。轮流使用秒表，并与儿童一起活动。完成这些练习给予课堂积分。

现在给儿童时间侦探工作表（父母和儿童讲义29），并指出儿童应该在家里更多地练习这些时间侦探技能。儿童每日应该至少完成3份讲义上的活动，写下估计活动需要多长时间，然后使用秒表发现并记录实际每项活动的时间长度。

■ 课程总结（和父母/儿童）

协助儿童向父母解释个人日程表和时间侦探工作表

引导儿童解释如何使用个人日程表，并让儿童向父母展示自己在课堂上一起创建的个人日程表。给儿童和父母1个个人日程表的空白副本（父母和儿童讲义28），并要求父母和儿童一起在家创建1个完整而准确的日程表并在下节课带来。接下来，让儿童向父母展示时间侦探工作表（父母和儿童讲义29）并讲述如何估计及记录完成每个活动所需的时间长度。描述儿童如何每日使用时间侦探工作表进行时间估计和记录的技巧练习。

回顾家庭行为记录

向父母展示家庭行为记录表（父母和儿童讲义19），回顾哪些行为需要父母提醒、监管、表扬和奖励。以下是一些可能适用于家庭行为记录的行为清单，但是对某些儿童可能需要做一些变动。你可以灵活地决定哪些行为最需要强化，并可以对家庭和学校清单做相应修改。

·学校行为1：上交所有作业。

·学校行为2：课桌准备。

·家庭行为1：带齐所有作业材料。

·家庭行为2：做时间侦探工作表。

·家庭行为3：进行个人日程表的回顾或复习。

将新的目标行为添加到 DAR 文件夹

教师可以给予学校积分的目标行为如下：

1. 上交所有作业。

2. 使课桌准备就绪。

奖励儿童

和儿童一起查看本节课的课堂记分表（治疗师表格5），表扬儿童在课堂赢得积分的积极行为。累加本节课上的得分，提示儿童可以用掉或保留这些积分。

结束本课

确认下节课的时间。给儿童和父母发放下节课的 OTMP 清单（父母和儿童讲义30）。提醒下节课时，父母带好家庭行为记录表（父母和儿童讲义19），儿童带好书包、每日作业记录夹、文件夹和所有的 OTMP 资料。此外，告诉儿童在下节课上完成一些家庭作业将作为课堂练习的一部分，因此儿童下节课应该带来当日的回家作业。如果可能，儿童来上治疗课时最好能留有一部分当日的作业未完成，以便可以在课上完成这些作业。

第11课
时间管理·家庭作业的时间监管

课程目标

治疗师：
· 检查父母和儿童完成的时间管理的家庭作业。
· 帮助儿童制定 1 个家庭作业计划。
· 指导儿童如何记录完成家庭作业所需要的时间。
· 确认教师已经收到课堂作业时间记录表和时间管理的教师指南，并用于课堂（教师用表 7 和教师用表 8）。

儿童：
· 决定把家庭作业纳入每日计划表中的适当时间。
· 学习如何记录完成家庭作业的时间，并模拟练习。

父母：
· 讲述如何使用上节课的家庭行为记录表（父母和儿童讲义 19），为促进、监管、表扬和奖励目标行为所做的努力。
· 同意和儿童一起完成家庭作业时间记录表（父母和儿童讲义 32）。
· 同意使用本次课程的家庭行为记录表，以促进、监管、表扬和奖励在两次课程间的特定目标行为。

所需材料

父母：
· 父母和儿童讲义 19，家庭行为记录表。

治疗师：

· 时钟（数字时钟或模拟时钟）。

· 年级适用的作业卷或者任务（2 项或 3 项）。

· 治疗师表格 5，课堂记分表。

· 父母和儿童讲义 3，小捣蛋指南。

· 父母和儿童讲义 10，每日作业记录表。

儿童：

· 儿童每日作业记录表、文件夹和书包。

· 父母和儿童讲义 31，家庭作业计划表。

· 父母和儿童讲义 32，家庭作业时间记录表（2 份）。

· 父母和儿童讲义 33，OTMP 清单：第 12 课上课须知。

第 11 课课程提纲清单

项　　　目	完成情况
· 回顾行为监管和积分计划的实施情况（和父母 / 儿童）	
回顾家庭行为记录	是 / 否
回顾时间管理的家庭练习	是 / 否
· 单独和儿童的技能训练：时间监管	
回顾 OST 家庭作业：记录作业、管理材料和时间管理	是 / 否
讨论管理时间大盗	是 / 否
帮助儿童制定家庭作业计划表	是 / 否
介绍家庭作业的时间记录表	是 / 否
课堂练习：家庭作业的时间记录表	是 / 否
· 课程总结（和父母 / 儿童）	
协助儿童向父母解释家庭作业计划表（父母和儿童讲义 31）和家庭作业时间记录表（父母和儿童讲义 32）	是 / 否
回顾家庭行为记录（父母和儿童讲义 19）	是 / 否
将新的目标行为添加到 DAR 文件夹	是 / 否
奖励儿童	是 / 否
结束本课（父母和儿童讲义 33）	是 / 否

本课简介

本节课扩展了之前课程为防止时间大盗偷走儿童的空闲时间而聚焦在时间管理技巧的内容，尤其是在儿童完成作业方面。治疗师将和儿童一起建立 1 个家庭作业计划表，以确定家庭作业应该在什么时间纳入每日时间安排。除此之外，儿童将学习如何预测并记录完成每一项作业花费的时间。这项时间监管技能将帮助儿童进行时间计划，这在 12～13 课中将具体展开。

治疗师可以从检查儿童在时间侦探活动中的效果开始本节课。根据检查结果和对儿童使用钟表识别时间的能力评估，你可以选择在下次会面时额外增加 1 节课，专门用于指导识别时间和计算时间的消耗（见课程 11A）。

课前准备

本节课中，儿童将练习使用家庭作业时间记录表（父母和儿童讲义 32）。为了更好地进行练习，儿童将需要完成一些样本作业——首先估算每一项作业需要花费的时间，然后记录下完成作业实际花费的时间。如果儿童记得在上课的时候带来了实际生活中布置的作业，治疗师可以挑选一些作业（或部分）作为时间监管的练习（如下）。如果儿童把作业忘记在家里，或儿童的作业太复杂不适用于这个练习，治疗师应该预先准备好一些作业让儿童来完成。这些作业应相对比较简单（他们完成每一项应该不超过 5 分钟），而且应与儿童的学业水平相当（不能太难，让儿童感到很受挫；也不能过于简单，远低于儿童的能力水平）。治疗师可以从网上搜索获得作业（如 http://www.tlsbooks.com、http://www.jumpstart.com），向儿童的教师要一些作业样本，也可以从儿童通常的作业中获得灵感。

课程详解

■ 回顾行为监管和积分计划的实施情况

回顾家庭行为记录

和父母一起回顾家庭行为记录表（父母和儿童讲义 19），讨论儿童在两节课间期中的 OTMP 行为表现。

· 讨论观察到的行为。

· 询问父母他们是如何促进这些行为的。

· 回顾使用了什么奖励来强化儿童的行为表现。

· 帮助家庭处理在实施中的任何困难（如提醒、给予积分、提供奖励或落实组织管理常规）。

回顾时间管理的家庭练习

要求儿童呈现用于时间管理家庭练习中的 2 张讲义：个人日程表（父母和儿童讲义 28）和时间侦探工作表（父母和儿童讲义 29）。表扬儿童，对儿童携带完成的表格来上课给予课堂积分。

询问父母和儿童，确认在个人日程表上的信息是准确的，而且时间表上列出的活动是儿童持续的生活安排。告诉父母治疗师将和儿童一起制定 1 个每日作业计划表，问问他们做之前有没有其他信息是治疗师应该了解的。询问父母通常儿童每日完成作业的时间。如果父母说儿童每日的作业时间不同，要求父母提供一个范围，然后询问 1 周中是否有某些天作业花费时间更久。

友情提示：治疗师应该复制 1 份儿童完成的个人日程表，并且保留在他们的个人记录里，在之后的时间计划章节中将会用到。

接下来，回顾时间侦探工作表中的记录，要求儿童报告某些活动花费的时间。询问儿童对于某些活动花费的时间长度自己是不是感到惊讶：他们是不是有时候低估或高估了完成 1 个任务所花费的时间？和儿童及父母一起讨论，是不是儿童经常存在低估或高估时间的偏差，儿童是不是经常认为他们有很多的时间来完成作业，然而因为他们实际花费的时间比预计的更长，以至于时间都不够用？或者相反，儿童是不是经常预计自己完成任务需要的时间比实际时间要长？告诉父母和儿童将从这节课开始在家庭作业上使用时间估测技术，治疗师将和儿童在这节课剩余的时间里共同工作发展这些技能。

■ 单独和儿童的技能训练：时间监管

从奖励儿童课堂积分（治疗师表格 5）开始，表扬儿童认真听课和与在场父母的讨论行为。

回顾 OST 家庭作业回顾：记录作业、管理材料和时间管理

在治疗的这个阶段，儿童已经学习了一系列组织流程用来监管任务，管理材料和书本，准备好工作区域。治疗师没有时间在每节课回顾儿童在所有流程中的详细表现。但是，在每节课开头，治疗师应该和儿童一起简要复习一下在治疗第一阶段中教授的技巧的基本要点。例如，应该看看每日作业记录表，记录下完成每日作业记录或作业和测验日程表的困难，检查教师是否对目标行为每日给予积分。治疗师也应该定期地看看儿童的书包，检查下是不是有乱放的情况，确保纸张都归置在文件夹中。有时也可以问问儿童，先准备再开始的步骤是否还做得很好，并注意书包检查清单是否有损坏的迹象。

疑难解答：在治疗过程中，按照 OSTM 模式，儿童将学习许多组织技能和 4 个 OST 模块的常规（记录作业、管理材料、时间管理和计划）。治疗师、父母和教师将在每一项技能获得的过程中给予提醒，监管、表扬和奖励，然后随着治疗进展将关注点转向新的技能。一些儿童在关注新的技能时仍然会继续使用以前学到的技能，但另一些儿童会随着时间推移减少使用这些技能。因此，建议治疗师经常检查是不是所有的组织技能在恰当使用。如果父母、教师或儿童报告某

些方面的组织问题又再次出现了，需要采用以下步骤。

1. 进一步评估或测试什么时候以及为什么这些问题又重新出现了。确认哪些技巧使用不当或使用不足才导致了观察到的情况。

例如，在时间管理模块，治疗师得知儿童开始把家庭作业相关的资料落在学校。这个问题反射出以下一个或多个问题：每日作业记录、文件夹、书包检查清单。检查儿童每一项的使用情况：检查每日作业记录的完成情况，检查纸张是否放在文件夹中，询问儿童和父母是否仍在使用书包检查清单。

2. 确认儿童是否需要额外的课堂练习来增进理解如何恰当使用技能。

例如，治疗师发现儿童有核对每日作业记录所需要的材料，但是没有在学校整理书包时核查这些材料的清单。治疗师需要决定在课堂上进行额外练习，以帮助儿童了解每日作业记录应该被用于确保所有资料都在书包里。

3. 也有可能，儿童知道如何使用这些技能，但是总忘记或没有动力去做。治疗师可以调整家庭行为记录，在父母需要提醒、监管、表扬和奖励的技能清单里添加有问题的技能。使用临床判断确定哪些方面需要加强以利于解决所观察到的问题。治疗师可以强化一个特定技能（如将书桌准备好）。或者，可以选择一个更具普遍性的目标添加到家庭行为记录中，以提高儿童对一系列技能的使用（如作业时间记录技能）。最后，奖励最终行为（如将家庭作业资料都带回家）将最有助于激发儿童去做期待的行为。

在这节课一开始，就已经和父母对第10课上的家庭作业时间管理练习任务进行了回顾，这个时候治疗师不需要花费更多的时间复习这些练习。

讨论管理时间大盗

告诉儿童：

"今天，我们会更多地讨论时间是如何与行动相联系的。我们做每件事情都需要花费时间。你们在做时间侦探时已经知道了，即使是最小的一个活动也需要花费时间。如果你把时间计划得很好，你可能在完成你的任务时不会浪费时间，就像家庭作业。这样你就能留出更多的时间做自己想做的事情。时间大盗非常喜欢你在应该要完成任务的时候胡闹或做白日梦而用光自由时间。有时候在桌子上玩1个回形针似乎比完成数学作业更好玩，或者你会在沙发上做白日梦而不去整理房间。这些分散注意力的活动占用了时间，但即使你因此可能错过最喜欢的电视节目或是和小伙伴一起玩，你的父母和教师仍会要求你做作业或家务。"

这个时候，向儿童展示在父母和儿童讲义3中关于时间大盗的描述，然后总结时间大盗是如何偷走儿童自由时间的方式，确认儿童没有合理地使用时间做计划。告诉儿童这节课和以后的课程将帮助他学习制定计划，这样儿童可以完成任务，还有自由时间用来玩和做其他喜欢的事情。

帮助儿童制定家庭作业计划表

告诉儿童:

"现在我们把个人日程表完成了,我们能够看到每日你放学后的活动。让我们讨论下每日你需要完成的作业。这样我们可以知道你每日下午或晚上需要花费时间做些什么。"

询问儿童,了解在典型的上学日家庭作业所需要的时间:

"你每日通常都要做的作业是什么?在回顾这几周的每日作业记录后,我们现在应该了解清楚了。"

"是不是有些作业是当日要完成的,而有些作业是周末完成的?"

"你是否知道每周的某些固定日子需要花更多时间完成作业(如星期四晚上,是不是有一些周作业要在星期五上交)?"

"你的家庭作业通常需要花多长时间完成?"(治疗师可以提及这节课开始时注意到的父母对这个问题的反应,询问儿童这个预估的时间是否正确)

使用父母和儿童讲义 31(家庭作业计划表)帮助儿童确认在每日安排里何时完成作业。要儿童查看在个人日程表中每日什么时间从学校回家,每日什么时间做什么事情,以及什么时候必须上床。然后,结合获得的每日完成作业需要花费的时间,帮助儿童决定把作业安排在日程表里的什么时间段。例如,儿童下午 3:00 从学校到家,4:30 到 5:30 练习空手道,8:00 必须上床,而作业需要花费将近 45 分钟,治疗师可能会决定把作业安排在3:15 到 4:00。在父母和儿童讲义 31 的每周日程上填进去,制定一个作业计划表,在这节课最后儿童将和父母讨论这个计划。

> 友情提示:用铅笔填写作业计划表,因为根据父母的意见可能会进行修改。在儿童资料中保存 1 份父母和儿童讲义 31 的备份,以备在第 12 课上复习,并且儿童回去使用后,可能需要进一步调整。

介绍家庭作业的时间记录表

告诉儿童:

"上次,你学习了如何做一个时间侦探,使用秒表记录完成不同活动需要花费的时间,你也可以用 1 个普通的钟表记录你在做一些事的时候耗费多长时间。我们刚刚讨论了你的作业通常花费的时间,然后我们将测试下加入家庭作业安排后的新的日程表。当你每日做作业的时候,我也希望你注意到完成每项作业花费的时间,你可以使用你的时间侦探技术去估计完成每项作业花费的时间,然后使用钟表记录下实际完成花费的时间。"

向儿童展示家庭作业时间记录表(父母和儿童讲义 32),强调儿童在开始作业之前要做的步骤。首先,儿童需要考虑作业(如数学作业)需要花费多长时间完成。然后,儿童将写下根据估算的时间，计划什么时候开始，什么时候完成。当儿童开始做作业时，需要记下来实际开始的时间和实际完成的时间。最后，父母需要检查，看看作业是否完成。如果没有的话，父母或儿童应该记录下按要求完成作业需要花费多少额外的时间。

告诉儿童：

"如果你使用时间记录表，你将可以获得更多的重要信息了解你写作业的时候是如何使用时间的。你将了解你是否会高估或低估完成某项作业所需的时间。有些儿童倾向于高估他们需要的时间，比如，他们可能担心做数学卷子需要1小时，但实际上30分钟就完成了，他们会很惊讶。其他儿童倾向于低估他们需要的时间，比如，他们可能相信完成一张拼写作业只需要10分钟，但是发现他们用了25分钟才能真正完成。我们希望帮助你可以更好地预估你需要花费的时间，这样你可以保证在你的日程表里安排了适当的时间。刚开始的时候你可以向父母求助完成时间记录表，特别是在使用时钟时。现在让我们开始课堂练习吧，这样你使用起来更顺手。"

课堂练习：家庭作业的时间记录表

如果儿童带来了家庭作业，让他从每日作业记录册中拿出来，确认这一日的作业。治疗师可能只有15分钟做这个练习，所以试着挑选在很短时间内可以完成的作业。如有必要，治疗师可以决定选择作业的一部分（如半页纸的数学作业、挑出10句中的5句拼写词语等）。

如果儿童当日没有家庭作业，或者忘记把相关的材料带来，治疗师可以用样板作业进行这次练习。给儿童1份每日作业记录表（父母和儿童讲义10），罗列3项和儿童平时作业相似的3门学科的作业（如用6个单词拼写句子、数学练习、阅读社会学教科书上的一个段落并且回答5个问题）。当你选择好了用来练习的作业，拿出每项作业所需材料，要求儿童对3门学科的每个作业，进行时间追踪的5个步骤：

第一步：想一想作业量。

第二步：想一想完成每一项作业需要多长时间。

第三步：记下你认为你将开始的时间和你将完成的时间。

第四步：当你开始每一项作业的时候，记下时间。

第五步：当你完成每一项作业的时候，记下时间。

引导儿童完成这个过程，在看时钟和记录时间方面给他们提供任何必要的帮助。儿童应该像真的做家庭作业那样来完成整个练习——在做第1项作业时，首先完成时间记录表的第1栏；然后再做第2项作业；最后是第3项。治疗师应该在练习中充当父母的角色，检查儿童完成的作业，记录下来是否完成或还需要做多少才能完成。如果儿童还没有完成，帮助他记录下实际完成作业需要多少额外的时间。对参与课堂练习给予课堂积分和表扬。

友情提示：为了完全掌握时间监管，儿童需要实际完成每项作业。因此，需要确保每一项作业都相对比较简短，这样练习不需要花很长时间，也不会让儿童感到受挫。如果没有时间完成 3 项作业，治疗师可以使用 2 项。这个练习的目标是通过练习时间预估和计算技能让儿童理解时间记录表的使用方法。

■ 课程总结（和父母 / 儿童）

协助儿童向父母解释家庭作业计划表和家庭作业时间记录表

要求儿童和父母分享家庭作业计划表（父母和儿童讲义 31），然后询问父母这个计划表是否合适。如果父母对计划表有任何的担心，将每日的时间安排调整到合适的情况。将最终版本复制一份保留在儿童资料中，给儿童 1 份备份放在 OTMP 文件夹中在家中完成。

然后，向父母展示儿童在课堂完成的家庭作业时间记录表（父母和儿童讲义 32），引导儿童向父母解释在家做作业时如何使用这个表。发给儿童 1 张空白的时间记录表，放在 OTMP 文件夹中回家完成。总结下希望父母每日晚上要做些什么，以鼓励儿童做作业时在时间管理方面所做的努力：

- 儿童将和父母或其他负责监管的成人一起检查每日作业记录本上记录的作业。
- 儿童将检查做好的作业计划表，并且决定是不是适合当日的作业情况。
- 在父母的帮助下，儿童在做每项作业时，完成家庭作业时间记录表。父母在每项作业完成时给出反馈。
- 父母在儿童完成每一步之后给予表扬。

儿童将在学校和教师一起，完成一项课堂作业的时间记录表。治疗师可以交给儿童 1 份课堂作业时间记录表放在 OTMP 文件夹里，这样可以在学校里使用。教师也将得到 1 份同样的表格。

回顾家庭行为记录

向父母展示家庭行为记录表（父母和儿童讲义 19），回顾哪些行为需要父母提醒、监管、表扬和奖励。以下是一些可能适用于家庭行为记录的行为清单，但是对某些儿童可能需要做一些变动。

- 学校行为 1：课桌准备。
- 学校行为 2：在做课堂作业时，完成作业时间记录表。
- 家庭行为 1：带好所有家庭作业需要的材料。
- 家庭行为 2：使用家庭作业计划表。
- 家庭行为 3：完成家庭作业时间记录表。

将新的目标行为添加到 DAR 文件夹

教师可以给予学校积分的目标行为如下：

1. 课桌准备。

2. 上课时，完成 1 项课堂作业的时间记录表。

奖励儿童

和儿童一起查看本节课的课堂记分表（治疗师表格 5），表扬儿童在课堂赢得积分的积极行为。累加本节课上的得分，提示儿童可以用掉或保留这些积分。

结束本课

确认下节课的时间。给儿童和父母发放下节课的 OTMP 清单（父母和儿童讲义 33）。提醒下节课时，父母带好家庭行为记录表（父母和儿童讲义 19），儿童带好背包、每日作业记录夹、文件夹和所有的 OTMP 资料。

第11课A（备选）
时间管理·识别时间和计算时长的指导

课程目标

治疗师：

· 和儿童和父母一起回顾时间管理的家庭练习。

· 教会儿童如何在模拟和数字时钟上识别时间。

· 教会儿童如何计算花费的时间长度。

儿童：

· 在模拟和数字时钟上识别时间。

· 计算时长。

父母：

· 描述如何使用上节课的家庭行为记录表（父母和儿童讲义19）提醒、监管、表扬和奖励目标行为。

· 愿意和儿童一起使用讲义复印件练习计算时长（父母和儿童讲义33A）和识别时间（父母和儿童讲义33B）。

· 愿意使用本节课的家庭行为记录表在课后提醒、监管、表扬和奖励目标行为。

所需材料

父母：

· 父母和儿童讲义19，家庭行为记录表。

治疗师：

· 带可移动指针的模拟时钟。

· 治疗师表格5：课堂记分表。

儿童：

· 儿童每日作业记录夹、文件夹和书包。

· 父母和儿童讲义 32，家庭作业时间记录表。

· 父母和儿童讲义 33，OTMP 清单：第 12 课上课须知。

· 父母和儿童讲义 33A，计算时长练习（2 份备份）。

· 父母和儿童讲义 33B，识别时间练习。

第 11A 课课程提纲清单

项　　　　　目	完成情况
· 回顾行为监管和积分项目的实施情况（和父母 / 儿童）	
回顾家庭行为记录	是 / 否
回顾时间管理的家庭练习	是 / 否
· 单独和儿童的技能训练：时间识别	
帮助儿童学习在模拟时钟上识别时间	是 / 否
帮助儿童在数字时钟上识别时间	是 / 否
帮助儿童学习计算时长（父母和儿童讲义 33A）	是 / 否
· 课程总结（和父母 / 儿童）	
协助儿童向父母解释本节课所学的识别时间	是 / 否
布置家庭作业：识别时间（父母和儿童讲义 33A 和父母和儿童 33B）和时间管理（父母和儿童讲义 32）	是 / 否
回顾家庭行为记录（父母和儿童讲义 19）	是 / 否
将新的目标行为添加到 DAR 文件夹	是 / 否
奖励儿童	是 / 否
结束本课	是 / 否

本课简介

本节课可用于需要进行识别时间和计算时长的额外练习的儿童。如果治疗师回顾儿童在第 10 课和第 11 课中时间管理的表现后，认为儿童需要额外的时钟使用的指导和练习，这个补充章节应该在第 11 课和第 12 课之间进行。这节课的目标是帮助儿童可以更轻松地使用模拟和数字时钟识别时间，以及计算时钟显示的一个时间和另一个时间之间的时长。提高这两项技能的熟练性将会有助于儿童在下节课的时间管理技巧练习中更多获益。

本补充课程提供的材料可以灵活运用以适应儿童的理解水平。尽管这里简要的时间识别指导并不全面，但意在提供主要的时间识别技巧的练习，这在以后课程中儿童需要学习的时间管理中将会用到。

课前准备

为了显示儿童如何在模拟时钟上识别时间，最好是使用模拟时钟或者是可以操作的模型，有时针和分针可以移动。治疗师可以从商店里购买 1 个样本时钟，或者使用其他能够允许治疗师移动指针来显示不同时间的钟表。

课程详解

■ 回顾行为监管和积分计划的实施情况

回顾家庭行为记录

和父母一起复习家庭行为记录表（父母和儿童讲义 19），讨论儿童在课间的 OTMP 行为表现。

- 讨论观察到的行为。
- 询问父母他们是如何提醒这些行为的。
- 回顾使用了什么奖励来强化儿童的行为表现。
- 帮助家庭处理在实施中的任何困难（如提醒、给予积分、提供奖励或者落实组织管理常规）。

回顾时间管理的家庭练习

回顾儿童和父母在家庭作业时间追踪上的表现（父母和儿童讲义 32），收集儿童目前如何在家庭作业上花费时间的信息。询问父母和儿童家庭作业计划表（父母和儿童讲义 31）用得如何，是不是需要修改。

告诉父母和儿童本节课将在时间识别上工作，这样儿童可以更轻松地使用时钟识别时间和计算时长。这将帮助儿童完成家庭作业的时间追踪以及以后课程中将要使用的其他的时间管理表单。

■ 单独和儿童的技能训练：时间识别

开始先奖励儿童课堂积分（治疗师表格 5），并且对其认真听讲和参与父母讨论给予表扬。告诉儿童治疗师将复习如何识别时间，聚焦在使用模拟时钟，以及读出不同时间点的小时和分钟数。这节课将整合对时间识别的不同部分的指导，并指导练习每一项内容。治疗师可以根据儿童对这些主题内容的了解来调整适用于他们的内容。如果儿童了解特定的概念（如时针和分针表示是什么时间），就不要深入到这些概念的具体内容，相反让儿童说出他知道的，治疗师只需补充必要的知识。

帮助儿童学习在模拟时钟上识别时间

指导：时针

向儿童出示模拟时钟，指出短和长的指针。让儿童说出每个指针代表什么，如果儿童不知道或者不记得这些信息，指出来更短的指针代表小时数，更长的指针代表分钟数。向儿童展示 12 个小时如何在时钟上显示，把时针从 1 到 12 移动，告诉每小时代表的时间（例如，当这个短的指针——时针，在数字 1 上，是 1 : 00，等等）。告诉儿童 12 个小时可以代表上午或者下午的时间段，并且复习不同的时间的意义（例如，中午 12 : 00 是一日的当中，午饭时间；下午 6 : 00 在晚上，是吃晚饭的时间；午夜 0 : 00 是一日的晚上；早上6 : 00 是太阳出来的时间等）。这样可以帮助儿童用更具体的方式思考时间。

引导练习：识别时间

让儿童帮助治疗师识别时间，把分针放在 12，把时针放在 5 个或 6 个不同的位置（如0 : 00、2 : 00、4 : 00、5 : 00、7 : 00、11 : 00）。提醒儿童当分针停在 12，时针指示的数字告诉我们时间。表扬儿童，完成练习后打分。

指导：分针

下面，使用模拟时钟向儿童展示分针如何工作，如何读它。提示时针显示了从这个小时开始多少分钟过去了。问问儿童 1 个小时有多少分钟，然后指出来在时钟上小的标记代表 60分钟。当 1 个分钟过去，这是这个小时过了 1 分钟（我们说时间，过了 1 分钟）；当 5 个分钟过去，是这个时间过了 5 分钟（我们说时间，过了 5 分钟），等等。指出前面已经提到的，时钟上的数字显示一天里面的钟点，但是也代表每个小时里面的 5 分钟间隔。和儿童一起数5，指出来时钟上的时间，显示数字如何代表这个小时里面 5、10、15 等分钟过去了。告诉儿童：当长的指针在数字 1，这个小时已经过去了 5 分钟。当长的指针在数字 2，表示 10 分钟过去了。继续从 3 数到 11，然后显示到 12 代表到了下 1 个小时，然后我们再重复一遍。

指导性练习：读分钟数

在钟表上选择 5 个或 6 个时间，将时针留在相同的位置，移动表上的分针。让儿童说出现在是什么时间，如果儿童不是很清楚数字代表的时间，就引导儿童按 5 分钟 1 格数数。如果儿童犯了错，纠正并重复例子，要求儿童说出正确的时间。表扬儿童，完成任务后给予积分。

指导：联合时针和分针识别时间

现在帮助儿童将上述两个部分整合起来，在时钟模型上给出 5 个样本时间，帮助儿童读出每个样本的时间。例如，1 : 15，解释：时针在 1，分针在 3，小时是 1，而分针是（大声数，指向 1、2 和 3）5、10、15 分钟。所以时间是 1 : 15，或者 1 小时过了 15 分钟。

确保向儿童出示的时间分针在 6 的两边，这样你可以有各种各样的时间，包括少于半小时和多于半小时的时间。包括一些在 12 : 00（0 : 00）的例子，因为儿童常在这个时间点感到困惑。

指导性练习：联合时针和分针识别时间

向儿童展示 5 个或 6 个样本时间，包括在 6 两边的时间，时针和分针都要改变。要求儿童读出每个样本的时间。帮助儿童矫正每个错误，使用以上所教的策略。奖励儿童，完成练习后提供课程积分。

帮助儿童学习在数字时钟上识别时间

儿童在数字时钟上识别时间更加容易，因为这个过程更加简单，而且数字时钟现在更加普遍。尽管如此，简要的复习如何在数字时钟上读时间也很有帮助。在这个复习中，你可以在1张纸上，简单写下不同时间，然后讨论在这个形式下识别时间的主要元素。向儿童展示两点左边的数字和两点右边的数字。问儿童每一侧的数字代表什么；左边的数字代表几个小时，右边的数字代表分钟数。出示许多钟点的例子（如0：00、2：00、5：00），要求儿童告诉我们这是什么时间。然后出示一些同一小时不同分钟数的时间，每隔5分钟一个间隔（如3：05、3：15、3：40），要求儿童把时间说出来。最后，在数字时钟上演示一些小时和分钟数不同的时间，让儿童读出每一个时间。帮助儿童自我纠正错误。奖励儿童，提供完成练习的积分。

帮助儿童学习计算时长

这节课程的最后部分聚焦在教儿童如何确定在时钟上计算从一个时间到另一个时间有多久。在这个指导中，将让儿童在模拟时钟上读2次时间，然后将时间转换成数字格式。治疗师需要教儿童如何用终点时间减去起始时间，以确定时长。

告诉儿童：

"现在我们已经回顾了如何在钟表上识别时间，我们需要想一想我们怎么样判断从一个时间到另一个时间之间过去了多长时间。在我们的日常生活中我们常常需要这么做。在过去的2节课里，我们已经讨论了做时间侦探和估计不同的活动需要花费的时间。你也已经开始使用时间追踪来帮助你记录完成每一项家庭作业需要花费的时间。这都是帮助你管理时间的重要信息，但是只有当你知道如何计算过去了多长时间才能够弄清楚这些信息。当然，你的父母可以帮助你做这个，但是我想帮助你学会如何计算时间，这样你在计算时长的时候更加方便。"

"让我们一起来看看这个例子（取出父母和儿童讲义33A）。我将在第一个钟表上画一个长的和短的指针，来显示你完成作业的时间（5：35）和开始做作业的时间（5：05）。现在我们一起计算，完成作业花了多少时间。让我们看看结束时间：时针在5，而分针在7，所以这里是5，10，15，20，25，30分钟过去了，这是5：35。开始的时间，时针在5，而分针在1，所以是5点过5分，或者5：05。让我们把这些数字在最后一栏的空白线上写下来。我们将把结束时间放在上面，而开始时间写在下面。这样我们可以从结束时间减去开始时间。从一个时间里减去另一个，我将忽视钟点数，减去分钟数。35-5等于多少？是的，是30。这样意味着两个时间之间过去了30分钟，家庭作业花费了30分钟去完成。"

"我们也可以看着时钟用每格5分钟数数。我们开始在5：05（使用示范时钟，分针指在1），结束在5：35（分针指向7）。让我们按5分钟一格来数数，从1到7（指向每个数字，大声的数出来：5，10，15，20，25，30），所以花了30分钟做作业。"

询问儿童有无什么问题，必要的话再次示范，表扬儿童，提供相应的奖励积分。

然后，引导儿童完成计算另外6个范例，使用父母和儿童讲义33A。对于每个例子，使用时针和分针代表开始和结束时间。然后要求儿童读出开始和结束的时间，写在相应的栏目，然后相减计算过去了多长时间。

> 友情提示：计算时长的简要指令当然不是很全面，但目的是提供儿童计算时间的基本技巧。采用的样本关注在计算一个小时内的时间段，所以钟点数不能变。计算在不同钟点数的时间长度更加复杂，需要更多一节课的专门练习。尽管如此，我们希望这一节基础课可以给儿童提供一个计算时间的起步。父母可以帮助儿童扩展这些基础技巧，如如何在钟表上通过数5的倍数计算出更加复杂的问题（例如，判断从5：45到6：10经过了多长时间）。如果一个儿童没有充分掌握计算时长的基本技能，应该鼓励父母帮助儿童计算过去了多长时间，尤其是完成家庭作业时间记录表（父母和儿童讲义32）。

■ 课程总结（和父母／儿童）

协助儿童向父母解释本节课所学的识别时间

要求儿童告诉父母对于在模拟时钟和数字时钟上如何识别时间的过程中他学到了什么；要求儿童告诉父母每个指针的名字，然后移动时针和分针到不同的位置，让儿童在钟表上读出几个不同的时间。向父母显示在父母和儿童讲义33A中儿童完成的计算时长中出现的问题，要求儿童描述在这些示范中计算时长的步骤。奖励儿童，给儿童积分。

布置家庭作业：识别时间和时间管理

告诉父母儿童需要在家庭里保持练习这些时间识别技巧，目的是在识别时间和计算时长上变得更加熟练。向儿童和父母出示父母和儿童讲义33A和33B，然后要求他们每日花10～15分钟完成这些讲义练习如何识别时间和计算时长。儿童将在家庭行为记录上得到完成家庭练习的积分。

提醒父母应该继续支持儿童每日使用家庭作业时间记录表（父母和儿童讲义32），使用在之前课程中复习的类似程序。

· 儿童应该和父母或者其他监管的成人复习每日作业记录列出的任务。

· 儿童应该检查家庭作业日程表并且判断这个日程表是否符合当日的情况。

· 儿童将在父母的帮助下，针对每一个家庭作业，完成家庭作业时间追踪。父母将对每一项作业的完成提供反馈。

·父母将针对完成每一个步骤进行表扬。

回顾家庭行为记录

向父母出示家庭行为记录表（父母和儿童讲义 19），然后回顾哪些行为是父母应该提醒、监管、表扬和奖励的。以下清单中的行为是在家庭行为记录中比较适用的，但是对于一些儿童需要做些改变。

·学校行为 1：将课桌准备好。

·学校行为 2：在课堂上完成课堂作业的时间追踪。

·家庭行为 1：准备所有家庭作业的材料。

·家庭行为 2：完成父母和儿童讲义 33A 和 33B 的复印副本。

·家庭行为 3：完成家庭作业的时间追踪。

将新的目标行为添加到 DAR 文件夹

教师将给出学校奖励分的目标行为如下：

1. 将课桌准备好。

2. 在课堂上完成课堂作业的时间追踪。

奖励儿童

和儿童一起查看课堂记分表（治疗师表格 5），表扬儿童的积极行为和本节课所得的积分。将所有积分加在一起，提示儿童可以将积分花掉或者存下来。

结束本课

确认下节课的时间。提醒儿童和父母回顾 OTMP 清单中下节课的内容（父母和儿童讲义 33）。提醒下节课父母带来家庭行为记录表（父母和儿童讲义 19）、儿童背包、每日行为记录文件、文件夹和所有的 OTMP 材料。

第12课
时间管理·家庭和学校的时间计划会议

课程目标

治疗师:

· 回顾由父母和儿童完成的时间管理的家庭作业。

· 帮助儿童制定 1 个家庭作业计划。

· 指导儿童如何使用时间计划会议来提高时间管理技能。

儿童:

· 讨论用来完成家庭作业的时间（使用完成的家庭作业时间记录表、父母和儿童讲义 32）。

· 实践使用时间计划会议（父母和儿童讲义 34）来管理学习和活动的时间。

父母:

· 报告使用上节课的家庭行为记录表提醒、监管、表扬和奖励目标行为（父母和儿童讲义 19）。

· 同意和儿童一起完成日常时间计划会议（父母和儿童讲义 34）。

· 同意使用本次课程的家庭行为记录表，以提醒、监管、表扬和奖励在两次课程间的特定目标行为。

所需材料

父母:

· 父母和儿童讲义 19，家庭行为记录表。

治疗师:

· 时钟（数字时钟或者模拟时钟）。

· 年级适用的作业卷或任务（2 项或 3 项）。

- 治疗师表格 5，课堂记分表。
- 父母和儿童讲义 10，每日作业记录表。
- 治疗师表格 20，家庭作业时间追踪总结。
- 治疗师表格 21（备选），拓展任务的时间计划。

  儿童：
- 儿童每日作业记录夹、文件夹和书包。
- 父母和儿童讲义 32，家庭作业时间记录表（2 份）。
- 父母和儿童讲义 34，时间计划会议（2 份）。
- 父母和儿童讲义 35，时间计划会议指南。
- 父母和儿童讲义 36，OTMP 清单：第 13 课上课须知。

第 12 课课程提纲清单

项　　　目	完成情况
· 回顾行为监管和积分计划的实施情况（和父母 / 儿童）	
回顾家庭行为记录	是 / 否
回顾时间管理的家庭练习	是 / 否
· 单独和儿童的技能训练：时间计划	
回顾 OST 家庭作业：家庭作业的时间记录表（治疗师表格 20）	是 / 否
介绍时间计划会议（父母和儿童讲义 34）	是 / 否
课堂练习：时间计划会议	是 / 否
备选：拓展活动的时间计划练习（治疗师表格 21）	是 / 否
· 课程总结（和父母 / 儿童）	
协助儿童向父母解释时间计划会议	是 / 否
回顾家庭行为记录（父母和儿童讲义 19）	是 / 否
将新的目标行为添加到 DAR 文件夹	是 / 否
奖励儿童（治疗师表格 5）	是 / 否
结束本课（父母和儿童讲义 36）	是 / 否

本课简介

　　本节课中，儿童将学习管理时间大盗的新技巧，聚焦在利用时间计划会议来管理家庭作业和其他活动的时间。回顾已经完成的家庭作业时间追踪，让儿童能制定最终版的家庭作业时间表。然后治疗师将介绍时间计划的定义，向儿童强调，计划他的时间可以帮助他最大化"自由"时间。许多课内有关时间计划的练习将帮助儿童看到这个流程如何融入日常生活中。

课前准备

治疗师将需要准备 3 份模拟每日作业记录表（父母和儿童讲义 10），每张都已经标记好 3 个练习任务（如科学："关心地球"手册；社会实践：在地图上标出某些地区；数学：乘法手册）。治疗师须准备好和任务相关的相应的模拟材料，这样儿童可以判断每项任务需要多久完成。儿童将在课堂上实际完成其中一项任务，要确保这些任务是和儿童的能力水平相适应的。

课程详解

■ 回顾行为监管和积分计划的实施情况

回顾家庭行为记录

和父母一起回顾家庭行为记录表（父母和儿童讲义 19），讨论儿童在两节课间的 OTMP 行为表现。

· 讨论观察到的行为。

· 询问父母他们是如何提醒这些行为的。

· 回顾使用了什么奖励来强化儿童的行为表现。

· 帮助家庭处理在实施中的任何困难（如提醒、记录积分、提供奖励或落实组织管理常规）。

回顾时间管理的家庭练习

如果这节课跟在补充的时间识别指导课程（课程 11A）之后，治疗师将回顾儿童对时间识别家庭作业的完成情况，而且要确定儿童在时间管理中必需的时间识别技能需要何种程度的继续支持。如果儿童仍旧在时间识别任务上很困难，治疗师可以和父母一起决定，儿童应该继续这些练习。另外，治疗师可能需要告知父母，必须协助儿童完成在时间管理相关的家庭作业中的时间追踪任务。也提示父母可能在儿童完成任务（如家庭作业）的时候，需要提醒儿童有截止时间。

对于所有儿童，治疗师将与儿童和父母回顾家庭作业的时间追踪任务的完成情况（父母和儿童讲义 32），收集儿童家庭作业的时间的信息。询问父母和儿童原定的家庭作业日程表（父母和儿童讲义 31）用得如何，是否需要调整。

■ 单独和儿童的技能训练：时间计划

从奖励儿童课堂积分（治疗师表 5）开始，表扬认真听课和与在场父母的讨论行为。

回顾 OST 家庭作业：家庭作业的时间记录表

要求儿童拿出家庭作业的时间记录表，并且对上课携带讲义给予积分奖励。使用治疗师表格 20，回顾记录在家庭作业时间记录表上的信息，记录家庭作业所需要的平均时间，以及任何影响家庭作业时长的因素（例如，某些作业仅仅在 1 周的某个特定日子有，导致那日需要更多作业时间；当儿童开始作业时间比较晚或者很疲劳的时候，作业花费的时间更长；某些科目的家庭作业花费时间更长，因为儿童不喜欢这些科目），讨论儿童是否在家庭作业所需时间上有典型的估计不足或者估计太多。

最后，确认儿童在 1 周中每一日的家庭作业所要花费的时间，考虑所有收集到的信息，确定最终版本的家庭作业日程表。如果有需要，治疗师可以修改记录在第 11 课中完成的家庭作业计划表（父母和儿童讲义 31）上的时间。提醒儿童使用这个日程表将有助于确保家庭作业尽可能高效完成。当儿童可以有效地使用时间，时间大盗就不能很容易地偷走儿童的自由时间。如果儿童能够计划并且遵循一个恰当的家庭作业日程安排，每日会有更多的时间做想做的事情。

介绍时间计划会议

告诉儿童：

"现在，你拥有了可以帮助你每日高效完成作业的日程安排。这是打败时间大盗的了不起的第一步。我想教你另一个每日放学后可以和爸爸妈妈一起做的常规，它将帮助你真正地控制时间大盗。这个新常规叫时间计划会议，你和父母将用这种形式讨论你每日如何使用时间。记住，我们每个人在一日中拥有的时间是有限的，所以我们需要保证我们可以很明智地运用它们。如果我们一不注意，就可能让一些事情（如作业）完成得很慢，那么我们就没有足够的时间做其他的活动（如玩）。时间计划会议将帮助你了解每日有哪些事是必须要花费时间的（如家庭作业、课外活动和上课），这样你可以知道什么时候应把那些活动放进你的日程安排中。如果你采用时间计划会议来保证你把自己必须完成的事情安排好，剩余时间就可以用来做你每日想做的事情。让我来向你展示时间计划会议怎么起作用。我们可以通过一些假想的任务来练习运用时间计划。"

课堂练习：时间计划会议

向儿童展示父母和儿童讲义 34，时间计划会议指南。拿出 1 份每日作业记录样板（见上面的"课前准备"），以及儿童自己的个人日程表，以演示如何运用工作表指导时间计划讨论。例如，治疗师可以按照表格的所有步骤顺序，参阅 DAR 样本（父母和儿童讲义 10）和儿童个人日程表，进行下列讨论。

· 第一步："让我们拿出每日作业记录夹，看看今天晚上你有多少作业要完成。"
· 第二步：（让儿童报告哪些需要做）"你需要做拼写测验、数学卷子，阅读 20 分钟"，想一想完成每项作业你需要多长时间。
· 第三步："让我们检查你的个人日程表，星期一你有什么活动？哦，你在下午 5：00 到 6：00 有钢琴课。"

- 第四步："你需要 6：00 吃晚饭，8：30 上床睡觉。"
- 第五步："今天晚上你想玩些什么？好的，你想要 30 分钟玩你的游戏机。"
- 第六步：（询问儿童对每一项任务预估的时间。儿童将需要看到材料来进行预估）"你觉得需要 15 分钟来学习拼写清单上的 15 个单词，20 分钟做你的数学作业，以及 20 分钟进行阅读。所以你需要 55 分钟来完成全部的家庭作业。"
- 第七步：（根据这些信息，询问儿童什么时候做家庭作业。看一下家庭作业日程安排，看看预估的时长是否合适）"你将在 4：00 到 5：00 做作业。这样安排的话，你可以在放学后先休息和放松一会。如果你按这个日程实施，晚饭后你有很多时间玩游戏。"

治疗师一边讨论这些步骤，一边在时间计划会议表的相应空格中填上信息，这样儿童可以明白如何参与这个过程。从第 2 列开始，在星期一这一列下面，按顺序逐行完成。在前 4 步的每个步骤旁边打勾，来表示治疗师和儿童已经考虑过这些信息来源。治疗师并不需要在这些框里做详细记录，因为这些信息已经记录在原始资料中（每日作业记录、作业和考试日历、个人日程表）。在第 5 行，治疗师可以记下儿童想要的娱乐活动。在第 6 行，治疗师将写下家庭作业的预估时间，而在最后一行，标记儿童在那一日什么时候做作业。

> 友情提示：在和儿童就每一点进行讨论的过程中，治疗师可以决定在时间计划会议讲义上写下自己认为最有价值的信息，而不要让儿童来写。不要因为过多的书写要求而让儿童很崩溃；此次会议的目的是对儿童和成人关于如何计划儿童的时间进行讨论。运用时间计划会议的目标是让儿童很轻松地在认真完成家庭作业的同时了解所需时间。期待儿童书写答案可能会干扰儿童对这个常规的接受度。

继续练习使用时间计划会议 2 次，按照同样的步骤完成另外 2 套每日作业记录夹样本中的作业。继续完成父母和儿童讲义 34，选择 1 周中的不同日子，检查每日的个人日程表以进行真实的练习。奖励儿童按步骤参与时间计划练习，给予每次练习的课程积分。

在时间计划会议的最后 1 个练习的末尾，告诉儿童应该在家里继续使用家庭作业时间记录表（父母和儿童讲义 32），这样就可以追踪了解每项作业实际花费多长时间完成。如果时间允许，治疗师将在课堂上从最后的作业练习清单上选择 1 项作业进行时间追踪。可以选择 1 张作业卷或者是其他简单任务，然后告诉儿童在时间追踪表上写下预计的开始和结束时间，然后开始完成这项任务。当儿童完成的时候，写下任务的实际开始和结束时间，再和原来的预估情况进行比较。

在儿童结束这几次练习之后，治疗师和儿童一起回顾时间计划会议指南（父母和儿童讲义 35），总结进行时间计划会议的步骤。儿童应该理解，理论上，时间计划会议包括：①看当天的任务清单；② 看那周的活动日程表；③ 了解当天需要做些什么以及什么时间做；④ 预估家庭作业需要多少时间；⑤ 决定把家庭作业安排在当天什么时间。对儿童讲出每一个步骤进行表扬并给予课堂积分。

备选：拓展活动的时间计划练习

如果时间允许，治疗师可以采用备选的拓展活动时间计划材料（治疗师表格 21）来进行时间计划的拓展强化练习。治疗师可以选择 1 项或多项在备选材料中描述的活动，然后要求儿童回顾冒险活动的内容，讨论有什么特殊任务今日必须完成，预估这些任务会花费多久，确定还有什么其他任务必须完成，然后儿童要决定什么时候安排做这些特别任务。这项拓展练习对儿童而言应该很有意思，而且应该强化时间计划的步骤可以在很多情况下使用。

■ 课程总结（和父母 / 儿童）

协助儿童向父母解释时间计划会议

要求儿童向父母展示时间计划会议表（父母和儿童讲义 34），并讲述每日放学后进行时间计划会议的步骤。儿童可以使用时间计划会议指南（父母和儿童讲义 35）来帮助讲解。要求儿童向父母展示 1 份在本课中完成的时间计划会议讲义样本，以及练习任务，并且指出完成的每个步骤。

告诉父母和儿童，每日当儿童放学回家，他们都应该开一次时间计划会议。并且指出，虽然儿童现在有了新工具来合理安排时间，但真正学会这个技能，需要针对实际的家庭作业和活动安排进行每日练习才行。所以这项家庭练习是儿童学会时间管理技能的重要部分。父母和儿童也应该继续使用家庭作业的时间记录表（父母和儿童讲义 32）来帮助儿童估计和记录完成作业所需要的时间。

> 友情提示：许多儿童放学后见不到父母，因为他们参加一些课后活动或者放学后由其他人照顾。这种情况下，治疗师可以要求父母和儿童使用能让儿童理解时间安排的方式，灵活安排时间计划会议。例如，父母和儿童可以在早上开车去学校的路上，讨论儿童怎样把作业安排进众多的课后活动中，并预计通常会布置哪些作业；或者，当儿童回家后和父母在电话中进行简短的时间计划会议；或者其他照料者可以接受培训，和儿童一起进行时间计划会议。

回顾家庭行为记录

向父母展示家庭行为记录表（父母和儿童讲义 19），回顾父母需要提醒、监管、表扬和奖励哪些行为。以下是一些可能适用于家庭行为记录的行为清单，但是对某些儿童可能需要做一些变动。

· 学校行为 1：做好课桌准备。

· 学校行为 2：在做课堂作业时，完成作业时间记录表。

· 家庭行为 1：带好所有家庭作业需要的材料。

· 家庭行为 2：参与时间计划会议。

· 家庭行为 3：完成家庭作业时间记录表。

友情提示：治疗师应该把家庭作业时间记录表（父母和儿童讲义 32）和时间计划会议（父母和儿童讲义 34）订在一起，这样父母和儿童可以同一个地方拿到两份表格，记住同时使用，作为计划和执行时间管理技巧的工具。

将新的目标行为添加到 DAR 文件夹

教师可以给予学校积分的目标行为如下。

1. 课桌准备。

2. 完成 1 项课堂作业的时间记录表。

奖励儿童

和儿童一起查看本节课的课堂记分表（治疗师表格 5），表扬儿童在课堂赢得积分的积极行为。累加本节课上的得分，提示儿童可以用掉或保留这些积分。

结束本课

确认下节课的时间。给儿童和父母发放下节课的 OTMP 清单（父母和儿童讲义 36）。提醒下节课时，父母带好家庭行为记录表（父母和儿童讲义 19），儿童带好背包、每日作业记录夹、文件夹和所有的 OTMP 资料。

第 13 课
时间管理·长期任务的时间计划和避免分心

课程目标

治疗师：

· 检查父母和儿童完成的时间计划及记录的家庭作业。

· 讨论分心对自由时间的影响。

· 指导儿童如何对需要长期完成的任务进行时间计划。

儿童：

· 讨论如何在家里使用时间计划会议。

· 通过 1 个模拟练习，学习分心对自由时间的影响。

· 练习利用时间计划会议将长期任务整合到每日家庭作业日程表中。

父母：

· 讲述如何使用上节课的家庭行为记录表（父母和儿童讲义 19）来提醒、监管、表扬和奖励目标行为。

· 同意和儿童一起完成每日时间计划会议，并将长期任务纳入其中（父母和儿童讲义 34）。

· 同意和儿童一起针对时间大盗经常捣乱的一个家庭情境进行时间计划会议（父母和儿童讲义 37）。

· 同意使用本次课程的家庭行为记录表，以提醒、监管、表扬和奖励在两次课程间的特定目标行为。

所需材料

父母：

· 父母和儿童讲义 19，家庭行为记录表。

治疗师：

· 秒表和厨房用计时器。

· 年级适用的试卷或任务。

· 治疗师表格5，课堂记分表。

· 治疗师表格22，工作观察单。

· 治疗师表格23，练习：短期和长期作业。

· 治疗师表格24，短期和长期拓展活动的时间计划（备选）。

儿童：

· 儿童每日作业记录夹、文件夹和背包。

· 父母和儿童讲义32，家庭作业时间记录表。

· 父母和儿童讲义34，时间计划会议表（2份）。

· 父母和儿童讲义37，问题情境的时间计划会议。

· 父母和儿童讲义38，长期任务的时间计划练习。

· 父母和儿童讲义39，OTMP清单：第14课上课须知。

第13课课程提纲清单

项　　　　　目	完成情况
· 回顾行为监管和积分计划的实施情况（和父母/儿童）	
回顾家庭行为记录	是/否
回顾时间管理的家庭作业	是/否
· 单独和儿童的技能训练：时间计划（续）	
观察儿童在存在干扰的时候如何工作和使用时间	是/否
回顾OST家庭作业：时间计划会议	是/否
讨论长期任务的时间管理	是/否
课堂练习：长期任务的时间计划会议	是/否
· 课程总结（和父母/儿童）	
协助儿童向父母解释长期任务的时间计划会议	是/否
获得关于时间大盗的信息	是/否
回顾家庭行为记录（父母和儿童讲义19）	是/否
将新的目标行为添加到DAR文件夹	是/否
奖励儿童（治疗师表格5）	是/否
结束本课（父母和儿童讲义39）	是/否

本课简介

本节课继续关注运用时间计划以控制时间大盗。儿童将进一步使用时间计划会议来决定在长期任务中每日必须完成的部分工作。除此之外，通过一个存在分心事物的模拟工作情景使儿童理解，工作区域的干扰物如何导致儿童中断任务而增加完成任务需要的时间，以及减少可用的自由时间。

课前准备

治疗师需要为儿童准备一个模拟工作情景，准备整体需要 10 分钟完成的儿童年级适用的阅读、数学和书写的作业题。除此之外，治疗师还需要准备工作区域存在的很多潜在的干扰物品，如小的玩具、记号笔、弹力球或小玩偶，以及 1 个音乐播放器。治疗师也需要提供玩具或游戏，这样儿童可以在他赢得的自由时间享用（例如，电脑或者平板电脑游戏、贴纸书、桌面游戏）。

除此之外，治疗师应该参考早前和教师联系的记录，来确定儿童通常有哪些任务是需要几日完成的（例如，阅读日志、社会研究周测验的复习、杂志参赛作品）。这些信息也有助于和儿童进行相关的长期任务的时间计划的谈话。

课程详解

■ 回顾行为监测和积分计划的实施情况

回顾家庭行为记录

和父母一起回顾家庭行为记录表（父母和儿童讲义 19），讨论儿童在两节课间期中的 OTMP 行为表现。

· 讨论观察到的行为。

· 询问父母他们是如何提醒这些行为的。

· 回顾使用了什么奖励来强化儿童的行为表现。

· 帮助家庭处理在实施中的任何困难（如提醒、给予积分、提供奖励或落实组织管理常规）。

回顾时间管理的家庭作业

询问父母和儿童在家里，他们如何使用时间计划会议（父母和儿童讲义 34）和家庭作业时间记录表（父母和儿童讲义 32）。为把这些表格带到课程中给予课程积分。考察父母和儿童是否能够在过程中合作。如果他们没有完成这个会议，询问什么因素影响了它的使用（如发现很难找到时间完成它），并且对如何能恰当使用会议提供建议。如果父母或儿童关于如何使用表格有疑问，应提供指导和示范（如果有必要）。

如果父母和儿童在家确实完成了时间计划会议，询问他们是否意识到在使用该技巧之后家庭作业情况有什么改变。最后，确认父母对儿童使用这些新技巧进行了表扬，以及儿童得到了合适的奖励。

■ 单独和儿童的技能训练：时间计划（续）

从奖励儿童课堂积分（治疗师表 5）开始，表扬认真听课和与在场父母的讨论行为。

观察儿童在存在干扰的时候如何工作和使用时间

向儿童展示治疗师准备好的工作区域，这里包含试卷和一些潜在容易造成干扰的玩具、游戏（见"课前准备"），并且告诉儿童玩具、游戏放在房间的另一个地方，儿童可以在任务完成之后玩。

告诉儿童：

"今天，我们做一些有点不同的事情，我想要你在 10 分钟里做一些阅读、数学和书写的卷子。当你完成的时候，你最多有 5 分钟时间可以玩 1 个玩具、游戏。你玩玩具、游戏的时间取决于你的工作时间怎样。如果你在这 10 分钟里一直专注在你的作业上，你将有全部 5 分钟作为你的游戏时间。我们可以来看看时间大盗会不会干扰你，占用你的游戏时间。"

"这里是卷子，请把你的工作区域准备好，当我开始计时的时候开始做这些卷子。如果你完成了一页卷子，就继续做下一个，一直做到计时器响了。当时间到了，你就可以玩玩具、游戏了。"

开始计时。当儿童正在做的时候，采用工作观察表（治疗师表格 22）记录所有分心的表现。每次儿童中断任务的时候在表格上记 1 个斜杠（如玩铅笔、看窗外、玩拉链、玩玩具、盯着玩具或游戏）。如果儿童中断任务，开启秒表（试着不要让儿童注意到），然后当儿童返回任务后停下来。不要重新启动时间，仅再次启动秒表。当儿童再一次中断任务以及返回任务的时候，启动和停止秒表。这样，将会记录下儿童中断任务的所有时间量。中断任务花费的全部时间将从给儿童的 5 分钟游戏时间里减去。

当计时器在 10 分钟到了的时候响起来，让儿童知道工作时间结束了，他现在可以玩玩具或游戏了。如果儿童在整个工作时间段都是专心的，表扬他没有允许时间大盗干扰他而偷走他任何游戏时间，并告诉他可以玩这些玩具或游戏 5 分钟。如果儿童在工作时间段中断任务，让他知道他分心了多久，然后告诉他可以玩 5 分钟减去这个分心时间段的时间。和儿童讨论这个情况，强调时间大盗对自由时间的影响。

告诉儿童：

"你这些卷子做得很棒，你完成了许多内容。但是我注意到你做作业时有几次停下来，而且当你没有做作业的时候（说出时间量）过去了（说出你观察到的儿童情况——例如，玩铅笔，玩玩具）。有时候，似乎做这些事情比做作业更加有趣，但是这些分心消耗了一些你做真正很喜欢的事情的时间，比如玩平板电脑或者是骑车。这种情况也可能在家里出现，当你应该在做家庭作业的时候，你却在玩桌子上的夹子。分心失去的时间将占用你那晚的自由时间。为了练习，现在我们将向你展示分心是如何影响你的游戏时间的。我将从你原定的 5 分钟的游戏时间里减去（说出时间量）。所以现在你有（＿＿＿分钟）去玩。"

开始计时器，然后允许儿童玩玩具、游戏直到 5 分钟结束。当儿童在玩的时候，在工作观察单（治疗师表格 22）上记录儿童在卷子上完成了多少题目。将这个表格保存在儿童数据里，你将会在下一节课使用。

回顾 OST 家庭作业：时间计划会议

告诉儿童：

"我们知道了时间大盗通过让你在作业上分心会偷走你的自由时间。因为你没有为自己设定 1 个合理的时间表，时间大盗也可以让你完不成所有的任务而给你带来麻烦。让我们来说一说上节课后你和你的父母一起完成的时间计划会议吧。你们做得怎么样？你有没有发现什么关于你如何使用时间的有趣的地方？"

回顾儿童在家里完成的时间计划会议的表格信息（父母和儿童讲义 34），记录儿童是否在估计完成作业所需时间上有偏差。儿童是否一直过多或过少估计所需时间？儿童如何可以尝试纠正这个偏差而变成准确的时间侦探？

讨论长期任务的时间管理

告诉儿童：

"我们会在这节课的剩下时间讨论你可以怎样使用时间计划来保证完成长期任务——就是那些通常需要好多时间完成的任务（例如，做 1 本日志、写每周的日记或进行 1 个小项目的研究）。我们将讨论确保这些任务完成所需要的步骤，包括确定每个任务需要花费的时间，决定在每日的时间表中什么时间安排做这些任务的步骤，这样你就不用一下子把所有工作塞进去。我们将讨论你怎样可以把这些长期任务和每日你要做的其他活动和作业统筹安排。"

简要收集学校里要求儿童的长期任务的类型。治疗师不是讨论更大的长期任务，如读书报告或研究论文，"长期任务"是那些通常在几日的时间段里完成的（例如，为周末考试复习拼写词表、阅读作业的问题解答、写 1 篇阅读文章的读后感）。治疗师可能在和教师的课前电话联系中得到一些这种类型任务的例子，也可能从每节课中儿童 DAR 和任务与考试时间表中了解到很多任务。例如，他是不是不得不在某个任务上很仓促，因为他直到任务要到期了才记得去完成？

课堂练习：长期任务的时间计划会议

讨论儿童如何把这些长期任务安排进入每日的时间计划会议。儿童将遵循在上节课和家里练习过的时间计划会议步骤；他将注意在任务和考试时间表或 DAR 中罗列的所有长期任务，保证把那些任务添加到当日要做的事情的合适时间上。儿童在决定什么时间添加长期任务时需要考虑以下因素：

"完成这个任务的所有步骤需要花费多少时间？"

"明天我必须完成什么任务，那些任务我要花多长时间能完成？"

"今天晚上我还有哪些其他任务？"

"根据我对这些问题的回答，我今天是不是有完成长期任务的时间？"

分别用2张和儿童通常完成的任务相似的模拟短期和长期任务清单，进行单独的时间计划会议（父母和儿童讲义34）。治疗师可以使用治疗师表格23中的例子来做模拟任务，也可以使用了解的儿童常见的作业来决定。如果治疗师认为有必要或儿童会很感兴趣，也可以选择治疗师表格24中的备选"拓展任务"之一进行时间计划会议的练习。这个拓展任务练习只能在时间允许的情况下进行，但可以作为一种有效方法来强化时间计划技能，可以用于很多不同的情境。表扬儿童完成每一项时间计划会议任务并给予积分。

■ 课程总结（和父母/儿童）

协助儿童向父母解释长期任务的时间计划会议

要求儿童向父母解释如何将长期任务考虑安排到日常的时间计划会议中（父母和儿童讲义34）。儿童可以向父母展示在课堂上进行的时间计划会议练习的笔记，并且解释将长期任务安排到日常时间表的步骤。

告诉父母和儿童，他们应该每日进行时间计划会议，而且在会议中他们应该考虑到长期任务。如果儿童没有任何长期任务，要求父母利用父母和儿童讲义38所描述任务中的1个，并且要求儿童讨论他如何把这个安排到日程表中，以练习这个技能。儿童应该同时继续进行家庭作业时间记录表（父母和儿童讲义32）来估计和记录每日家庭作业花费的时间。

获得关于时间大盗的信息

告诉父母在课程中治疗师和儿童已经讨论了有关时间大盗的很多内容，包括它在多种情况下如何偷走儿童的时间。询问父母和儿童关于儿童在家里不能准时完成的任务的进一步信息。例如，时间大盗是不是总是让儿童开始某些任务晚了或者在中间停下来？儿童是不是因为被分心而没有办法完成某个任务？

要求父母和儿童思考时间大盗在家里干扰的2种情况（例如，当儿童准备上学的时候、洗澡或准备睡觉的时候）。要求儿童在下节课前完成对问题情境的特别时间计划会议（父母和儿童讲义37）。儿童要对这个任务使用时间侦探技巧，来确定计划多长时间完成任务。

例如，如果父母和儿童都认为早上穿衣服是时间大盗经常干扰的情况，儿童将组织一个针对如何管理这个任务的特别时间计划会议。父母可能想提醒儿童在晚上思考以下的问题，这样儿童可以在早上穿衣服快一些：

"我要花多久时间把衣服穿好？"

"什么时候我应该开始穿衣服？"

"什么时候我应该结束穿衣服？"

在早上，儿童在穿衣服的时候可以利用对这 3 个问题的回应来保持专注。然后，穿好衣服之后，儿童可以和父母讨论以下的问题：

"我什么时候开始穿衣服的？"

"我什么时候完成的？"

"我是不是准时完成的？"

"如果我没有准时完成，时间大盗是怎么接近我的？我可能需要请爸爸妈妈来帮助我发现，是不是我开始晚了？是不是我穿衣服的时候分心了？我落后了多久时间？"

回顾家庭行为记录

向父母展示家庭行为记录表（父母和儿童讲义 19），回顾哪些行为是父母需要提醒、监管、表扬和奖励的。以下是一些可能适用于家庭行为记录的行为清单，但是对某些儿童可能需要做一些变动。

· 学校行为 1：课桌准备。
· 学校行为 2：在做课堂作业时，完成作业时间记录表，然后保存在文件夹相应的口袋中。
· 家庭行为 1：带好所有家庭作业需要的材料。
· 家庭行为 2：进行家庭作业和长期任务的时间计划会议。
· 家庭行为 3：完成问题情境的时间计划会议。

将新的目标行为添加到 DAR 文件夹

教师可以给予学校积分的目标行为如下：

1. 课桌准备。

2. 上课时，完成一项课堂作业的时间记录表。

注意：在治疗的这个节点，最好向教师询问儿童在教室里的材料管理和时间管理做得怎样。这时，治疗师应该联系教师，请他完成 1 张简明技能检查表（教师用表 9），反映儿童是否提交作业、准备好所有课堂材料和准时完成课堂作业。治疗师可以给教师发传真或电子邮件，或者让儿童带去给教师。教师应该将完成的表格交给儿童，儿童在下节课时把表格带来。

奖励儿童

和儿童一起查看本节课的课堂记分表（治疗师表格 5），表扬儿童在课堂赢得积分的积极行为。累加本节课上的得分，提示儿童可以用掉或保留这些积分。

结束本课

确认下节课的时间。给儿童和父母发放下节课的 OTMP 清单（父母和儿童讲义 39）。提醒下节课时，父母带好家庭行为记录表（父母和儿童讲义 19），儿童带好书包、每日作业记录夹、文件夹和所有的 OTMP 资料。

第14课
时间管理·日常活动的时间计划

课程目标

治疗师：
- 检查父母和儿童完成的家庭作业和问题情境的时间计划。
- 讨论儿童个人的时间大盗问题。
- 教授儿童战胜个人时间大盗问题的技能。
- 学习如何在日常生活中使用时间计划会议。

父母：
- 讲述如何使用上节课的家庭行为记录表（父母和儿童讲义19），为提醒、监管、表扬和奖励目标行为所做的努力。
- 讨论在家庭中针对家庭作业和问题情境如何使用时间计划会议。
- 和儿童一起完成日常活动时间计划会议，包括考虑到长期任务和问题情境（父母和儿童讲义34、讲义37）。
- 和儿童一起每日完成1次日常活动的时间计划会议（父母和儿童讲义41）。
- 同意使用本次课程的家庭行为记录表，以提醒、监管、表扬和奖励在两次课程间的特定目标行为。

所需材料

父母：
- 父母和儿童讲义19，家庭行为记录表。

治疗师：
- 治疗师表格5，课堂记分表。

- 治疗师表格 22，工作观察单（第 13 课内完成）。
- 治疗师表格 25，时间大盗记录单。
- 治疗师表格 26，家庭作业时间是如何改变的？
  儿童：
- 儿童每日作业记录夹、文件夹和书包。
- 父母和儿童讲义 32，家庭作业时间记录表。
- 父母和儿童讲义 40，战胜时间大盗的方法。
- 父母和儿童讲义 41，日常活动的时间计划会议（2 份）。
- 父母和儿童讲义 42，考虑问题情境的时间计划会议。
- 父母和儿童讲义 43，OTMP 清单：第 15 课上课须知。

第 14 课课程提纲清单

项　　　目	完成情况
· 回顾行为监管和积分计划的完成情况（和父母 / 儿童）	
回顾家庭行为记录	是 / 否
回顾家庭练习：时间计划会议	是 / 否
· 单独和儿童的技能训练：时间计划（续）	
讨论管理时间大盗	是 / 否
回顾 OST 家庭作业：在问题情境中的时间大盗（治疗师表格 25）	是 / 否
讨论儿童个人的时间大盗问题（治疗师表格 26）	是 / 否
讨论战胜时间大盗的方法（父母和儿童讲义 40）	是 / 否
讨论时间大盗对日常活动的干扰	是 / 否
课堂练习：日常活动的时间计划会议（父母和儿童讲义 41）	是 / 否
· 课程总结（和父母 / 儿童）	
协助儿童和父母讨论时间大盗（父母和儿童讲义 40）	是 / 否
回顾家庭行为记录（父母和儿童讲义 19）	是 / 否
将新的目标行为添加到 DAR 文件夹	是 / 否
奖励儿童（治疗师表格 5）	是 / 否
结束本课（父母和儿童讲义 43）	是 / 否

本课简介

本节课是时间管理模块的最后 1 节内容，将总结已经学到的关于时间大盗如何干扰儿童完成家庭作业和其他任务的内容。儿童将识别出时间大盗如何用个人特定的方式干扰儿童完成家庭作业和其他行为而偷走儿童的自由时间，也将发展战胜时间大盗的技能。最后，儿童将学习如何拓展时间管理会议的使用到日常活动的计划上（如早起准备、睡觉前准备），也将学习关注时间大盗是如何干扰完成日常活动的。

课前准备

本节课中，治疗师将讨论时间大盗如何干扰儿童完成日常活动。例如，起床准备上学，准备上床睡觉，做家务。治疗师可能想要回顾第1课上父母填写的COSS量表和治疗笔记，来获得关于儿童是否在这些日常活动中有特别的困难的信息。这将补充本节课从儿童那里收集到的信息，也将帮助治疗师聚焦在讨论中。

课程详解

■ 回顾行为监管和积分计划的完成情况

回顾家庭行为记录

和父母一起回顾家庭行为记录表（父母和儿童讲义19），讨论儿童在两节课间期的OTMP行为表现。

· 讨论观察到的行为。

· 询问父母他们是如何提醒这些行为的。

· 回顾使用了什么奖励来强化儿童的行为表现。

· 帮助家庭处理在实施中的任何困难（如提醒、记录分数、提供奖励或落实组织管理常规）。

回顾家庭练习：时间计划会议

询问父母和儿童他们如何针对家庭作业和长期任务运用时间计划会议。讨论是否这个会议帮助儿童将任务安排到每日时间安排表中，使短期和长期任务都能按时完成。除此之外，回顾家庭作业时间记录表（父母和儿童讲义32），询问父母和儿童，是否儿童在判断完成通常的作业所需时间方面有所进步。询问是否使用长期任务的时间计划会议帮助儿童能更及时地完成那些任务。如果儿童仍旧在完成需要花费几天时间的长期任务上有困难，确定时间大盗的哪些策略和这个困难有关（例如，儿童可能到一天结束的时候很累，而无法完成1个额外的任务；或儿童坚持工作应该要在期望完成的时间之前快速完成）。

其次，询问父母和儿童，他们在问题情境的时间计划会议上对他们选择关注的问题情境有什么了解（父母和儿童讲义37）。儿童有没有准确估计出时间？时间大盗的哪些策略干扰了这个情境的表现？如果儿童仍旧完成问题情境有困难（例如，到8∶30还没有准备好上床），要求父母和儿童简单想想怎么做才能让这个情况解决。只是简单讨论下，因为这节课治疗师要单独和儿童在这个问题上花更多时间。

■ 单独和儿童的技能训练：时间计划（续）

从奖励儿童课堂积分（治疗师表 5）开始，表扬儿童认真听课和与在场父母的讨论行为。

讨论管理时间大盗

告诉儿童：

"今天，我们将讨论更多关于时间的内容。我们知道时间持续进行，我们无法停止钟表或放慢日程表。我们不能改变时间的流逝，但是我们可以改变我们工作的快慢以及如何安排我们的时间。有时候这很难做到。有时候当我们工作的时候，我们的思想总是飘走，我们忘记了时间，所以好像时间静止了——但是时间在滴滴答答地过去。这可能发生在课堂上，当你开始做作业的时候，你开始做白日梦——然后当你意识到 5 分钟后你要上交你的作业时，你只完成了一小部分。在其他时间，你不能像你想的那样尽可能快地行动，因为你饿了，累了，或者感觉不好。有些儿童在早上很难做到动作迅速，因为他们仍旧很想睡觉，然后他们不得不听他们的妈妈大叫，因为当公共汽车来的时候他们还没有准备好。患ADHD 的儿童常常没办法遵守时间。时间大盗抢了他们的时间，因为他们总是做白日梦或是被其他东西分心。分心不但使完成作业很困难，而且也丧失了一些可以娱乐的自由时间。今天，我们将讨论时间大盗在干扰你或偷走你自由时间的时候所用的特殊策略。我们将做一些侦探工作，在这节课上和家里，来学习关于你个人的时间大盗问题。然后我们将试着找出一些方法来阻止时间大盗困扰你。"

提醒儿童在上节课上发生了什么，就是儿童必须保持注意在卷子上，没有被工作区域的玩具和其他有趣的东西干扰。如果儿童分心了，提醒他，他失去了玩一些真的有趣的玩具、游戏上的自由时间。如果儿童没有分心，讨论在学校里或者家里当有事情干扰他，没办法准时完成任务的时候，会发生什么。

回顾 OST 家庭作业：在问题情境中的时间大盗

告诉儿童：

"请拿出你在家里完成的讨论问题情境的时间计划表（父母和儿童讲义 37，问题情境的时间计划会议）。让我们一起看看当你收集问题情境信息的时候你了解到了什么（确定儿童挑选了什么问题情境用于练习）。你完成这个活动用了多久？时间大盗给你带来了什么麻烦？它赢了吗？你可以在预留的时间里完成，还是要更久的时间？"

帮助儿童制作 1 个问题清单，什么干扰了活动的完成。把这些问题记录在时间大盗记录单上（治疗师表格 25）。

讨论儿童个人的时间大盗问题

告诉儿童：

"就像时间大盗有特殊的方式来干扰问题情境，时间大盗采用其他策略来妨碍你做家庭作业或是其他日常生活，你周围的环境可以影响你又快又好地完成作业。你发现了吗，1个拥挤或吵闹的环境是不是会让你更难完成你的任务？记得上一课，你完成任务的时候我放了音乐，还有在你工作区域有很多玩具？这些干扰物有没有让你在限定时间里完成任务更困难？时间大盗对每个人的影响是不一样的。一些人很容易被音乐分心，另一些人则不会。一些人常被一些随意的材料干扰，比如他们桌子上的夹子或胶水，而另一些人易被白日梦分心。让我们想想你在家里工作的时候时间大盗干扰你的方式。"

利用治疗师表格 26 作为提纲，询问儿童一系列关于不同因素可能影响完成任务所需要的时间的假设性问题。询问包括表格上的每一个示例任务，例如完成作业本上的 10 个数学题目，询问儿童这个任务需要花多久完成。然后询问当儿童累了、饿了、检查电子邮件及其他事情的时候，估计的时间会如何改变。当你完成这个练习，奖励儿童，给予课堂积分（治疗师表格 5），记录哪一个时间大盗问题是儿童认为最严重的问题。

讨论战胜时间大盗的方法

告诉儿童：

"现在，我们了解了更多你在努力完成任务的时候时间大盗干扰你的方式，让我们看看是不是能够想出一些对抗时间大盗的方式。"

向儿童展示父母和儿童讲义 40（战胜时间大盗的方法），然后开始讨论儿童如何在做作业时对抗时间大盗。根据儿童描述的时间大盗问题里最严重的情况（例如，背景音乐播放、工作区域的过多东西、小弟弟在同一个房间看电视），然后思考可以帮助儿童克服时间大盗的影响，专心完成作业的方式。例如，如果儿童说在做作业期间经常发现自己玩一些随意的东西，比如在餐桌上做作业的时候，他总是玩盐罐，治疗师可以建议他在开始家庭作业之前采用"准备就绪"的步骤，这种情况下可以很好地对抗时间大盗。如果儿童说电视是个问题，治疗师可以建议儿童在其他房间做作业。可能的情况下，试着让儿童来思考战胜时间大盗的方案，表扬儿童对管理时间大盗付出的努力。

其次，和儿童一起思考在之前讨论过的问题情境里一些战胜时间大盗的策略。讨论在问题情境中儿童认为会干扰完成任务的因素，然后思考解决的方法。例如，如果儿童在准备上学方面很困难，因为他不断地按闹钟上的暂停键，导致没时间穿衣服和准备去学校，治疗师可以建议时钟应该离床远一些，这样儿童必须起床才能关它。给参与这个讨论的儿童奖励积分。

讨论时间大盗对日常活动的干扰

告诉儿童：

"除了我们已经讨论过的'问题情境'，在家里你还有很多需要完成的日常活动。就像你完成学校作业一样，当你做这些日常任务的时候，如把碗放进水槽、洗澡、准备上床，或者是准备去练习跆拳道（或其他课外活动），时间大盗会来阻碍你。有什么事情你需要花很多时间去完成的吗？时间大盗有没有捣乱害得你没有准时完成而被爸爸妈妈骂？"

如果儿童表示准时完成日常活动有很多问题，收集关于这些问题活动的更多信息，然后确定时间大盗如何干扰这些活动的完成？儿童是不是在早上起床准备上学、整理书包或做家务上有很多困难？

提醒儿童当我们希望完成这些事情的时候，我们常常被其他事情分心，而丢失了我们用来做那些真正很喜欢的活动的时间。例如，儿童可能洗澡花的时间太多，因为他在玩 1 个瓶盖儿不是在洗他的头。因为这样，儿童将会失去一些在睡觉前看最喜欢的书的时间。

告诉儿童：

"记住，时间大盗喜欢让你把所有时间用在一些很蠢的或不太重要的事情上，而带走你可以玩最喜欢活动的时间。我们需要仔细地计划好我们的时间，这样我们可以把时间用在必须要做的事情（比如家庭作业或重要的日常任务）以及我们最喜欢做的事情上（在剩下的时间里）。"

拿出父母和儿童讲义 40（战胜时间大盗的方法），挑选 1 个或 2 个儿童标记为最困难的事情。和儿童一起思考时间大盗带来的问题的解决方法（例如，如果儿童在早上浪费时间是因为他不能决定穿什么，解决方法可以是在前一日晚上拿出衣服）。

课堂练习：日常活动的时间计划会议

告诉儿童，治疗师希望他想出 2 个或 3 个对他而言难以准时完成的日常活动，进行时间计划。儿童将要使用日常活动的时间计划会议（父母和儿童讲义 41）来估计完成每一个事情需花费的时间，决定安排在日程表的什么时间做，记录完成真正花费的时间，以及记录完成的过程中有什么问题（例如，被时间大盗的哪个策略干扰了）。

拿出父母和儿童讲义 41 来做练习，挑选 1 个简单的日常活动作为课堂练习（例如，清理书桌或整理书包），演示如何使用这个讲义。例如，治疗师可以把桌子搞得乱七八糟，乱放一些钢笔、铅笔和其他的办公用品。让儿童思考清理这些乱七八糟的情况需要多久，然后记录在父母和儿童讲义 41 的第 2 行。告诉儿童这个任务必须在一个特定时间前完成，因为几分钟后治疗师需要让父母进来，儿童需要把这个时间记录在表格的第 3 行。询问儿童为了及时完成，什么时候应该开始工作。最后，记录是否在及时完成这个任务上有任何问题。如果有的话，讨论时间大盗是怎么干扰的。儿童是不是花费了很多时间把荧光笔拿走，选择根据彩虹的顺序排列他们（不必要的步骤）？是不是在干活的时候，停下来跟别人讲话，而不是专注在应该做的事情上了？

告诉儿童，在家里除了家庭作业的时间计划会议外，日常活动的时间计划会议也应该每日进行。这个练习将帮助儿童成为一个时间侦探（识别出完成日常活动中可能干扰的东西）和时间计划者（更仔细地思考什么时间事情应该完成，以及他们应该用多长时间，以及努力遵从这些计划）。

■ 课程总结（和父母 / 儿童）

协助儿童和父母讨论时间大盗

告诉父母你们在本节课讨论了时间大盗，记录每个人特殊的时间大盗干扰重要任务完成上的问题，比如家庭作业或日常活动。治疗师解释和儿童学习了周围环境和其他因素对儿童及时完成任务能力的影响。要求儿童向父母展示父母和儿童讲义 40，并且讨论当完成家庭作业、问题情境或其他日常活动的时候，战胜时间大盗的一些方法。儿童应该将这个讲义保存在文件夹的 OTMP 文件里，而且应该尝试在家里应用这些方法。

然后要求儿童向父母展示父母和儿童讲义 41 日常活动的时间计划会议，然后讨论这份讲义如何用来帮助儿童学习在完成这些事情的时候更好地管理时间。要求父母和儿童选择 2 个或 3 个儿童在家里必须完成的日常事情，在表格的第 1 行写下这些事情。然后进行特别的时间计划会议一起完成这些步骤，帮助儿童识别时间大盗干扰这些事情的策略，以及想出及时完成这些事情的方法。

要求父母和儿童继续进行家庭作业和长期任务的时间计划会议（父母和儿童讲义 34），以及家庭作业时间记录表（父母和儿童讲义 32），包括每日的问题情境的讨论以及如何安排到日程表里（父母和儿童讲义 42）。询问是否在家庭练习上有任何问题，提供儿童向父母解释本课内容的课堂积分。

回顾家庭行为记录

向父母展示家庭行为记录表（父母和儿童讲义 19），回顾哪些行为父母需要提醒、监管、表扬和奖励。以下是一些可能适用于家庭行为记录的行为清单，但是对某些儿童可能需要做一些变动：

· 学校行为 1：及时完成所有课堂作业。

· 学校行为 2：完成课堂作业的时间记录。

· 家庭行为 1：参与家庭作业和长期任务的时间计划会议。

· 家庭行为 2：完成日常活动的时间计划会议。

· 家庭行为 3：完成家庭作业的时间记录。

将新的目标行为添加到 DAR 文件夹

教师可以给予学校积分的目标行为如下：

1. 及时完成课堂作业。

2. 完成课堂作业的时间记录。

奖励儿童

和儿童一起查看本节课的课堂记分表（治疗师表格 5），表扬儿童在课堂赢得积分的积极行为。累加本节课上的得分，提示儿童可以用掉或保留这些积分。

结束本课

确认下节课的时间。给儿童和父母发放下节课的 OTMP 清单（父母和儿童讲义 43）。提醒下节课时，父母带好家庭行为记录表（父母和儿童讲义 19），儿童带好书包、每日作业记录夹、文件夹和所有的 OTMP 资料。

第15课
任务计划·介绍任务计划

课程目标

治疗师：

· 回顾父母和儿童共同完成的关于时间管理的家庭作业，主要关注干扰儿童任务完成的时间大盗管理策略。

· 帮助父母和儿童制定控制时间大盗的计划。

· 告诉儿童任务计划的步骤。

· 在下节课之前联系教师讨论任务计划，并把教师的任务计划会议资料发送给他们（见教师联系 5）。

儿童：

· 讨论干扰家庭任务完成的时间大盗战术，以及帮助他们制定控制时间大盗的计划。

· 了解任务计划中的步骤。

· 练习使用任务计划的第一步：描述活动或目标，并将其分解为实现目标所需的步骤。

父母：

· 讲述提醒、监管、表扬和奖励目标行为的努力。

· 讨论时间大盗如何在家里干扰任务完成，以及帮助制定控制时间大盗的计划。

· 与儿童一起完成每日时间计划会议，整合有关如何管理时间大盗的想法。

· 与儿童一起完成任务计划练习。

· 在课程间期使用家庭行为记录提醒、监管、表扬和奖励特定的目标行为。

所需材料

父母：

· 父母和儿童讲义 19，家庭行为记录表。

治疗师：
· 治疗师表格 5，课堂记分表。
儿童：
· DAR 文件夹、文件夹和书包。
· 父母和儿童讲义 3，小捣蛋指南。
· 父母和儿童讲义 32，家庭作业时间记录表。
· 父母和儿童讲义 42，考虑问题情境的时间计划会议。
· 父母和儿童讲义 44，任务计划的步骤。
· 父母和儿童讲义 45，任务计划会议：起始步骤（8 份讲义，订成 2 本）。
· 父母和儿童讲义 46，家庭练习建议：任务计划。
· 父母和儿童讲义 47，OTMP 清单：第 16 课上课须知。

第 15 课课程提纲清单

项　　　　目	完成情况
· 回顾行为监管和积分计划的完成情况（和父母 / 儿童）	
回顾家庭行为记录	是 / 否
回顾家庭作业：时间大盗	是 / 否
· 单独和儿童的技能训练：任务计划	
讨论"去吧，别计划"小捣蛋（父母和儿童讲义 3）	是 / 否
介绍任务计划的步骤（父母和儿童讲义 44）	是 / 否
课堂练习：任务计划的起始步骤（父母和儿童讲义 45）	是 / 否
· 课程总结（和父母 / 儿童）	
协助儿童和父母讨论任务计划的步骤（父母和儿童讲义 44）	是 / 否
回顾家庭行为记录（父母和儿童讲义 19）	是 / 否
将新目标行为添加到 DAR 文件夹	是 / 否
奖励儿童（治疗师表格 5）	是 / 否
结束本课（父母和儿童讲义 47）	是 / 否

本课简介

　　本课向儿童介绍计划对高效完成任务的重要性。儿童将学习任务计划中涉及的不同步骤，并将理解每个步骤在确保任务有效、整洁、全部完成时的重要性。然后儿童将借助于简要的任务计划会议，练习其中的第一个步骤：开始实施目标并将其分解。在第 16～19 节课中，儿童将学习如何在计划中添加其他步骤，以及如何在父母的帮助下完成任务计划会议。

此外，治疗师还将回顾、收集阻止儿童完成任务的时间大盗管理策略的实施情况，并帮助儿童和父母制定计划来控制这些策略的实施。在家里父母继续支持儿童使用时间管理工具（即时间计划、控制时间大盗的策略），本课及后续课程的重点仍是教授任务计划中的步骤。

课程详解

■ 回顾行为监管和积分计划的完成情况

回顾家庭行为记录

与父母一起回顾家庭行为记录（父母和儿童讲义19），并讨论儿童在课程间期的OTMP行为表现。

- · 讨论观察到的儿童的行为。
- · 询问父母如何提醒儿童的行为。
- · 回顾用哪些奖励强化儿童的行为表现。
- · 帮助家庭解决计划实施中的问题（例如，问题提醒、记录积分、提供奖励或落实组织管理常规等）。

回顾家庭作业：时间大盗

询问父母和儿童，特定的时间大盗是如何干扰儿童按时完成任务的，如有可能，请儿童提供有关时间大盗及其负面影响的信息，以便儿童感觉自己是讨论中有贡献的成员，并且不会感到受了攻击。当儿童注意到这些问题影响任务时要表扬他，并描述时间大盗的哪些策略促成了这些问题。如有必要，请父母说明时间大盗如何导致家庭冲突并干扰儿童生活的。

使用问题解决的方法来帮助儿童制定计划，以减少时间大盗的影响。例如，如果儿童讲他无法准时睡觉，因为他花了太多时间洗澡，帮助儿童想办法处理这个问题。儿童晚上洗澡可以带一个计时器进入浴室，并将计时器设置为5分钟，这样他就不会花太多时间在洗澡上。

写下儿童和父母建议用于控制时间大盗的解决方案，并告诉儿童和父母将这些解决方案纳入每日时间计划会议中。在每次会议结尾讨论问题情境时，父母和儿童应该讨论儿童将采取什么步骤来确保准时完成这项任务时受到时间大盗的干扰最小。

■ 单独和儿童的技能训练：任务计划

以奖励儿童这一阶段的表现开始（治疗师表格5），并表扬儿童认真听讲并与在场父母讨论的行为。

讨论"去吧，别计划"小捣蛋

告诉儿童：

"今天我们将讨论一种可以帮助你完成任务，而且更有条理性的新技能。你一直在完成作业并管理材料，做得非常好，所以'去吧，忘记它'和'去吧，丢掉它'小捣蛋最近并没有影响你，同时你也在努力控制时间大盗，我们需要关注的最后一个小问题是'去吧，别计划'小捣蛋。让我们再次翻到小捣蛋指南（父母和儿童讲义3），来看看小捣蛋是如何让人们陷入麻烦的（与儿童一起回顾，讨论儿童是如何因为缺乏计划性而陷入麻烦的）。"

"为了控制'去吧，别计划'小捣蛋，我们将学习一个重要的新技能，我们称之为'任务计划'，这项技能将帮助你考虑到为实现目标需要采取的所有步骤，目标可以是任何事情，如制作小吃、为滑板建造坡道、做功课、计划和朋友一起留宿或完成一份学校的读书报告。如果你提前计划，每项活动都会更加平稳顺利地进行。"

介绍任务计划的步骤

给儿童父母和儿童讲义44（任务计划的步骤），复习以下步骤：

1. 思考目标：用1句简短的话描述你的目标。

2. 准备行动：

a. 分解目标：你需要哪些步骤来完成目标？

b. 所需物品：完成步骤需要哪些物品？

3. 管理时间：

a. 步骤排序：以怎样的顺序完成这些步骤？

b. 计划时间：完成每一步需要多长时间？

c. 整合融入：如何让这些步骤整合融入你的日程表？

4. 全面检查：是否完成得整洁、完备？

询问儿童是否理解了这些步骤，是否有疑问。接着用一个治疗师自己的经历进行一个简短互动的计划步骤的回顾。治疗师也可以使用以下的例子，或者其他可能让儿童感兴趣的例子，来强化计划步骤以达到训练教学的目标。

告诉儿童：

"今天我必须在4：00上班（描述目标）"。为了按时上班，我不得不完成一些小的事情，准备许多物品（分解目标，所需物品）：穿好上班要穿的衣服，整理好公文包，写下一些笔记，吃点心，找到我的钥匙，然后开车上班。我必须决定第一步要做什么（步骤排序）以判断上述所有的小事情将需要多长时间（计划时间）。我判断上述所有在家里的步骤需要30分钟，我开车上班需要30分钟，所以我将在3：00开始准备（整合融入）。首先我穿好衣服；接着准备点心；在写笔记的时候吃掉准备的点心；接着将笔记和文件夹放入公文包；然后找到钥匙；接着检查是否将我需要的所有东西都准备好（检查）；最终，我开车去工作。我到达这里是4：00，正如我所计划的那样。

现在再次简短回顾计划步骤，可以使用儿童自己的例子。例如，可以讨论今天到教室上课的例子。让儿童描述目标（如 4 : 00 前到教室）；然后把这个目标分解成几个步骤，并思考需要的"物品"（如吃点心、将 OTMP 文件放入书包里、看看爸爸妈妈是否准备好、坐到车里等）；步骤排序（如描述步骤 1、步骤 2、步骤 3 做什么等）；指出每一步骤需要多长时间，如何将这些步骤整合到计划里去（如要在 3 : 00 从学校到达家里，并准备零食等）；并总结如何确保所有的步骤都能完成。当儿童进行描述的时候，写下所有步骤及顺序，让儿童能认识到准时来上训练课这个目标是如何被分解成数个不同的计划步骤的。

课堂练习：任务计划的起始步骤

告诉儿童治疗师现在将练习任务计划的起始步骤：描述目标（父母和儿童讲义 44 的步骤 1）并将目标分解成许多小步骤（步骤 2a）。引导儿童设想 4～5 个练习活动，并使用这些步骤，在父母和儿童讲义 45 记录儿童的回答（任务计划会议：起始步骤）。对每一个练习活动，治疗师要帮助儿童概括这项活动的目标，并列出完成活动所需的步骤，填写在父母和儿童讲义 45 的复印件上。治疗师可以在讲义上记录儿童的回答，使儿童可以把注意力集中在练习计划步骤上。

儿童需要针对一些好玩又有趣的活动（如在朋友家留宿的聚会）和某些日常家务或与学校有关的项目练习计划步骤。治疗师可以从儿童那里获取必须计划的活动的想法，或使用以下示例的一些活动：

· 收拾上学的东西。

· 打扫房间。

· 放学后吃点心。

· 在后院与朋友玩捉迷藏。

· 穿上衣服去学校。

· 骑自行车。

· 去公园。

· 使用互联网的信息，撰写一篇关于美国总统的短文。

· 准备 1 个留宿聚会。

· 为练习游泳做准备。

当儿童参与每个练习活动的任务计划时，给予表扬和课堂积分。

友情提示：当儿童参与将活动分解为步骤时，可能包括非常微小或详细的步骤（例如，在放学后吃零食，他们可能包括进入厨房，打开冰箱，取出面包，取出花生酱和果冻，走到桌边等）。你应该提醒儿童只列出规划每项活动的重要步骤（例如，获取所需的所有食物和器具以制作三明治；得到面包、花生酱和果冻；做三明治；吃掉它），以便他们在参与规划过程中不会浪费时间。

■ 课程总结（和父母 / 儿童）

协助儿童和父母讨论任务计划步骤

让儿童以父母和儿童讲义 44 作为提纲，向父母解释任务计划中的步骤。然后，把在课堂上完成的任务计划会议：起始步骤（父母和儿童讲义 45）交给父母。治疗师要告诉父母和儿童在家里应该每日完成一项练习活动的计划起始步骤并记录在父母和儿童讲义 45 的复印件上。父母可以使用父母和儿童讲义 46 中的活动进行任务计划练习，或考虑适合儿童的其他活动。解释一下接下来的几节课将在儿童熟练掌握前两个步骤以后，教儿童任务计划里的其他所有步骤。

最后，提醒父母和儿童他们仍旧需要每日完成时间计划会议（父母和儿童讲义 42），包括回顾短期和长期任务，可能的话，还可以加上一个问题情境。如果父母认为家庭作业时间记录表（父母和儿童讲义 32）能够帮助儿童及时完成家庭作业，父母可继续鼓励在家使用。然而，在这个阶段的治疗中，这只是备选。

回顾家庭行为记录

给父母看家庭行为记录（父母和儿童讲义 19），回顾总结儿童的哪些行为是父母需要提醒、监管、表扬及奖励的。以下是一些可能适用于家庭行为记录的行为清单，但是对某些儿童可能需要做一些变动。

· 学校行为 1：按时完成所有的课堂作业。
· 学校行为 2：对课堂作业进行时间追踪。
· 家庭行为 1：参与关于家庭作业、长期目标及问题情境的时间计划会议。
· 家庭行为 2：对时间大盗使用一定的控制技巧。
· 家庭行为 3：完成任务计划会议。

将新目标行为添加到 DAR 文件夹

教师所提供的学校积分目标行为如下：

1. 按时完成所有的课堂作业。

2. 对课堂作业进行时间追踪。

奖励儿童

和儿童一起查看本节课的课堂记分表（治疗师表格 5），表扬儿童在课堂赢得积分的积极行为。累加本节课上的得分，提示儿童可以用掉或保留这些积分。

结束本课

确认下节课的时间。给儿童和父母发放下节课的 OTMP 清单（父母和儿童讲义 47）。提醒下节课时，父母带好家庭行为记录表（父母和儿童讲义 19），儿童带好书包、每日作业记录夹、文件夹和所有的 OTMP 资料。

第16课
任务计划·后续步骤——管理材料及时间

课程目标

治疗师：
· 回顾父母及儿童在家里共同完成的任务计划会议。
· 跟儿童讨论并展示任务计划的后续步骤：知道每一步需要哪些材料，步骤排序，估计每一步骤需要多长时间等。

儿童：
· 理解如何将材料和时间管理整合到任务计划当中。
· 练习使用任务计划的后续步骤：知道每一步需要什么，按顺序安排每一步，估计每一步骤需要多长时间等。

父母：
· 描述为提醒、监管、表扬、奖励目标行为所做的努力。
· 同意与儿童每日一起完成3个任务计划会议、做作业和1项其他活动。
· 使用家庭行为记录，在课程间期提醒、监管、表扬、奖励儿童的目标行为。

所需材料

父母：
· 父母和儿童讲义19，家庭行为记录表。
治疗师：
· 治疗师表格5，课堂记分表。
· 治疗师表格27，任务计划会议：示例。

儿童：

· DAR 文件夹、文件夹和书包。

· 父母和儿童讲义 44，任务计划的步骤。

· 父母和儿童讲义 46，家庭练习建议：任务计划。

· 父母和儿童讲义 48，任务计划会议记录（4 份用于课间练习，8 份用于家庭练习）。

· 父母和儿童讲义 49，OTMP 清单：第 17 课上课须知。

第 16 课课程提纲清单

项　　　　目	完成情况
· 回顾行为监管和积分计划的实施情况（和父母 / 儿童）	
回顾家庭行为记录	是 / 否
回顾家庭作业：任务计划讨论	是 / 否
· 单独和儿童的技能训练：任务计划（续）	
讨论任务计划的后续步骤（父母和儿童讲义 44）	是 / 否
演示扩充的任务计划的步骤（治疗师表格 27）	是 / 否
课堂练习：任务计划中管理材料及时间的步骤（父母和儿童讲义 48）	是 / 否
· 课程总结（和父母 / 儿童）	
协助儿童和父母讨论扩充的任务计划的步骤（父母和儿童讲义 44）	是 / 否
布置家庭作业：任务计划会议记录（父母和儿童讲义 48）	是 / 否
回顾家庭行为记录（父母和儿童讲义 19）	是 / 否
将新目标行为添加到 DAR 文件	是 / 否
奖励儿童（治疗师表格 5）	是 / 否
结束本课（父母和儿童讲义 49）	是 / 否

本课简介

在本课及后续课程中，儿童将继续学习计划步骤，将有大量的机会去理解和练习每一个步骤，并在第 15 课的基础上添加新的步骤。在本课中，儿童将学习如何将材料整理和时间管理整合到任务计划中的技巧。除了描述活动目标并将其拆分成几个步骤以外，儿童现在将专注于思考完成每一步骤所需的材料（如如何准备开始）以及如何合理安排步骤顺序。最终，儿童将评估每一步骤需要多长时间。在下一课中，儿童将使用时间评估决定什么时候能使计划步骤融入整个安排。

课程详解

▨ 回顾行为监管和积分计划的完成情况

回顾家庭行为记录

与父母一起回顾家庭行为记录（父母和儿童讲义 19），并讨论儿童在课程间期的 OTMP 行为表现。

- ·讨论观察到的儿童的行为。
- ·询问父母如何提醒儿童的行为。
- ·回顾用哪些奖励可以强化儿童的行为表现。
- ·帮助家庭解决计划实施中的问题（如问题提醒、记录积分、提供奖励或落实组织常规等）。

回顾家庭作业：任务计划会议

要求父母及儿童讨论他们在家里完成的任务计划会议，并检查他们完成的父母和儿童讲义 45。询问在完成任务计划会议时是否有困难，有没有影响完成任务的需要解决的问题。告知从本节课开始使用的讲义内容将会较前有少量扩展，包括了计划的后续步骤：思考每一步需要的材料、步骤排序，思考每一步骤需要的时间。

▨ 单独和儿童的技能训练：任务计划（续）

从奖励儿童课堂积分（治疗师表格 5）开始，表扬儿童认真听课和与在场父母的讨论行为。

讨论任务计划的后续步骤

先回顾上节课学习以及在家里练习的计划任务的起始步骤（1 和 2a）：陈述目标并将其拆分成几个步骤。解释使用这些步骤来计划活动可以帮助儿童控制"去吧，别计划"小捣蛋，达成目标。当将需要做的拆分成小步骤后，需要确定不漏掉完成任务中的任何细节。当儿童使用起始步骤完成练习活动时予以表扬，并提示这节课将关注任务计划的后续步骤。给儿童看父母和儿童讲义 44，并指出后续步骤。

2b：所需物品：完成步骤你需要哪些物品？

3a：步骤排序：以怎样的顺序完成步骤？

3b：计划时间：完成每个步骤需要多长时间？

告诉儿童：

"计划的首要步骤是知晓目标，并把目标拆分成更小的步骤，这对于控制'去吧，别计划'小捣蛋是至关重要的行动。为了使计划运行更加平稳，你需要控制'去吧，忘了它'及时间大盗。为了保证'去吧，忘了它'不干扰你的计划，你需要找出你列出的每个步骤需要用到的物品。就像你计划与同学去公园打篮球，列出了所有的步骤，但是如果你忘记带篮球，当你到公园的时候就不能玩球。"

"不要忘记，时间大盗喜欢让你浪费时间，所以当你做计划时必须当心这个捣蛋。你要确保这些步骤按照合理顺序进行，这样你就不会浪费时间在不合理的事情上。例如，如果你想烘烤布朗尼蛋糕，并决定在打蛋之前直接将蛋与面粉、可可和糖混合，那么蛋壳可能会跟其他配料混合在一起。你不想要嘎吱嘎吱的布朗尼，所以你必须花很多时间从面糊中挑出蛋壳碎片。如果你先考虑步骤顺序，你就不会遇到这些问题；你会知道先单独把蛋打开，然后再把蛋加入面糊里。最后，如果要真正控制时间大盗，你需要考虑每个步骤需要多长时间，这样你可以确保留出足够的时间来完成所有步骤。"

演示扩充的任务计划的步骤

为了进一步阐述如何在任务计划中使用后续步骤，可以用一个简短的需要计划的事例来说明每一个计划步骤对活动完成是必需的。例如，你如何计划用一顿特别的晚餐为家人开一个惊喜派对；你如何为一项比赛或其他运动做计划；你如何为一个重要的演讲或报告做准备。需要强调思考每一步骤需要什么及管理时间的重要性。当治疗师叙述如何准备这些活动时（策划1个惊喜派对），可以用治疗师表格27来列出计划中的步骤。治疗师也可以使用其他活动举例，并在一份空白父母和儿童讲义48的相应栏目里填写所有步骤和内容。

课堂练习：任务计划中管理材料及时间的步骤

指导儿童至少完成4个任务计划会议练习，可以使用2项与校园有关的活动和2项儿童感兴趣的活动。使用父母和儿童讲义48，提醒儿童描述如何回答"准备行动"中的问题和"时间管理"的前两个步骤（对步骤进行排序，决定每一步骤需要多长时间），在儿童描述计划的时候予以记录。在治疗师讨论"时间管理"步骤时，指出这些步骤与时间计划会议有何相似之处：儿童一定要考虑需要完成什么事情，并评估每一步需要多长时间。这样儿童才能够决定如何将每一个步骤融入整个日程表（最后的步骤将在第17课进行反复练习）。

为了练习任务计划会议，治疗师可以选取以下活动，或者另行选择儿童喜欢的学校通常的活动或项目：

1. 儿童在朋友家留宿的派对。你想让你的朋友到你家里参加留宿派对，你想对夜晚活动进行计划，以确保派对尽可能好玩。

2. 为游戏做准备。你是（地区棒球、篮球、曲棍球、足球、英式足球小组）装备管理员。你需要确保参与游戏者的装备准备好。需要考虑的因素有制服（必须洗熨）、游戏装备、剧本等。

3. 读书报告。你需要写1份小说读书报告，包括情节摘要、主要角色的描述、你最喜欢的章节描述，你还必须从书中描画出1个场景。

4. 家庭作业。你需要在社会学课本的1个章节里完成1份小测验，并完成数学作业本

（1张表里有6道文字应用题，另一张表里有10道计算题），社会学学习章节有15页纸，你必须完成10道问答题。

5. 时装秀。你是1场首席设计师的时装秀的制片人，为了准备走秀，你必须保证所有模特的服装准备好，准备秀场音乐，安排模特的发型和化妆事宜。

6. 柠檬汁小摊。你想要通过摆1个卖柠檬汁和小点心的小摊来赚钱。

7. 科研课题。你需要完成1个科研课题，探索花是如何吸引蜜蜂的。你必须针对这个话题进行研究，在野外做观察，并做1个海报描述你的发现。

当儿童参与每个练习活动的任务计划时，给予表扬和奖励课堂积分。

> 友情提示：如果儿童对其中的任何步骤有困难（如决定某个步骤需要多长时间），你可以提供一些建议，但是要努力引导儿童想出大部分内容。任务计划会议是一个协作的过程，并不要求儿童一个人独立完成整个活动计划，尤其是在学习技能阶段。大人需要跟儿童一起讨论，鼓励儿童对计划步骤想出合适的建议；为了防止儿童觉得枯燥，可以在父母和儿童讲义48里记录下儿童的表现。这个讲义的目的在于帮助理解如何在计划时考虑到所有步骤。最终，父母和儿童一旦掌握了这些步骤，就可以脱离讲义，以一种非正式的方式开计划"会议"。

■ 课程总结（和父母／儿童）

协助儿童和父母讨论扩充的任务计划步骤

让儿童用父母和儿童讲义44的信息作为指导，向父母报告任务计划中的步骤1～3b以及细节。儿童还应把课上完成的父母和儿童讲义48拿给父母看，说出如何陈述每个活动的总体目标，并把目标拆分为几个步骤的，思考每一步骤需要什么，如何给步骤排序，决定每一步骤需要多长时间。

布置家庭作业：任务计划会议

要求父母使用这节课练习的步骤，每日与儿童一起完成2个任务计划会议（父母和儿童讲义48），并向儿童解释，每日有一项任务计划会议将取代完成家庭作业的时间计划会议。儿童可以使用父母和儿童讲义44为家庭作业做计划，并回答每一个计划问题。

1. 思考目标：完成家庭作业。

2. 准备行动：

a. 分解目标：列出当日的家庭作业清单。

b. 所需物品：思考每一个任务需要什么物品。

3. 管理时间：

a. 步骤排序：决定首先要做哪个任务，接着做什么，再做什么，最后做什么任务。

b. 计划时间：估算每一个任务需要多长时间。

c. 整合融入：看个人日程表及每日计划表，决定什么时候完成家庭作业（注意：本节课的任务计划练习里并不强调"融入"，但因为已经在时间计划会议中大量练习过，儿童应该熟悉把家庭作业融入整合到每日计划表中）。

4. 全面检查：当每一个任务恰当完成的时候，儿童可以在父母和儿童讲义 48 相应的栏目中做个记号。

除了每日用任务计划会议完成家庭作业以外，父母也应支持儿童用任务计划会议完成其他活动，如假想的活动（可参见父母和儿童讲义 46 的建议）或儿童必须完成的家务劳动（如打扫房间、安置桌子、去参加课外活动等）。对这个活动而言，儿童只需要专注于练习本节课的计划步骤，不需要决定如何将这个活动整合到每日计划表里或核实这个活动是否被恰当完成。

回顾家庭行为记录

向父母展示家庭行为记录表（父母和儿童讲义 19），回顾儿童的哪些行为需要父母提醒、监管、表扬和奖励。以下是一些可能适用于家庭行为记录的行为清单，但是对某些儿童可能需要做一些变动：

·学校行为 1：按时完成所有的课堂作业。

·学校行为 2：对课堂作业进行时间追踪，或对 1 项课堂作业进行任务计划会议。

·家庭行为 1：完成家庭作业的任务计划会议。

·家庭行为 2：完成其他活动的任务计划会议。

·家庭行为 3：按时完成家庭作业（由父母选择）。

将新目标行为添加到 DAR 文件夹

教师所提供的学校积分目标行为如下：

1. 按时完成所有的课堂作业。

2. 对课堂作业进行时间追踪，或完成课堂作业的任务计划会议。

友情提示：对一些儿童及教师来讲，在课堂上完成任务计划会议可能不现实或不是必需的。因此，在这个治疗时点，治疗师要根据自己的判断，选择 DAR 的目标行为。如果治疗师跟教师商量并决定儿童必须要在学校每周多次（如为独立完成作业计划时间、独立完成长期研究计划等）使用计划技巧，那么治疗师应建议教师将任务计划会议作为一个有用的工具来帮助儿童计划在校时间的分配。如果教师并不认同任务计划与儿童课堂作业完成有关，治疗师可以继续建议教师在儿童使用时间管理技巧的时候予以表扬和奖励。或者，治疗师也可以同教师决定儿童可以使用之前学到的其他强化技巧（如"准备就绪"或"追踪任务"），治疗师可以将这些技巧添加到 DAR 目标行为当中。请记住：目标行为应该是那些在评定日期里很可能发生的事情；如果儿童回家后发现在教师点评栏里总是标注"N/A"，这将会降低儿童赚取奖励的动机，也使得父母在家里对儿童进行奖励变得困难。

奖励儿童

和儿童一起查看本节课的课堂记分表（治疗师表格 5），表扬儿童在课堂赢得积分的积极行为。累加本节课上的得分，提示儿童可以用掉或保留这些积分。

结束本课

确认下节课的时间。给儿童和父母发放下节课的 OTMP 清单（父母和儿童讲义 49）。提醒下节课时，父母带好家庭行为记录表（父母和儿童讲义 19），儿童带好书包、每日作业记录夹、文件夹和所有的 OTMP 资料。

第 17 课
任务计划 · 将计划步骤融入时间表

课程目标

治疗师：

· 回顾父母及儿童在家里共同完成的任务计划会议。

· 确定儿童理解了到目前为止所练习的任务计划的步骤。

· 教会儿童如何使用时间管理技巧，将任务计划步骤融入每日时间计划表。

· 在第 18 课上课之前联系教师，核查儿童的进步，并询问近期有哪些儿童必须要完成的长期、多步骤作业。

儿童：

· 理解如何整合使用任务计划步骤 1～3（思考目标、准备行动、管理时间）。

· 学习如何将各个步骤融入计划中，协调时间管理和任务计划。

· 在假想的活动及跟学校有关的活动中练习融入步骤。

父母：

· 描述提醒、监管、表扬、奖励目标行为所做的努力。

· 同意每日与儿童一起完成关于做作业或其他活动的两个任务计划会议。

· 使用家庭行为记录，在课间提醒、监管、表扬和奖励儿童的目标行为。

· 思考 1 个需要计划的即将举行的家庭活动。

所需材料

父母：

· 父母和儿童讲义 19，家庭行为记录表。

治疗师：

· 治疗师表格 5，课堂记分表。

· 治疗师表格 28，课堂练习演示项目。

儿童：

· DAR 文件夹、文件夹和书包。

· 父母和儿童讲义 44，任务计划的步骤。

· 父母和儿童讲义 46，家庭练习建议：任务计划。

· 父母和儿童讲义 48，任务计划会议记录（4 份用于课堂练习，8 份用于家庭练习，装订好）。

· 父母和儿童讲义 50，OTMP 清单：第 18 课上课须知。

第 17 课课程提纲清单

项　　　　目	完成情况
· 回顾行为监管和积分计划的完成情况（和父母 / 儿童）	
回顾家庭行为记录	是 / 否
回顾家庭作业：任务计划讨论	是 / 否
· 单独和儿童的技能训练：任务计划（续）	
回顾任务计划的后续步骤（父母和儿童讲义 44）	是 / 否
讨论时间管理和计划：融入	是 / 否
课堂练习：将任务计划融入时间表（父母和儿童讲义 48）	是 / 否
· 课程总结（和父母 / 儿童）	
协助儿童和父母讨论"融入"	是 / 否
布置家庭作业：任务计划会议（父母和儿童讲义 48）	是 / 否
回顾家庭行为记录（父母和儿童讲义 19）	是 / 否
将新目标行为添加到 DAR 文件	是 / 否
奖励儿童（治疗师表格 5）	是 / 否
结束本课	是 / 否

本课简介

在本节课中，通过将任务完成的步骤融入时间表，儿童将学习如何将时间管理技巧整合到任务计划中。这在长期任务和短期任务的计划中，都是非常重要的组成部分。儿童将用一些假想的项目和 1 个真实的学校项目去练习这些技巧，通过复习目前为止学到的所有计划步骤（思考目标、准备行动、管理时间），进一步学习步骤 3 中的最后部分，即如何使计划步骤融入时间表。

课程详解

■ 回顾行为监管和积分计划的完成情况

回顾家庭行为记录

与父母一起回顾家庭行为记录（父母和儿童讲义 19），并讨论儿童在课程间期的 OTMP 行为表现。

· 讨论观察到的儿童的行为。

· 询问父母如何提醒儿童的行为。

· 回顾用哪些奖励可以强化儿童的行为表现。

· 帮助家庭解决计划实施中的问题（如问题提醒、记录积分、提供奖励或落实组织管理常规等）。

回顾家庭作业：任务计划会议

要求父母及儿童报告他们在家里完成的任务计划内容，并回顾他们完成的任务计划会议记录（父母和儿童讲义 48）。询问他们在完成任务计划时是否有困难，有没有影响他们完成的需要解决的问题。指出儿童将在今天的课程里学习如何将这些步骤融合到完成活动或项目中去（父母和儿童讲义 44 步骤 3c）。

■ 单独和儿童的技能训练：任务计划（续）

从奖励儿童课堂积分（治疗师表格 5）开始，表扬儿童认真听课和与在场父母的讨论。

回顾任务计划步骤

回顾任务计划步骤，要求儿童总结每一步骤必须完成的事项（父母和儿童讲义 44）。仔细查看在家完成的任务计划会议，关注儿童如何有效地把家庭作业和其他活动拆分成几个步骤，思考每一步骤都需要什么，安排步骤顺序，并估算完成每一步骤需要多长时间。如果儿童看上去不知道如何使用这些步骤，应详尽地阐述如何使用这些步骤，回顾用于练习的各种家庭活动中如何恰当地使用这些步骤。

讨论时间管理和计划：融入

告诉儿童：

"在前面的课程里，我们讨论了关注时间对活动或项目计划的重要性。你学会在计划中安排好步骤，这样就能很好地利用时间，同时你也练习了估计完成计划中的每一步需要多长时间。在家里，当你思考如何让完成家庭作业的任务融入你的时间表的时候，你练习使用了计划相关的最后一个重要的时间管理技巧。今天我们将要通过一些假定是几天内必须完成的任务，来练习让活动或项目的计划步骤融入时间表。同时我们还要练习如何将一项常见的长期学校作业任务整合到时间表中去。我们将使用个人日程表来决定什么时候将这些步骤整合进去以完成所有这些活动。"

课堂练习：将任务计划融入时间表

使用儿童在课堂练习的项目示例（治疗师表格 28）中挑选的活动，指导儿童完成 2～3 个任务计划会议。告诉儿童每一个活动的具体细节，使其能容易地将任务拆分成几个步骤。用完整的任务计划会议记录（父母和儿童讲义 48）来记录儿童的回答，提醒儿童思考"准备行动"和"时间管理"的问题。为了决定应该在什么时候将每一步骤整合到日常计划中，指导儿童查阅个人日程表（这是儿童文件中的一部分，儿童也有 1 份 OTMP 文件副本）。儿童应将本周当日作为每个项目的起点。治疗师可以用这些有针对性的问题提醒儿童的行为。如：

"你明天还有时间做（插入儿童对其选择的项目计划的第一步骤）吗？"

"看看你今天的家庭作业，还有剩余的时间开始这个项目的其中一个步骤吗？"

"那么周末呢？你能在星期六或星期日完成其中比较大的那个步骤吗？"

在儿童参与每个练习活动的任务计划步骤时，予以表扬和课堂积分奖励。接着让儿童想一想，在这一学年有没有需要完成的长期学校项目（如读书报告、科学展览项目、研究项目、自传）。或者，如果儿童已经有将要完成的学校项目，治疗师可以致力于计划这个项目（如果儿童不知道这样的项目，治疗师可以在第 18 课的课前准备中与教师商议是否有这样的项目）。选择其中一个作业，假设这个作业要在接下来的 1～2 周内完成（取决于作业的性质），练习对完成作业制定计划。在父母和儿童讲义 48 记录下儿童对每个计划提醒的回答，并根据个人日程表和其他要到期的任务，决定何时将每一步骤整合到完成计划的时间表中。治疗师对此练习予以表扬和课堂积分。

■ 课程总结（和父母 / 儿童）

协助儿童和父母讨论"融合"

指导儿童根据个人日程表和其他已安排的作业，解释将步骤融合于任务完成的过程。给父母展示已经在课堂上完成的示例活动和学校作业的任务计划会议（父母和儿童讲义 48）的记录，并描述儿童是如何决定何时将每一步骤融合进整个计划中去的。

布置家庭作业：任务计划会议

要求父母每日与儿童一起完成 2 次任务计划会议（父母和儿童讲义 48），使用本节课练习过的所有步骤（父母和儿童讲义 44 上的 1～3 步）。一次任务计划会议来讨论完成家庭作业（上学日）或休闲活动（周末）的计划。另一次用于练习计划其他活动或项目。如果没有相关的活动或项目，父母和儿童可以从父母和儿童讲义 46（家庭练习建议：任务计划）中选择一项假设的活动。对于每日的这两次时间计划会议，父母应该引导儿童去思考何时将每一步骤融合于活动或项目的完成计划中。

最后，请父母想一想孩子需要为之做出计划的即将到来的家庭安排、活动或事件（如节日聚餐、家庭成员生日派对、家庭度假）。父母需要准备在下一次训练课上详细描述这项活动／安排／事件，以用于课堂上孩子们的做计划练习。

回顾家庭行为记录

向父母展示家庭行为记录表（父母和儿童讲义 19），回顾儿童的哪些行为需要父母提醒、监管、表扬和奖励。以下是一些可能适用于家庭行为记录的行为清单，但是对某些儿童可能需要做一些变动：

·学校行为 1：按时完成所有的课堂作业。

·学校行为 2：对课堂作业进行时间追踪或对课堂作业完成任务计划会议。

·家庭行为 1：完成家庭作业的时间计划会议。

·家庭行为 2：完成其他活动的时间计划会议。

·家庭行为 3：按时完成家庭任务（由父母选择）。

将新目标行为添加到 DAR 文件夹

教师提供学校奖励的目标行为如下：

1. 按时完成课堂作业。

2. 完成对课堂作业的时间追踪或完成对课堂作业的任务计划会议。

奖励儿童

和儿童一起查看本节课的课堂记分表（治疗师表格 5），表扬儿童在课堂赢得积分的积极行为。累加本节课上的得分，提示儿童可以用掉或保留这些积分。

结束本课

确认下节课的时间。给儿童和父母发放下节课的 OTMP 清单（父母和儿童讲义 50）。提醒下节课时，父母带好家庭行为记录本（父母和儿童讲义 19），儿童带好书包、每日作业记录夹、文件夹和所有的 OTMP 资料。

第 18 课
任务计划·为长期任务做计划

课程目标

治疗师：
- 回顾父母及儿童在家里共同完成的任务计划会议。
- 确定儿童理解到目前为止所练习的任务计划的步骤。
- 同儿童一起计划 1 项将要进行的学校项目（如可能，可基于教师给出的信息）。
- 帮助儿童应用所有的任务计划步骤来计划家里和学校的长期任务。

儿童：
- 练习使用任务计划步骤来为家里和学校的长期任务做计划。

父母：
- 描述提醒、监管、表扬、奖励目标行为所做的努力。
- 分享关于儿童在家实施的长期活动或项目的信息。
- 同意与儿童每日实施 2 次任务计划会议。
- 使用家庭行为记录，在课程间期提醒、监管、表扬、奖励儿童的目标行为。

所需材料

父母：
- 父母和儿童讲义 19，家庭行为记录表。

治疗师：
- 治疗师表格 5，课堂记分表。

儿童：
- DAR 文件夹、文件夹和书包。

- 父母和儿童讲义 48，任务计划会议记录（4 份用于课间练习，8 份用于家庭练习，装订好）。
- 父母和儿童讲义 51，OTMP 清单：第 19 课上课须知。

第 18 课课程提纲清单

项　　　目	完成情况
·回顾行为监管和积分计划的完成情况（和父母／儿童）	
回顾家庭行为记录	是／否
回顾家庭作业：任务计划会议	是／否
讨论需要计划的家庭活动	是／否
·单独和儿童的技能训练：任务计划（续）	
回顾 OST 家庭作业：任务计划会议	是／否
讨论把任务计划步骤应用到长期任务中	是／否
课堂练习：为长期任务做计划（父母和儿童讲义 48）	是／否
·课程总结（和父母／儿童）	
协助儿童和父母讨论为长期任务做计划	是／否
布置家庭作业：任务计划会议（父母和儿童讲义 48）	是／否
回顾家庭行为记录（父母和儿童讲义 19）	是／否
将新目标行为添加到 DAR 文件	是／否
奖励儿童（治疗师表格 5）	是／否
结束本课（父母和儿童讲义 51）	是／否

本课简介

本节课通过帮助儿童应用计划步骤来为几日或几周内必须完成的长期任务做计划，以巩固儿童对任务计划技巧的使用。儿童在本课将不会学习任何新的步骤，而是通过练习目前为止学到的步骤，用于计划接下来在家里（如为聚会、留宿聚会或假期做计划）或在学校（如读书报告、研究项目或做一个立体模型）必须完成的项目。这个练习将会帮助儿童整合跟踪任务的技能（如列出完成任务所需的步骤）、管理材料（如决定每一步骤需要什么材料）、时间管理（如评估每一步骤所需的时间并将其融合到整个计划中）、任务计划（如将这些步骤整合成连续、合理的计划）的技能。这些在生活中近期必须完成的项目也能够帮助儿童认识到这些技巧是如何被应用到日常生活中去的。

课程详解

■ 回顾行为监管和积分计划的完成情况

回顾家庭行为记录

与父母一起回顾家庭行为记录（父母和儿童讲义 19），并讨论儿童在课程间期的 OTMP

行为表现。

- ·讨论观察到的行为。
- ·询问父母如何提醒儿童的行为。
- ·回顾用哪些奖励可以强化儿童的行为表现。
- ·帮助家庭解决计划实施中的问题（如问题提醒、记录积分、提供奖励或完成组织常规等）。

回顾家庭作业：任务计划会议

要求父母及儿童讨论他们在家里完成的任务计划会议，并检查他们完成的任务计划会议记录（父母和儿童讲义 48）。询问他们在完成任务计划时是否有困难，有没有影响他们完成任务的需要解决的问题。检查并确保儿童仍对在家里使用任务计划会议保持积极性，确保父母在过程中提供足够的支持（如在讨论中做好记录、表扬儿童在计划中所做的任何努力），使儿童能参与其中。

讨论需要计划的家庭活动

要求父母帮助治疗师列出接下来几周可能要发生的家庭活动（如家庭旅游或度假、聚会、1 次重要的远足、1 个家庭项目等）。关注那些真正有助于儿童做计划的活动。需要提醒治疗师的是，本课将要和儿童一起用计划步骤为这些家庭活动中的其中 1 个做准备。

■ 单独和儿童的技能训练：任务计划（续）

从奖励儿童课堂积分（治疗师表格 5）开始，表扬儿童认真听课及与在场父母的讨论。

回顾 OST 家庭作业：任务计划会议

检查课后儿童在家里跟父母一起完成的父母和儿童讲义 48。要求儿童描述他是如何想出列出的计划步骤的，表扬儿童所做出的努力。强调制定并遵从计划对于妥善完成任务的重要性，并向儿童表明，随着儿童使用计划步骤越来越熟练，这些任务计划会议也将变成简短的讨论。

讨论把任务计划步骤应用到长期任务中

告诉儿童：

"目前为止，我们已经对家庭作业、假想的作业和项目及日常活动进行了任务计划步骤的练习。你们对这些步骤应该更加熟悉了：思考目标，将目标进行拆分并准备行动，思考所需要的物品，通过安排步骤顺序管理时间，计划时间并将步骤融入你的时间表中。今天我们将练习使用这些步骤，用于将要在接下来的几日或几周内必须完成的真实的学校和家庭项目。"

要求儿童描述在过去的一学年完成的任何长期作业（如读书报告、研究项目、自传等）。可能治疗师在从前与儿童或教师的讨论中已经知晓这部分内容；如果是这样，那么回顾你所知道的信息，而不是要求儿童再次描述细节。接着询问有没有在接下来的几周内将要安排的长期任务（如可行，参照治疗师跟教师的沟通内容）。告诉儿童，他将要练习使用任务计划会议为一项过去和一项将来的学校作业做计划，也要为本节课开始时父母提到的一项或多项家庭活动做计划。

课堂练习：为长期任务做计划

治疗师拿出一份空白的时间计划会议记录副本（父母和儿童讲义48），要求儿童思考一项近期完成的学校长期计划，思考全部计划步骤：建立目标，必须完成的步骤有哪些，需要的材料是什么。接着要求儿童假想这个项目是安排在接下来几周的。在看过个人日程表过后，要求儿童安排步骤顺序，估算每一步需要多长时间，接下来将步骤融合到下周的时间安排中去。治疗师对这个模拟计划练习给予表扬和课堂积分。或者，继续进行在上节课里讨论的作业。反复回顾和重新审视这些步骤并非多余，因为计划本身就是一个需要通过反复练习强化的复杂的过程。

下一步，如果尚未完成，要儿童思考近期需要安排的一项长期作业，使用另一张空白的父母和儿童讲义48副本，帮助儿童制定一个在规定日期之前完成作业的计划。告诉儿童将这份副本夹在文件夹中，将它作为完成这个长期作业的指南。

> 友情提示：如果儿童近期没有学校指定的长期作业，治疗师可以创造一个作业，该作业类型与儿童过去完成的类似，要求儿童对该作业练习计划步骤。

最后，思考1个接下来几周里将要进行的家庭活动，要儿童制定活动计划，使用另外1份空白父母和儿童讲义48副本。表扬儿童，并对在此活动中积极合作参与的儿童提供课堂积分。

■ 课程总结（和父母／儿童）

协助儿童和父母讨论为长期任务做计划

要求儿童向父母说明上课时练习了给哪个学校项目和家庭活动做计划，给父母展示课堂上完成的任务计划会议讲义的副本，并描述完成项目所需的步骤、材料及将这些步骤融入时间表的计划。要求父母对儿童提出的计划给予反馈，鼓励父母和儿童讨论计划需要做哪些修改，以确保能够真正实施完成。对儿童与父母回顾这些计划给予表扬和课堂积分奖励。

布置家庭作业：任务计划会议

要求父母继续使用每日任务计划，做到每日至少完成一项学校或家庭项目的任务计划会议记录（父母和儿童讲义48）；并解释通过持续使用这些计划技巧，儿童和父母开始将计划看成是日常生活中的正常组成部分。

回顾家庭行为记录

向父母展示家庭行为记录表（父母和儿童讲义19），回顾儿童的哪些行为需要父母提醒、监管、表扬和奖励。以下是一些可能适用于家庭行为记录的行为清单，但是对某些儿童可能需要做一些变动：

- ·学校行为 1：按时完成所有的课堂作业。
- ·学校行为 2：对课堂作业进行时间追踪或对课堂作业完成任务计划会议。
- ·家庭行为 1：完成家庭作业的时间计划会议。
- ·家庭行为 2：完成其他活动的时间计划会议。
- ·家庭行为 3：按时完成家庭任务（由父母选择）。

将新目标行为添加到 DAR 文件夹

教师提供学校奖励的目标行为如下：

1. 按时完成课堂作业。

2. 完成对课堂作业的时间追踪或完成对课堂作业的任务计划会议。

奖励儿童

和儿童一起查看本节课的课堂记分表（治疗师表格 5），表扬儿童在课堂赢得积分的积极行为。累加本节课上的得分，提示儿童可以用掉或保留这些积分。

结束本课

确认下节课的时间。给儿童和父母发放下节课的 OTMP 清单（父母和儿童讲义 51）。提醒下节课时，父母带好家庭行为记录表（父母和儿童讲义 19），儿童带好书包、每日作业记录夹、文件夹和所有的 OTMP 资料。

第19课
任务计划·全面检查及计划毕业

课程目标

治疗师：

· 回顾父母及儿童在家里共同完成的任务计划会议。

· 介绍任务计划的最后一步，全面检查，即检查任务完成的整洁性和完整性。

· 帮助儿童计划 1 份个人演讲的脚本，以推荐 OST 训练中学到的技能。

· 联系教师，告诉他们儿童需要检查课堂作业的整洁性和完整性。

儿童：

· 理解如何全面检查完成的工作，以确保它整齐、完整。

· 练习最后 1 个任务计划技能，用模拟材料练习全面检查。

· 设计 1 份个人演讲的脚本，以推荐 OST 训练中学到的技能。

父母：

· 描述为提醒、监管、表扬、奖励目标行为所做的努力。

· 理解如何引导儿童思考工作是否整洁并完整。

· 同意与儿童每日对家庭作业实施任务计划会议。

· 同意在课间指导儿童练习个人演讲的脚本。

所需材料

父母：

· 父母和儿童讲义 19，家庭行为记录表。

· 父母和儿童讲义 53，帮助孩子保持良好的组织技能。

治疗师：

· 带打印功能的电脑（备选）。

· 治疗师表格 5，课堂记分表。

· 治疗师表格 29，练习全面检查的材料。

儿童：

· DAR 文件夹、文件夹和书包。

· 父母和儿童讲义 48，任务计划会议记录（1 份用于课堂练习，8 份用于家庭练习，装订好）。

· 父母和儿童讲义 52，个人演讲脚本提纲。

· 父母和儿童讲义 54，OTMP 清单：第 20 课上课须知。

第 19 课课程提纲清单

项　　目	完成情况
· 回顾行为监管和积分计划的完成情况（和父母 / 儿童）	
回顾家庭行为记录	是 / 否
回顾家庭练习：任务计划会议	是 / 否
· 单独和儿童的技能训练：全面检查并计划个人演讲	
介绍任务计划的最后一个步骤：全面检查	是 / 否
课堂练习：全面检查（治疗师表格 29）	是 / 否
讨论为个人演讲做计划（父母和儿童讲义 52）	是 / 否
· 课程总结（和父母 / 儿童）	
协助儿童和父母探讨如何全面检查	是 / 否
布置家庭作业：任务计划会议和练习个人演讲（父母和儿童讲义 48、父母和儿童讲义 52）	是 / 否
回顾家庭行为记录（父母和儿童讲义 19）	是 / 否
将新目标行为添加到 DAR 文件	是 / 否
奖励儿童（治疗师表格 5）	是 / 否
向父母介绍消退和淡化的概念（父母和儿童讲义 53）	是 / 否
结束本课（父母和儿童讲义 54）	是 / 否

本课简介

在本节课中，儿童将学习任务计划的最后一个步骤——全面检查，包括检查作业的整洁性和完整性，并用模拟的任务练习使用这个步骤。此外，儿童将使用计划技能来设计 1 份个人演讲的脚本，以推荐 OST 训练中学到的技能。儿童必须为将要在下节课录制的个人演讲做计划。为演讲做计划以及与父母一起回顾脚本的整洁性和完整性的过程将会强化任务计划在其他项目中的应用。另外，在最后一课之前创作 1 份有条理的脚本，详细介绍 OST 是如何产生帮助的，对儿童及治疗师来说也是十分有益的活动。这样有条理地复习将帮助儿童专注于学到的技能和工具，将来即便是在正式的培训结束后也可以使用。

课程详解

■ 回顾行为监管和积分计划的完成情况

回顾家庭行为记录

与父母一起回顾家庭行为记录（父母和儿童讲义 19），并讨论儿童在课程间期的 OTMP 行为表现。

- · 讨论观察到的行为。
- · 询问父母如何提醒儿童的行为。
- · 回顾用哪些奖励可以强化儿童的行为表现。
- · 帮助家庭解决计划实施中的问题（如问题提醒、记录积分、提供奖励或完成组织管理常规等）。

友情提示：鉴于这是倒数第 2 课，父母应该已经掌握了行为矫正的策略（理论上）。如果这样，治疗师要在本课结束部分，建议父母在培训结束后使用消退和淡化策略。然而，如果仍有问题，治疗师需要在本课花一些时间识别有哪些难以解决的问题，使父母在家里实施行为策略存在困难。作为替代方案，治疗师需要制定一套在培训结束后父母可用的简化的行为矫正系统，并在最后一课交给父母。建立简化系统的建议可见第 20 课。

回顾家庭练习：任务计划会议

要求父母及儿童讨论他们在家里完成的任务计划内容，并检查完成的任务计划记录（父母和儿童讲义 48）。询问父母和儿童在完成任务计划时是否有困难，有没有影响他们完成的需要解决的问题。检查并确保儿童仍对在家里使用任务计划会议保持积极性，确保父母在保持儿童积极参与的过程中提供足够的支持（如在讨论中记录儿童的回应，表扬儿童讨论计划所做的任何努力）。

告诉儿童及父母，儿童将要在本课中学习任务计划的最后步骤：全面检查任务完成的整洁性和完整性。下节课儿童将要计划 1 个特别的个人演讲，描述在 OST 培训中学到的技能。

■ 单独和儿童的技能训练：全面检查并计划个人演讲

从奖励儿童课堂积分（治疗师表 5）开始，表扬儿童认真听课及与在场父母的互动。

介绍任务计划的最后一个步骤：全面检查

告诉儿童：

"你已经学习了任务计划中的前 3 个步骤，现在让我们来学习最后一个步骤——全面检查。在这一步骤中，你需要问自己这些问题'我达到目标了吗？做得对吗？是否整洁、完整？'你必须查看你的计划或作业，检查是不是都做好了，是否整洁完整。例如，如果你计划写 1 份读书报告，你将首先要明确必须完成哪些步骤；接着，在做每一步骤时，你要检查是否做到了该做的；最后，当你完成读书报告后，你还要全面检查，以确保它整洁（如书写整洁、拼写正确）和完整（即所有需要的部分均已包含）。你在做 1 个小任务或作业时也可以检查整洁性和完整性。例如，当你完成学校作业时，你可能仓促写完，交上 1 张乱糟糟的卷子，或漏做了一些题目。教师不会喜欢，你的父母也不会喜欢。如果在上交之前检查你的作业，订正其中的错误，你就能确保'去吧，别计划'小捣蛋不会让你陷入麻烦。"

"所以今天我们将要练习检查，确保任务完成得整洁、完整。首先，让我们来思考一下，面对不同的作业或项目时，你应该检查什么。"

跟儿童进行一个简短的讨论，举一些作业或者项目的例子，要求儿童描述每一个例子应该检查什么。下面是一些作业范例及需要检查的元素。

1. 写 1 份读书报告（拼写、字迹、句子完整、正确的大写、封面插图等）。

2. 画带有标注的火山图（单词拼写、图画整洁、标注部分等）。

3. 数学题（字面整洁、没有拼写错误、答题数、答案的准确性等）。

4. 为海滩度假打包（记住所有需要的衣服和鞋子，包括沙滩玩具，确保所有物件装进箱子等）。

对考虑这些问题比较周密的儿童进行表扬，给予积分奖励。

课堂练习：全面检查

给儿童展示一套学校作业或项目计划步骤的材料（治疗师表格 29）。这些材料中有些明显的错误，儿童的工作是检查材料是否整洁、完整，识别出哪些是需要修改的。向儿童介绍材料的时候可以讲："让我们看看一些学校作业和其他项目的例子，它们是否整洁又完整呢？让我们检查一下。"对于每个作业／项目的例子，可以通过引导性的问题去指导儿童进行检查。

· 1 份拼写列表："这个关于拼写的家庭作业是整洁、完整的吗？如果不是，为什么不是？"

· 1 张假定用来写家庭作业的书桌的图片："这张书桌准备好了，可以用来写作业了吗？如果不能，为什么不能？"

· 1 张未完成的拼图图片："这张拼图完整吗？如果不是，为什么不是？"

- 足球训练任务计划会议讲义和足球包的图片："让儿童写1个计划，确保他把所有踢足球需要的东西列出来，看看他为足球训练打包的这张图片，他是不是忘记了什么东西？如果是，他忘记了什么？他的书包整洁、完整吗？如果不是，为什么不是？"
- 在朋友家留宿晚会的任务计划会议讲义："这个留宿晚会的计划是整洁、完整的吗？如果不是，为什么不是？他是不是忘记了什么？如果是，他忘记了什么呢？"

当儿童对检查这些活动或作业的结果做出反应时，表扬儿童的那些恰当反应。提醒儿童，用任务计划的最后步骤，儿童通过确保所有的项目、任务、作业能被正确、整洁、完整地完成，将能够控制"去吧，别计划"小捣蛋。

讨论为个人演讲做计划

告诉儿童：

"下节课是我们最后1课，我想要同你们做1个特别的项目，帮助我们思考在OST中学到的所有东西。在我们最后一课中，我们将要用摄像机摄录1个简短的个人演讲（4～5分钟），它将告诉其他儿童OST项目的内容。我们不会把它放在电视上；它只是给你和你的父母保存，提醒你在这里学到了什么。今天我们一起写1个脚本，当我们下次录这个短片时，你就可以知道要说些什么。我们将思考这个项目的所有部分，以及在这里学到的控制小捣蛋、变得更有条理性的所有技能。让我们从计划需要做什么开始，录制这个演讲，并把它做好。"

> 友情提示：有些儿童可能不愿意拍摄演讲。如果儿童对此表示忧虑或担心，治疗师可以提供做音频的方案。

拿出1张任务计划会议记录（父母和儿童讲义48）的空白副本，帮助儿童思考需要哪些步骤完成这个项目（如写脚本、带1个数字录像机、制作提示卡片等）以及完成每一步骤需要什么（如铅笔、数字录像机、提示卡片）。接着帮助儿童决定第1步、第2步、第3步及第4步需要做什么，同时查阅个人日程表，查看儿童何时能够将在家里练习脚本的时间融入每日的时间安排。最后，讨论儿童如何同父母一起检查脚本，以确保脚本的整洁和完整性。

告诉儿童治疗师将在本课与其一同创作脚本，儿童可以同父母在家里复习、排练脚本。使用父母和儿童讲义52（个人演讲脚本提纲），指导儿童思考并回答每一个列出的问题。使用提纲创作脚本，使儿童能够在个人演讲中使用它。当录制时，并不要求儿童能够记住脚本，能够读出笔记即可。

> 友情提示：有很多方式可以帮助儿童组织、创作脚本。治疗师可以使用父母和儿童讲义52来记

录儿童的回答，当拍摄这个演讲时，允许儿童能够从讲义内容中直接读出来。或者，治疗师发现使用电脑记录儿童的回答更加简洁，可以将内容轻松整合到脚本中，供儿童参考。治疗师也可以决定使用提示卡片记录每个儿童的回答，指导儿童从卡片中读出来。治疗师可选择1个便于自己实施也便于儿童理解和使用的方法。治疗师可以给儿童1份脚本的副本，便于带回家练习，并把1份副本放在儿童的文件夹中，以防儿童在下节课忘记带脚本。

■ 课程总结（和父母／儿童）

协助儿童和父母讨论如何全面检查

要求儿童告诉父母任务计划的最后步骤，全面检查，并解释为何检查作业或项目是否完成得正确、整洁和完整是重要的。儿童可以分享课上讨论的事例，给父母展示不同类型的作业／项目是如何检查其整洁性及完整性的。需要说明的是，从现在起，这个最后步骤要包括在所有在家完成的任务计划会议中。

布置家庭作业：任务计划会议和练习个人演讲

要求父母继续使用每日任务计划，旨在每日完成至少1项学校或家庭的任务计划会议记录（父母和儿童讲义48）；并解释通过持续使用这些计划技巧，儿童和父母将开始认识到计划是日常生活中的正常组成部分。

此外，要求儿童向父母展示个人演讲的脚本，并解释这个个人演讲将在下节课录制。让父母跟儿童一起在家复习脚本，保证脚本的整洁性和完整性。如果父母发现儿童忽略了项目中有用的信息，父母可以同儿童一起将更多的信息整合到脚本中。另外，在下节课之前，父母应督促儿童在家里练习脚本。

回顾家庭行为记录

向父母展示家庭行为记录表（父母和儿童讲义19），回顾儿童的哪些行为需要父母提醒、监管、表扬和奖励。以下是一些可能适用于家庭行为记录的行为清单，但是对某些儿童可能需要做一些变动：

- 学校行为1：按时完成所有的课堂作业。
- 学校行为2：挑选一份整洁、完整的作业上交，作为全面检查的证明。
- 家庭行为1：完成家庭作业的时间计划会议，包括全面检查。
- 家庭行为2：练习个人演讲脚本。
- 家庭行为3：按时完成家庭任务。

将新目标行为添加到DAR文件夹

教师提供学校奖励的目标行为如下：

1.按时完成课堂作业。

2.完成对课堂作业的时间追踪或完成对课堂作业的任务计划会议。

奖励儿童

和儿童一起查看本节课的课堂记分表（治疗师表格5），表扬儿童在课堂赢得积分的积极行为。累加本节课上的得分，提示儿童可以用掉或保留这些积分。

向父母介绍消退和淡化的概念

当父母在家里一直使用行为矫正系统时，可以告诉父母，在治疗结束后，他可以在提醒、奖励方式上做些改变。这些改变将帮助儿童在使用OST项目里学到的OTMP技能时，变得更自信。把父母和儿童讲义53（帮助孩子保持良好的组织技能）交给父母，要求父母在下节课之前阅读它。告诉父母在下节课的时候，将提供机会复习及回答有关此讲义中的问题。

结束本课

确认下节课的时间。给儿童和父母发放下节课的OTMP清单（父母和儿童讲义54）。提醒下节课时，父母带好家庭行为记录表（父母和儿童讲义19），儿童带好书包、每日作业记录夹、文件夹和所有的OTMP资料。

第20课
课程总结·个人演讲和毕业

课程目标

治疗师：

· 给儿童提供 1 份整个课程中学习的基本概念和技能的交互式概述。

· 录制儿童个人演讲。

· 与父母和儿童一起总结他们如何在家里和学校持续实施 OTMP 技能，以及表扬—积分—奖赏系统。

儿童：

· 理解为什么保持有组织的工作是重要的：使小捣蛋可控。

· 展示对不同 OTMP 技能的理解（任务跟踪、材料管理、时间管理和任务计划）。

· 完成个人演讲，与治疗师和父母一起看录像。

父母：

· 描述为提醒、监管、表扬、奖励目标行为所做的努力。

· 表达对如何在家里和学校持续提醒儿童使用 OTMP 技能，以及如何使用合适的表扬—积分—奖励系统的理解。

所需材料

治疗师：

· 有回放功能的摄像机（备选）。

· 治疗师表格 5，课堂记分表。

儿童：

· DAR 文件夹、文件夹和书包。

· 个人演讲的脚本（第 19 课完成，和父母和儿童讲义 52 一起作为指导）。

· 父母和儿童讲义 55，组织技能操作者手册。

· 父母和儿童讲义 56，OST 毕业证书。

第 20 课课程提纲清单

项 目	完成情况
· 回顾行为监管和积分计划的完成情况（和父母 / 儿童）	
回顾家庭行为记录	是 / 否
回顾家庭练习：任务计划会议和个人演讲	是 / 否
· 单独和儿童的技能训练：课程总结	
回顾 OST 的基本概念	是 / 否
讨论如何持续控制小捣蛋（父母和儿童讲义 55）	是 / 否
回顾与录制个人演讲	是 / 否
· 课程总结（和父母 / 儿童）	
儿童和父母观看录像	是 / 否
发放 OST 毕业证书（父母和儿童讲义 56）和组织技能操作者手册（父母和儿童讲义 55）	是 / 否
回顾行为矫正技术（父母和儿童讲义 19）	是 / 否
奖励儿童（治疗师表格 5）	是 / 否

本课简介

本节课将对培训全程学习的主要概念、原则和技能做出总结，并对儿童能够成功完成这个项目进行表扬。治疗师需要回顾为何儿童必须要学习控制小捣蛋，并使用组织技能来使一切皆在脑管家的掌控中。儿童将识别出哪些小捣蛋是最有问题的，并制定出一个计划来持续控制住这些小捣蛋。治疗师和父母要表扬儿童的成绩，并注意到儿童学到的改进 OTMP 技能的方法。最后，父母将和治疗师一起制定一个恰当的强化系统，提醒儿童继续使用这些技能。本课结束时，儿童和父母将对他们持续管理小捣蛋的能力充满信心。

课前准备

治疗师要用 1 个数字摄像机来录制儿童的个人演讲。摄像机应该带有回放功能，以供儿童和父母能够在课程结束的时候观看录像（即便仅仅在较小的录像机屏上看）。建议治疗师在课程结束后刻录 1 张个人演讲的 CD，并邮寄给父母和儿童，或者用电子邮件发送给他们 1 份录像副本。

在本课结束时，关于父母如何能够提醒儿童在家和学校持续使用组织技能的讨论，治疗师必须为此做好准备。治疗师需要思考在整个治疗过程中，父母实施行为矫正系统的效果怎样。如果父母能够轻松使用整个行为矫正系统，持续记录积分和给予奖赏，那么可以建议父母开始使用消退和淡化策略（在父母和儿童讲义 53 中描述）来修正他提醒和奖赏儿童使用组织技能的方法。但是，如果父母间断实施，或者在治疗结束后，不相信这个奖赏系统能够被真正使用，治疗师需要帮助父母制定一个对组织管理技能的简化的提醒、表扬和奖励系统。具体指导和建议可参见本课程结尾部分"行为矫正技术回顾"。

课程详解

■ 回顾行为监管和积分计划的完成情况（和父母 / 儿童）

回顾家庭行为记录

同父母一起回顾家庭行为记录（父母和儿童讲义 19），讨论儿童在课后的 OTMP 表现，以及近期获得奖励最多的技能是什么。告诉他们在本课结束时，治疗师将要讨论儿童使用 OTMP 技能的持续强化方法。

回顾家庭练习：任务计划会议和个人演讲

要求父母及儿童讨论他们在家里完成的任务计划内容，并检查他们完成的任务计划记录（父母和儿童讲义 48）。询问他们在完成任务计划时是否有困难，有没有影响他们完成的需要解决的问题。检查并确保儿童仍对在家里使用任务计划会议保持积极性，确保父母在保持儿童积极参与的过程中提供足够的支持（如在讨论中记录儿童的回答、表扬儿童讨论计划所做的任何努力）。

接下来，询问父母和儿童是否在家里复习了个人演讲的脚本（如果有）询问是否对脚本做出了修改。告诉儿童在本节课将要录制个人演讲，在本课的结尾部分父母和儿童可以观看个人演讲。

■ 单独和儿童的技能训练：课程总结

从奖励儿童课堂积分（治疗师表 5）开始，表扬儿童在场认真听讲、同在场父母讨论和带齐所有合适材料的行为。

回顾 OST 的基本概念

OST 项目的基本概念总结如下：

· ADHD 患儿在组织任务方面存在困难：如跟踪任务、材料管理、时间管理和计划。
· 每个人的脑中都潜伏着不同的小捣蛋，这些小捣蛋常通过不同的方式给儿童带来麻烦：让儿童忘记重要的事件或任务，丢掉所需要的物品，使他们不能按时完成任务，对重要的项目或任务不能恰当做计划。

· 如果儿童忽略了这些小捣蛋，假装没有问题，这些小捣蛋将引起很多麻烦。

· 儿童可以使用在这个项目中学到的组织工具和技能，并反复练习，来对抗小捣蛋，保持更好的组织性。

· 父母和教师可以通过提醒儿童使用组织工具和技能帮助儿童控制小捣蛋。

简要回顾这些基本概念，检查确认儿童理解了这些概念，并鼓励儿童提问。在回顾时，治疗师可以仅仅简单讲解，也可以通过提问和回答与儿童互动。下面是引导讨论的一种方式，注意，回顾应该契合儿童的具体情况，主要聚焦于儿童最为困难的问题以及与治疗师一起工作中最重要的问题。

告诉儿童：

"今天是我们最后一课，我想要花些时间来复习我们一起学到的东西。你还记得我们最开始的第1课吗，那时候我们讨论了 ADHD 和 ADHD 患儿将要经历些什么？我们了解到 ADHD 患儿有时候在注意力、静坐、做慎重的决定方面存在一些困难。同时还了解到 ADHD 患儿在保持组织条理性上更为困难，如跟踪任务、管理材料（如试卷、书、背包）、按时完成任务，为重要的作业或任务做计划。我们还讨论了小捣蛋：那些讨厌的小捣蛋偷走我们的自由时间，让我们忘记任务，丢掉需要的东西，使我们误以为提前做计划并不是真的很重要。"

"现在我们已经一起学习了几周，我们知道许多如何对付小捣蛋的方法。比如，假如你装作小捣蛋不存在，说你在家里或学校里完成任务方面没有问题，那会怎样呢？那么小捣蛋们将会很兴奋，因为它们可以让你持续陷入麻烦中，让你认为不需要特别努力以保持组织条理性就可以完成任务。当你忘记学校的事情，没有完成作业，得到很差的分数时，你的父母会很生气。当你忘记小测验复习或把家庭作业忘在家里时，你的教师也会生气。你、你的父母、教师就不会融洽合作，你会觉得他们联合起来一起针对你。"

"在我们一起学习的时候，我们已经知道你、你的父母和教师都是同一个队伍的队友。我们一起来对抗小捣蛋。现在你知道了所有的小捣蛋，而且知道它们是如何给你制造麻烦的。你也知道了如何使用特殊的工具使这些小捣蛋处于可控状态。你学会了将纸张和书本放在特定的地方，让它们不会丢掉；你学会了让工作空间变得有序，使你做好开始工作的准备；你学会了使用书面提醒，如书包检查清单，来确保你不会忘记事情；你学会了使用闹钟和日历来安排计划，并按时把事情完成；你学会了计划行动。你也学会了接受关心你的大人给予的帮助和提醒，并因学习到新的组织管理技能和持续使用技能而获得奖励。"

"如果持续使用你在这里学习到的技能，与父母、教师一起密切注意小捣蛋，你将能够让大脑处于可控状态并保持有条不紊。你需要记住，如果你不仔细，小捣蛋能够一直困扰你。但是如果你一直练习使用这些小技能，你将有能力在生活中控制这些小捣蛋。"

讨论如何持续控制小捣蛋

询问儿童哪些小捣蛋是最捣蛋的，最容易制造麻烦的。强调儿童应该格外小心这些小捣蛋可能捣鬼的情境，然后使用 OTMP 技能使这些小捣蛋处于可控状态。提醒儿童在下列每个领域都学了哪些技能，告诉儿童使用这些技能的小贴士可以在组织技能操作者手册（父母和儿童讲义 55）中找到，儿童和父母可以把这本手册带回到家中。引导儿童互动复习，请儿童告诉治疗师，不同领域的问题有哪些技能可以帮助解决，并补充儿童并未提及的技能。

跟踪任务

·DAR。

·作业和考试日历。

管理材料

·文件夹。

·书包检查清单。

·其他活动的背包检查清单。

·准备就绪。

时间管理

·个人日程表。

·家庭作业和课堂作业的时间跟踪表。

·家庭作业和日常活动的时间计划会议。

·对抗个人的时间大盗问题的策略。

任务计划

·任务计划会议，包括以下步骤：思考目标；准备行动；管理时间；全面检查。

回顾并录制个人演讲

让儿童拿出个人演讲的脚本，并练习通读一遍。如果儿童想要使用一些小道具，确保这些小道具已准备好。接着告诉儿童，治疗师将要录制每个人的个人演讲，并提醒儿童读得清晰、缓慢。在录制结束后，给儿童看视频；如果儿童想要做些改动，治疗师可以再次录制，直到儿童对结果满意为止。

■ 课程总结（和父母 / 儿童）

儿童和父母观看录像

给儿童和父母播放录像，并表扬儿童思考 OST 中有用的方法并完成录制。告诉儿童和父母，治疗师将要制作个人演讲的副本，并通过快递或电子邮件发送给他们。

发放 OST 毕业证书和组织技能操作者手册

支持儿童告诉父母在本课讨论的内容，即如何能让儿童坚持使用 OTMP 技能和工具去对抗小捣蛋。向儿童和父母发放组织技能操作者手册（父母和儿童讲义 55），并告诉他们手册的主要特点。告诉儿童和父母在手册里有很多使用各种组织技能的表格和指导。鼓励父母和儿童将操作者手册作为一种可以帮助儿童在学校和家庭中持续使用这些技能的资源。最后，授予儿童 OST 毕业证书（父母和儿童讲义 56），祝贺儿童和父母共同成功完成项目。

回顾行为矫正技术

提醒父母：大人的提醒和支持在帮助儿童持续使用项目中所学的组织技能时十分重要。如果父母和儿童已恰当地使用了积分和奖励系统，父母可以继续提醒、监管、表扬和奖励儿童在家里和学校使用这些技能的行为。但是，为了帮助儿童在使用技能过程中减少对父母的依赖，变得更加自信一些，父母可以开始减少提示性语言和奖励的频率。正如父母和儿童讲义 53 中描述的那样，减少提示性语言称作"消退"，减少奖励称作"淡化"。治疗师询问父母是否对为什么以及如何消退提示性语言及淡化奖励有疑问。告诉父母消退和淡化的信息也包含在操作者手册中（父母和儿童讲义 55），如有需要，父母可以在治疗结束后参考讲义在家里实施行为矫正系统。

如果家庭成员在整个培训期间难以实施行为矫正系统，治疗师可以提供一个认为对家庭有用的简化系统。例如，如果父母没有时间完成每日表格，那么可以在周末对儿童在 1 周中达到组织管理要求的表现给予一定数量的积分和奖励。不管父母使用何种积分—奖励系统，强调父母必须持续频繁地提醒儿童去使用组织技能，并且当儿童出现积极表现的时候，必须接着给予持续的表扬，这一点是非常重要的。

奖励儿童

和儿童一起查看本节课的课堂记分表（治疗师表格 5），对于在课程中获得奖励的儿童的积极行为进行表扬。将儿童获得的所有积分及之前课程中攒下来的积分相加统计，告诉儿童可以用所有积分调换最终大奖。

第3篇

表格和讲义

治疗师表格

治疗师表格 1
课堂记分表——第 1 课

谈论你怎样更好地组织	
仔细倾听关于小捣蛋的小故事	
当听到发生的问题时保持冷静	
回答关于在学校或在家活动的问题	
将含新资料的文件夹带回家	
本课总积分	

课程备注:

_____

_____

_____

_____

_____

治疗师表格 2
OTMP 问题的访谈记录

记忆和材料管理的失误

记忆和材料管理方面的失误——忘记作业和丢失材料，包括纸张、书和其他需要的材料	
你对孩子能够记住自己的作业和保存好自己的学习用品和资料有什么顾虑吗？你能否多告诉我一些相关内容？何时何种情况下你会注意到这些问题？教师有没有反映孩子在学校也存在这些问题？	备注：
在学习用品的保管方面，你注意到他有哪些特殊问题吗？	
此类问题对你孩子的日常功能干扰有多大？	干扰值（1~4）
这些问题造成了家里多大程度的冲突？	冲突值（1~4）

（待续）

OTMP 问题的访谈记录（第 2 页—共 9 页）

你注意到孩子在保管学习文本上有哪些特殊问题？

此类问题对你孩子的日常功能干扰有多大？	干扰值（1～4）

此类问题造成了家里多大程度的冲突？	冲突值（1～4）

在监管孩子完成作业时，你是否注意到有哪些特殊问题？孩子是否知道家庭作业做什么，以及为了完成作业，需要带什么回家？

此类问题对你孩子的日常功能干扰有多大？	干扰值（1～4）

此类问题造成了家里多大程度的冲突？	冲突值（1～4）

（待续）

OTMP 问题的访谈记录（第3页—共9页）

你能想到孩子在记忆信息或物品，或丢失物品方面还有其他问题吗？

此类问题对你孩子的日常功能干扰有多大？	干扰值（1～4）

此类问题造成了家里多大程度的冲突？	冲突值（1～4）

时间管理和任务计划的问题

时间管理和任务计划的问题——准时完成任务的问题，知道如何完成任务的问题，思考需要采取行动时的问题和完成任务及认真执行计划的问题？

你对孩子准时和认真地完成工作和其他活动有什么担心吗？你能多告诉我一些吗？什么时候在什么情况下你会注意到这些问题？教师有没有说孩子在学校的这些问题？	备注：

（待续）

OTMP 问题的访谈记录（第 4 页—共 9 页）

你的孩子在准时开始学习方面有问题吗？

此类问题对你孩子的日常功能干扰有多大？	干扰值（1～4）

此类问题在家和学校造成了多大程度的冲突？	冲突值（1～4）

孩子在按时完成任务方面有特别问题吗？

此类问题对你孩子的日常功能干扰有多大？	干扰值（1～4）

此类问题在家和学校造成了多大程度的冲突？	冲突值（1～4）

（待续）

OTMP 问题的访谈记录（第5页—共9页）

你的孩子在按时完成其他活动时有特别问题吗？如果有的话，什么类型的活动最有问题？

此类问题对你孩子的日常功能干扰有多大？	干扰值（1～4）

此类问题在家和学校造成了多大程度的冲突？	冲突值（1～4）

你的孩子在仔细工作方面有特别问题吗？

此类问题对你孩子的日常功能干扰有多大？	干扰值（1～4）

此类问题在家和学校造成了多大程度的冲突？	冲突值（1～4）

（待续）

OTMP 问题的访谈记录（第 6 页—共 9 页）

你的孩子在做作业、项目或活动（例如：聚会、课外活动）前会不会做计划，有特殊的问题吗？

此类问题对你孩子的日常功能干扰有多大？	干扰值（1～4）
此类问题在家和学校造成了多大程度的冲突？	冲突值（1～4）

你能想出关于管理时间或计划任务还有其他问题吗？

此类问题对你孩子的日常功能干扰有多大？	干扰值（1～4）
此类问题在家和学校造成了多大程度的冲突？	冲突值（1～4）

（待续）

OTMP 问题的访谈记录（第 7 页—共 9 页）

描述时间的特殊问题	是	否
你的孩子知道怎么描述时间吗？		
你的孩子知道怎么看数字式时钟吗？		
一个小时		
半个小时		
一刻钟		
你的孩子知道怎么看模拟时钟吗？		
一个小时		
半个小时		
一刻钟		
你的孩子知道从一个整点的时间到另一个整点的时间过去了多少时间吗？		

组织行为的问题

组织行为的问题——积极主动的行为 / 使用工具不足，如使用日历、制定提纲、使用文件夹或其他用于存放的物品？

你对孩子使用有组织的行动和工具，如记事本、日历、文件夹和其他存储或组织工具，有什么担心？你能多告诉我一些吗？什么时候在什么情况下你会注意到这些问题？教师有没有说孩子在学校有这些问题？	备注：

你的孩子在使用记事本和（或）日历来正确记录截止日期方面是否有特殊的问题？

（待续）

OTMP 问题的访谈记录（第 8 页—共 9 页）

此类问题对你孩子的日常功能干扰有多大？	干扰值（1～4）

此类问题在家和学校造成了多大程度的冲突？	冲突值（1～4）

你的孩子是否用合适的文件夹来管理学校的文本？

此类问题对你孩子的日常功能干扰有多大？	干扰值（1～4）

此类问题在家和学校造成了多大程度的冲突？	冲突值（1～4）

你的孩子在家使用恰当的存放工具去存放物品（如使用玩具箱、小盒子、衣柜和衣服抽屉）有特别的问题吗？

（待续）

OTMP 问题的访谈记录（第9页—共9页）

此类问题对你孩子的日常功能干扰有多大？	干扰值（1～4）
此类问题在家和学校造成了多大程度的冲突？	冲突值（1～4）

除了以上这些问题，你的孩子在组织、时间管理和任务计划方面还有其他问题吗？

此类问题对你孩子的日常功能干扰有多大？	干扰值（1～4）
此类问题在家和学校造成了多大程度的冲突？	冲突值（1～4）

治疗师表格 3
干扰和冲突评定量表

干扰评定量表

1. 一点也没有

2. 轻微

3. 相当多

4. 非常多

冲突评定量表

1. 没有

2. 少量

3. 相当多

4. 非常多

治疗师表格 4
家庭日常安排和活动访谈记录表

典型的工作日

早晨的日常安排
你的孩子几点起床？
早上孩子在做准备时，家里都有谁在？
有人帮助孩子去准备吗？
直到你的孩子上学离开之前，谁会一直陪着孩子？
在上学前，你的孩子必须完成哪些任务？
你的孩子什么时间必须要离开家了？
你认为孩子早上的日常表现怎样？

（待续）

家庭日常安排和活动访谈记录表（第 2 页—共 4 页）

放学后的日常安排

你的孩子是否参加课外活动？如果是的，请你描述？

你的孩子几点到家？

你的孩子到家时，谁在家呢？

你的孩子什么时候会开始写作业？

你的孩子做作业要多长时间？

你的孩子在放学后有任何家务或其他日常活动吗（例如，练习音乐等）？

其他人什么时候回家？

什么时候吃晚饭？

你认为孩子放学后的时间过得怎么样？

（待续）

家庭日常安排和活动访谈记录表（第3页—共4页）

晚上的日常安排

你的孩子在晚餐后做些什么？

在晚餐后，家里都有谁在？

你的孩子什么时候睡觉？

谁帮你的孩子准备就寝？

你认为晚上的时间过得怎么样？

周末的常规安排

你的孩子周末参加什么活动？

（待续）

家庭日常安排和活动访谈记录表（第 4 页—共 4 页）

你的孩子周末有什么家务或任务吗？

你们一家在周末会一起做些什么？

周末谁一直待在家里？

你的孩子周末会去别的家庭吗？

你的孩子周末通常有功课要做吗？

你的孩子周末有其他常规的活动吗？

你如何描述你和你的孩子在一起的周末时光？

治疗师表格 5
课堂记分表

认真听讲	
举例子	
练习	
解释新的技能	
装好需要带回家的东西	
今天的总积分	
积分银行（如果保留）	

课堂备注：

_____

_____

_____

_____

_____

_____

_____

_____

_____

_____

治疗师表格 6
作业记录访谈表

询问儿童以下问题，以指导儿童如何记录学校的作业。

你有作业的频率怎么样？

教师以什么方式布置作业？

你有没有忘记过作业的内容，所以你必须打电话询问朋友？你有没有上学的时候忘带作业？你有没有直到很晚才想起作业没做（例如，深夜或上学前）？

通常你的家庭作业是什么？

（待续）

作业记录访谈表（第 2 页—共 3 页）

你记下你的家庭作业了吗？如果是这样，你把它们写在哪里？

教师有没有检查你记下的作业是否正确？

你有没有忘记用来记录作业的纸张、记事本或平板？

有人在家查看你的作业清单，然后确保你已完成作业吗？

（待续）

作业记录访谈表（第 3 页—共 3 页）

你如何确保拥有完成作业所需的材料？

你在家通常需要哪些材料来完成作业？

你的不同科目是否有不同的特殊物品，如教科书、练习本、笔记本或特殊笔记本？ 如果是的话，你能告诉我其中的一些物品吗？

你有时会有家庭作业练习本或特殊读本吗？ 如果是这样，你能给我一些例子吗？

—— 治疗师表格 7 ——
DAR、作业和考试日历练习的作业示例

作业清单 1

　　数学——阅读数学教科书第 23 ~ 25 页，完成练习本中第 19 页。

　　社会研究——你将撰写一份关于美洲当地居民部落的报告，描述他们的家庭类型、他们吃的食物以及他们如何与欧洲人互动。阅读有关不同部落的信息，并在下星期五选择你想要研究的部落。

作业清单 2

　　阅读——阅读《读者的选择》一书 20 分钟，在阅读日志中写下读后感。

　　数学——完成练习本，开始准备下星期二的数学考试。

　　科学——阅读关于地震的讲义并回答问题。

作业清单 3

　　拼写——完成练习册第 57 页上的练习（拼写单词列表 3 次，然后使用单词写句子）。

　　社会研究——写下在课堂上发放的美国地图上各个州的首府，星期一之前上交完整的地图。

　　科学——科学博览会即将到来，你必须在星期五之前选择 1 个项目，科学博览会在（下个月的某个具体日期）进行。

作业清单 4

　　科学——把你的神秘粉末带回家。完成练习本上的实验，并写下你的观察结果。当你将它与水混合时会发生什么？将它与盐混合后会发生什么？

　　数学——完成数学练习册第 16 ~ 18 页的问题。与你的父母或兄弟姐妹一起玩练习本上列出的骰子游戏。

　　语言艺术——选择一本新书，读书报告要在（给出日期）的 3 周后提交。

治疗师表格 8
学校材料访谈记录表

让我们回顾一下你上的课和需要的资料。

1. 你在学校上些什么科目？

2. 每个科目需要哪些资料，这些资料放在哪里？

科目	书	文本	其他补充资料	你把这些资料放在哪里

（待续）

学校材料访谈记录表（第2页—共2页）

3. 你有没有其他的文本（例如，公告、通知单、教师的批注）？

4. 你在上学期间把书放在哪里？

5. 当收拾书包回家时，书会放哪里？

6. 你把教师上课给你的讲义放在哪里？

7. 你把家庭作业本放在哪里？

8. 你把公告、通知单或其他必须带回家的文本放在哪里？

治疗师表格 9（备选）
徒步探险：特殊仪器的使用说明

"徒步探险"是一段漫长的旅程，你的"徒步探险"就是你牵着骆驼穿过漫天风沙、无边无际的沙漠。在你的探险中，你将需要寻找食物和水，而当你开始探险时，你只有足够一天的食物和水。在每天结束时，你需要找到隐藏的食物和水，这些宝藏遍布整个沙漠，但它们被隐藏在炎热的太阳下。

为了找到补给材料，你需要一个特殊工具。它被称为"补给查找器"。

要使用补给查找器，请按以下说明操作。

1. 把它握在手里。

2. 把最上面的箭头指向正前方地面。

3. 来回摇晃。

4. 当它发出响亮的"哔哔"声时，前面的灯闪烁亮绿色，表示你指向了补给材料的方向。

5. 拿着补给查找器，向这个方向走去。

6. 当你靠近物品时，"哔哔"声越来越大，当你站在补给的正上方时，补给器开始发出强烈、稳定的鸣笛声。

7. 在沙子下面稍微挖一下，取出你的补给。

治疗师表格 10（备选）
徒步探险：前往目的地——探险家商店

使用指南针向西行走 3 英里（4 828 米）。在第一组岩石上，向北转 20°，再行走 2 英里（3 218 米）。向左转，探险家商店就在你面前。

治疗师表格 11（备选）
徒步探险：补给材料清单——在探险家商店使用

1. 下一个目的地的地图。

2. 太阳镜。

3. 帽子。

4. 一个新的帐篷。

5. 一个手电筒。

6. 骆驼的食物。

7. 便携式风扇。

8. 便携式视频游戏。

9. 补充电池。

10. 苏打水。

11. 糖果。

12. 一把小刀。

13. 你的代码纸。

14. 下一站行程的方向。

治疗师表格 12（备选）
徒步探险：特别的代码

使用此代码可确定你在徒步旅行时向你发送的消息。在很多情况下，信使会接近你，他们将为你提供警告、改变计划或完成任务的特殊线索。消息将包含 1 个数字列表。你必须准备好将 2 个数字相加并使用结果来确定消息中应该包含哪个字母。

数字	1	2	3	4	5	6	7	8	9	10	11	12	13
字母	Z	Y	X	W	V	U	T	S	R	Q	P	O	N
数字	14	15	16	17	18	19	20	21	22	23	24	25	26
字母	M	L	K	J	I	H	G	F	E	D	C	B	A

举例：11 9 5 7 6 6 13 10 8 7 2 4 18 6 9 7

11+9=20/G

5+7=12/O

6+6=12/O

13+10=23/D

8+7=15/L

2+4=6/U

18+6=24/C

9+7=16/K 或祝你好运

治疗师表格 13
学校材料访谈

问　　题	儿童的回答
1. 你怎么决定放学时或在家收拾背包时候要把什么放进去（注意：孩子可能没有组织管理的方法。在这里，问儿童以前是如何确保把材料带回家或带到学校去的）？	
2. 这种方法有用吗？你在收拾的时候会不会忘记把需要的东西放进书包？	

（待续）

学校材料访谈（第2页—共2页）

问　　题	儿童的回答	
3. 你有什么几乎总是必须在学校和家之间带来带去的吗？	每日：	定期（例如，每个星期三）：
4. 你有什么有时需要，但不是每日必须在学校和家之间带来带去的吗（例如，活动材料、报告、看图说话材料）？		

治疗师表格 14
书包照片

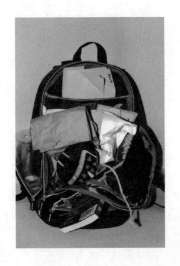
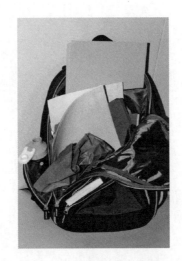
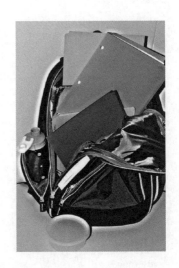

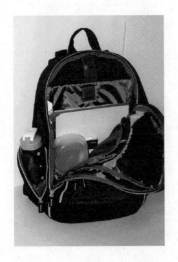
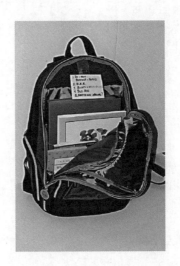

治疗师表格 15
准备就绪：桌子准备好了吗

在家中

你通常在哪里做作业？	
那里有些什么用品或物品？	
哪些用品或物品是你必须找到并带到那里的？	
你有没有不得不停下来去拿东西的时候？	
空间是否足够大，使你可以认真整洁地工作？	
你做完作业后，会自己把东西收起来吗？	
当你在那个地方工作或做作业时小捣蛋来影响你了吗？	
我还有什么想要告诉我？	

（待续）

准备就绪：桌子准备好了吗（第 2 页—共 2 页）

在学校

跟我说说你学校的学习空间，你有书桌或课桌吗？	
在课堂上你把纸张和书本放在哪里？	
其他用品呢？比如铅笔、记号笔和纸张？	
你能很容易找到你需要的东西吗？	
你是否有时很难找到需要的东西？	
如果有，为什么 / 什么时候会发生？	
教师有没有说过你的桌子应该更整洁一点？	
教师有没有说过你学习的时候得清理一下桌子或者收掉一些东西？	
你有时候做作业时是否不得不停下去拿东西？	
你有时候是否因为一些东西干扰了你做作业而不得不停下来拿开它？	
你的学习区通常都干净而足够大吗？	
你在桌子上学习时会有小捣蛋来捣乱吗？	
关于你学校的课桌，你还有什么其他想要告诉我吗？	

治疗师表格 16（备选）

准备就绪：拓展练习材料

注意：在准备此备选练习时，你需要获取以下物品。

活动 1：火星探险

1. 与任务相关的物品：

a. 火星地图（访问美国宇航局网页：*http://mars.jpl.nasa.gov/gallery/atlas/index.html*，用该页顶部的矩形地图）。

b. 尺子。

c. 铅笔或笔。

2. 与任务无关的物品：

a. 指南针。

b. 装有空白 DVD 的盒子，标签上写着：火星上的海绵宝宝。

c. 任何其他干扰物品（玩具、球、零食）。

活动 2：超级巨星演唱会

1. 与任务相关的物品：

a. 制作歌曲列表（见下文）。

b. 每首歌的音乐家列表（见下文）。

c. 空白的纸、笔或铅笔。

2. 与任务无关的物品：

a. 青少年（或其他）杂志。

b. 音乐 CD 和适当的播放器或 MP3 播放器。

c. 学校的作业本或笔记本。

活动 3：时装秀

1. 与任务相关的物品：

a. 模特和联系电话列表（见下文）。

b. 空白日程表（见下文）。

c. 书写材料和纸张。

d. 电话（模拟，必要时）。

2. 与任务无关的物品：

a. 时尚杂志。

b. 美术用品。

c. 玩具、游戏、家庭作业等。

（待续）

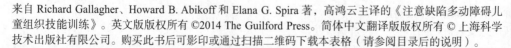

准备就绪：拓展练习材料（第 2 页—共 4 页）

活动 1：火星探险

任务说明：

1. 你需要为勘探团队制定 1 条路线。你们的飞船已降落在火星上的净土平原。你必须描述路线，帮团队找到去奥林匹斯山的道路。

2. 获取准备就绪所需的材料：考虑完成此任务所需的一切物品，拿走你不需要的东西，检查你的工作区域是否干净，并确保没有任何让你分心的东西。

活动 2：超级巨星演唱会

任务说明：

1. 有 1 个流行歌星需要依靠你来计划他的下一场演唱会。明星感觉不舒服，不能准备下一场音乐会的演出顺序。你必须列出演出歌曲的曲目列表和顺序。你还必须列出演出所需的音乐家名单。

2. 获取准备就绪所需的材料：考虑完成此任务所需的一切物品，拿走你不需要的东西，检查你的工作区域是否干净，并确保没有任何让你分心的东西。

活动 3：时装秀

任务说明：

1. 你要在 2 周内找到模特来安排 1 场时装演出。为了做到这些，你必须打电话给模特经纪人，然后列出设计师可用的模特清单。

2. 获取准备就绪所需的材料：考虑完成此任务所需的一切物品，拿走你不需要的东西，检查你的工作区域是否干净，并确保没有任何让你分心的东西。

超级巨星演唱会材料
歌单

从 20 世纪 90 年代开始		最近的歌曲
A	D	终点线
关于我的一切	舞动直到你倒下	为你狂热
永远爱	E	严酷的风
心灵的探险	每个人都爱我	新世纪
B	无尽的舞蹈	踏浪
超越信仰	心灵的错误	告诉我真相
后退	F	
说唱蓝调	落在我身边	
C	永远的朋友	
呼唤舞者		
恰恰经典之旅		

（待续）

准备就绪：拓展练习材料（第 3 页—共 4 页）

所需乐器清单

从 20 世纪 90 年代开始

A

关于我的一切	吉他、贝斯、鼓、喇叭
永远爱	吉他、贝斯、鼓、笛
心灵的探险	吉他、贝斯、鼓、钢琴

B

超越信仰	吉他、贝斯、鼓、电子琴、合唱
后退	吉他、贝斯、铍、击鼓器
说唱蓝调	敲击鼓、刮擦板、吉他、贝斯、鼓

C

呼唤舞者	吉他、喇叭、贝斯、鼓
恰恰经典之旅	管弦乐队

D

舞动直到你倒下	乡村爵士乐队

E

每个人都爱我	吉他、贝斯、鼓
无尽的舞蹈	乡村爵士乐队和击鼓器
心灵的错误	原声吉他、贝斯、钢琴

F

落在我身边	管弦乐队
永远的朋友	吉他、贝斯、鼓、喇叭
最近的歌曲	
终点线	吉他、贝斯、鼓
为你狂热	乡村乐队
严酷的风	管弦乐队
新世纪	录制的磁带
踏浪	小提琴、吉他、贝斯、鼓
告诉我真相	吉他

时装秀材料
模特清单、经纪人、经纪公司电话号码

模特姓名	经纪公司	经纪公司电话号码
Angie Ardslie	我们是时尚	555－1234
Rob Ringdd	顶级模特	555－4321

（待续）

准备就绪：拓展练习材料（第 4 页—共 4 页）

模特姓名	经纪公司	经纪公司电话号码
Jnlie Jones	A 到 Z 模特	555-2314
Samantha Barnes	米勒经纪公司	555-7895
Christie Brinks	美丽的人	555-5678
Jon Reynolds	我们是模特 R	555-8765
Charyse	A1 经纪公司	555-9876
Sonya Reyes	有差别的模特	555-4567
Tyler Watson	只有最好	555-6987
Lucy Diamond	模特城市	555-6789

演出日程表
下个月

星期一	星期二	星期三	星期四	星期五	星期六	星期日
1	2	3	4	5	6	7
8	9	10	11	12	13	14
15	16	17	18	19	20	21
22 练习	23 练习	24 练习	25 下午 4：00 外衣	26 下午 3：00 裙子和套装	27 下午 3：00 休闲服 ——女性 下午 4：30 休闲服 ——男性	28 下午 3：00 正装 ——女性 下午 4：00 正装 ——男性
29	30					

治疗师表格 17
个人日程表：Crystal

填写一周日程安排：

1. 我什么时候到家？

2. 我什么时候上床睡觉？

3. 我放学后有什么特别的活动吗？如果是这样，有哪些安排？它们安排在什么时间？

	星期日	星期一	星期二	星期三	星期四	星期五	星期六
到家	—	3：15	3：15	3：45	4：00	3：45	—
上床	9：00	9：00	9：00	9：00	9：00	10：00	10：00
特殊活动	去养老院帮忙 4：00—5：00	—	舞蹈课 6：00—7：00	课后科学俱乐部 3：15—4：00	给放学后的孩子念书 3：15—4：00 体育运动 6：00—7：00	课后参加女童子军活动 3：45—4：30	体育比赛——时间不定

治疗师表格 18
个人日程表：Carl

填写一周日程安排：

1. 我什么时候回家？

2. 我几点上床睡觉？

3. 我放学后有什么特别活动吗？如果是这样，有哪些安排？它们安排在什么时间？

	星期日	星期一	星期二	星期三	星期四	星期五	星期六
到家	—	4：00	3：10	3：10	3：10	3：10	—
上床	9：00	9：00	9：00	9：00	9：00	10：00	10：00
特殊活动	宗教学校 10：00—11：00	课后国际象棋 3：15—4：00	音乐课 5：30—6：15	体育运动 4：30—5：30	—	—	和爸爸打网球 3：00—4：00

治疗师表格 19
时间侦探工作表：课堂活动

活动	估计时间	实际时间
走神	_____	_____
在房间走动	_____	_____
写下作业清单	_____	_____
完成 1 组数学题	_____	_____
读 1 页讲义或 1 页儿童版《时代周刊》	_____	_____
扔球 10 次	_____	_____
收拾书包	_____	_____
完成 1 组谜语或脑筋急转弯	_____	_____
启动电脑	_____	_____
在互联网上查找东西	_____	_____
写 1 个段落	_____	_____
制作旅行或特定活动的清单	_____	_____
收拾露营袋	_____	_____

治疗师表格 20
家庭作业时间追踪总结

	星期一	星期二	星期三	星期四	星期五	星期六或星期日
完成家庭作业用了多少时间？						
是否有特别的原因要改变家庭作业所需时间？						
家庭作业所需的时间的范围？						
是否有过度估计或者估计不足？						
再想一想：每日什么时间应该安排家庭作业？						

治疗师表格 21（备选）
拓展任务的时间计划

活动 1：火星探险

星期一，今日团队有许多任务去完成。

今日特别任务：你们需要收集飞船附近区域的岩石标本。你需要收集 1 块红色石头和 2 块蓝色石头。当你返回飞船的时候，你需要给这些石头称重以及测量它们的长度。

你今日常规任务是：

1. 在上午 9：30 清洗队员的 5 套宇航服。

2. 在下午 1：00 准备午餐。

讨论你完成这些任务所需要的时间。想一想你什么时候开始，什么时候可以完成。

活动 2：超级巨星演唱会

你在达拉斯，在演唱会前 1 日。

今日特别任务：你需要给 8 个无线麦克风找电池，你需要去 2 英里（3 218 米）远的商店买电池。

你今日常规任务是：

1. 下午 1：00 帮乐队去拿干洗的衣服。

2. 晚上 7：00 为音乐会准备零食和饮料。

讨论你认为你需要花费在这些活动上的时间。想一想你什么时候开始，什么时候可以完成。

活动 3：时装秀

这一日有 2 场正式的服装秀。在表演的早上，你有 1 个特别任务和一些常规任务。

今日特别任务：5 双鞋需要擦。还有 1 套裙子需要在后背上缝上新的扣子。

你今日常规任务是：

1. 你需要在上午 10：00 到模特中心签到。

2. 你需要在下午 1：00 准备模特们的化妆台和镜子。

讨论你认为你需要花费在这些活动上的时间。想一想你什么时候开始，什么时候可以完成。

（待续）

拓展任务的时间计划（第 2 页—共 2 页）

所有拓展任务的时间计划会议

检查你的拓展活动清单	
讨论今日哪些特别任务需要完成	
这些特别任务需要花费多久完成（写下你的估计）？	
你的日常任务需要多久完成？	
你什么时候开始你的特别任务？	
你什么时候结束你的特别任务？	

治疗师表格 22
工作观察单

有多少次分心行为被记录（用计数标记）？

分心总共花费了多少时间？

可以用于游戏的时间有多长（这应该从 5 分钟里减去分心的时间）？

时间大盗的哪些策略似乎干扰了快速有效完成任务（描述儿童做了什么，例如，玩铅笔、盯着窗外、玩衬衫的扣子）？

完成了多少题？

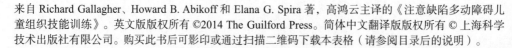

治疗师表格 23
练习：短期和长期作业

第 1 轮练习

短期家庭作业

数学——完成 40 个分数题。

社会研究——研究南美洲的国家。阅读教材中关于南美洲不同部分的气候的内容。回答阅读材料最后的问题。

阅读——阅读 20 分钟，完成你的阅读日志。

长期作业

科学——你必须完成 1 个针对星球环境的报告。你需要从 2 本书和 1 个网站上寻找信息。完成总结每个星球温度的表格。这要求 3 日内完成。

第 2 轮练习

短期家庭作业

数学——做数学练习册的第 34～35 页。

阅读——阅读 20 分钟，完成你的阅读日志。

语言艺术——完成标点的练习卷。

长期作业

词汇——给你的词汇表里增加 15 个单词。每个词抄 3 遍，写 1 个定义和 1 个例句。这需要 5 日内完成。

第 3 轮练习

短期家庭作业

数学——完成概率论的练习卷。你需要 2 个硬币和 1 个游戏骰子。

阅读——阅读 20 分钟，完成你的阅读日志。

社会研究——阅读《儿童时代》关于全球升温的文章。写下你认为应该怎么解决这个问题的一段话。

长期作业

社会研究——你要参加 1 个你正在学习的所在州的资料的测试。你需要了解首府和你所在州的 2 个主要的经济活动，以及政府组织的形式。这个测试将在 4 日后进行。从现在到测试前计划学习多次。

治疗师表格 24（备选）

短期和长期拓展活动的时间计划

活动 1：火星探险

常规任务（每日完成）

检查水补给。

处理垃圾。

在污物间清洗太空服。

为你和其他团队成员准备早餐（他们自己做午餐和晚餐）。

特别任务（3 日后完成）

你要准备 1 个关于火星上的岩石成分的报告，并且提供它们的照片。

你要提供关于 4 种不同地区的岩石的报告和照片——你需要离开飞船去 500 码（457 米）距离的北部、东部和西部。你需要 3 日后把报告和照片发给 NASA。

活动 2：超级星球音乐会

日常任务（每日完成）

检查麦克风。

安排表演者的零食。

给吉他调音。

特别任务（3 日后完成）

团队需要材料来给表演加上一些烟雾。告诉你需要拿大的鼓风机，10 加仑的金属容器来装水，以及加上水以后可以冒烟的干冰。你需要测试这个方法让 3 日后表演的舞台上都充满烟雾。

活动 3：时装秀

日常任务（每日完成）

检查模特，确保没有人生病。

找到 1 个替补模特以防有人生病。

为每一套服装写下衣服和模特的清单。

写下表演的顺序。

安排饮料（水、果汁、苏打水）给工作人员和模特。

特别任务（3 日后完成）

表演需要额外的装饰，你需要找到一系列的来自 20 世纪的首饰，而且你需要为 3 个模特找到复古的服饰。模特将展示一系列帽子，而且他们需要穿复古服饰以及佩戴首饰作为套装展示。这些帽子是服装秀的焦点，所以复古首饰和服装不能作为关注的重点。你需要在当地商店和旧货商店里找 5 套衣服。

短期和长期拓展活动的时间计划（第 2 页—共 2 页）

所有拓展活动的时间计划会议

你的日常任务是什么？

这些任务需要花费多久完成？

你什么时候可以开始做？

你什么时候可以结束？

你有什么需要完成的特别任务？

每日完成（特别任务）需要花多久？

你每日可以做（特别任务）的时间有多久？

你什么时候开始工作的？

你什么时候结束的？

—— 治疗师表格 25 ——
时间大盗记录单

什么问题让你无法按时完成活动

开始太晚了	
中间做其他活动了	
做得太慢了	
在开始的时候没有准备好合适的材料或者需要的物品	
以为活动比实际完成花费的时间要少一些	
没有把它安排在你的日程表里	

治疗师表格 26
家庭作业时间是如何改变的

活动：完成作业本上 10 道数学题

完成它应该需要多长时间	如果你累了会发生什么	如果你饿了会发生什么	你若注意到有来自朋友的短信或邮件时会发生什么

活动：写 10 个拼写单词的句子

完成它应该需要多长时间	如果你每个问题之后都休息会发生什么	如果那日晚了会发生什么	如果你生病了会发生什么

活动：阅读社会研究书上的 1 章

完成它应该需要多长时间	如果你休息去玩你的任天堂 DS 会发生什么	如果你在桌子上画画会发生什么	如果你边工作边吃零食会发生什么

治疗师表格 27
任务计划会议：示例

1. 目标	2. 准备行动		3. 时间管理			4. 全面检查（所有事情完成得整洁、完整）
	a. 分解目标	b. 所需物品	a. 步骤排序	b. 计划时间	c. 融入时间表	
为妈妈准备1个令她惊喜的生日宴会	制作分发邀请函	卡片纸、电脑、邮票、信封	1	1 小时		
	准备食物	千层饼、通心面、蒜香面包、蔬果拼盘	2	30 分钟		
	准备装饰品	花、气球、门上的指示牌	3	30 分钟		
	下载音乐到我的 iPod 上	妈妈喜欢的歌单、iPod	6	30 分钟		
	烘焙蛋糕	混合蛋糕、鸡蛋、油、糖霜、装饰工具	5	1.5 小时		
	计划如何让妈妈在恰当的时候进入房间		4	20 分钟		

治疗师表格 28
课堂练习演示项目

1. 作为时装秀的组织者，你知道秀场所有的衣服都需要适合穿着它们走秀的模特们。这些衣服会寄到你家里。你需要安排 5 位模特和 1 位裁缝到家里来。这些完成以后，你要确保衣服被熨烫整齐，不会有皱褶。熨烫衣服的人正在赶来你家的路上，准备今日完成熨烫。你需要监管所有步骤，亲自看是否完成。告诉我你将如何完成任务、何时将这些任务安排到你的日程中。

2. 火星登录舰队成员到你家里来，计划对水手谷进行一次探索性徒步。你要寻找特殊矿石及是否有水的征象。有其他 3 位成员跟你一起。你需要对远足做计划，并检查指南针、铁锹和收纳箱，确保正常工作。下周放学后每日舰队成员们都要去你家。你如何安排时间，融入你的日常规划中，如何分配任务，全面检查机器？

3. 在学校里，你和其他 3 位同学接到 1 个小组任务，上演 1 个短剧来展现当人们在去俄亥俄的路上旅行时，是如何生活的。在你的短剧里，你必须展示人们是如何为行程打包的，他们如何着装，还要展现他们的旅行路线。在下周，你如何安排需要的步骤，来完成这项任务？

4. 乐队巡演工作人员带来一些音响设备（如麦克风和扬声器）和灯光设备，这些设备放置在你家里，并确保在下周的表演中它们能正常工作。每一样设备都需要插上插头接通电源，并逐个测试。共有 50 件设备。请描述接下来几日你检测设备的计划。

友情提示：项目 1、2、4 是相当复杂的。设计它们是为了吸引大一些的孩子的兴趣，年龄小一些的孩子可能没那么容易理解（3 年级或 3 年级以下的）。但是，你可以为孩子选择其中一部分作为简化任务。例如：在项目 1 中，让孩子描述模特到家里试衣服的计划。项目 2，你可以让孩子制定计划，收集需要的装备，并为徒步储存它们。你也可以创造其他想法满足孩子的特殊兴趣。

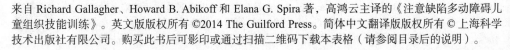

治疗师表格 29
练习全面检查的材料

拼写清单示例

Whear

shirt

Found

Science

Courtesy

Blose

Notebook

Growl

Finish

Helpful

Thraot

Powr

Birds

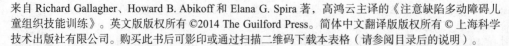

练习全面检查的材料（第 2 页—共 4 页）

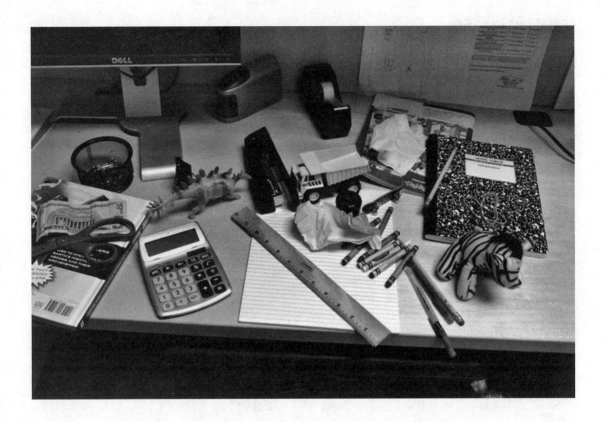

练习全面检查的材料（第3页—共4页）

任务计划会议：示例

1.目标	2.准备行动		3.时间管理			4. 全面检查（所有事情完成得整洁、完整）
	a.分解目标	b.所需物品	a.步骤排序	b.计划时间	c.融入时间表	
为足球赛准备装备和衣服	从洗衣店拿回足球比赛服装	干净的足球服、球鞋、护膝、守门员手套	2	5分钟	比赛前晚	
	检查包里的裤子、衬衫、球鞋、护膝、守门员手套	足球包清单	6	1分钟	早上8：00比赛前	
	装满水杯	水杯	4	2分钟	早上8：00比赛前	
	打包	包裹和所有物品	5	5分钟	早上8：00比赛前	
	邀请朋友参加比赛	手机号和手机	1	10分钟	比赛前晚	
	拿到练习的足球	足球	3	5分钟	比赛前晚	

（待续）

练习全面检查的材料（第 4 页—共 4 页）

任务计划会议：示例

1. 目标	2. 准备行动		3. 时间管理			4. 全 面 检 查（所有事情完成得整洁、完整）
	a. 分解目标	b. 所需物品	a. 步骤排序	b. 计划时间	c. 融入时间表	
跟 1 位朋友开 1 个过夜聚会	查看日历确定我是否有时间	我的个人日志	1	5 分钟	完成家庭作业后	
	邀请朋友	手机和手机号码	2	10 分钟	星期三放学后	
	整理好房间和床铺	清洗床单或睡袋、除尘器、吸尘器	3			
	购买小食品	骑车去商店、钱、小食品	4	30 分钟	星期三傍晚	
	把朋友接到家里	汽车	5	30 分钟	星期六傍晚	

父母和儿童讲义

父母和儿童讲义 1
课程内容概述

第 1 课　课程介绍：父母和儿童的课前培训

第 2 课　课程介绍：运用社会学习策略促进技能培养（仅父母参加）

第 3 课　任务跟踪：实施并记录行为管理

第 4 课　任务跟踪：每日作业记录及作业和考试日历

第 5 课　材料管理：管理学校文本

第 6 课　材料管理：回顾作业记录和文本管理的常规

第 7 课　材料管理：介绍书包检查清单

第 8 课　材料管理：其他物品和其他背包

第 9 课　材料管理：准备就绪工作区域

第 10 课　时间管理：理解时间和日历

第 11 课　时间管理：家庭作业的时间监管

第 11 课 A（备选）　时间管理：识别时间和计算时长的指导

第 12 课　时间管理：家庭和学校的时间计划会议

第 13 课　时间管理：长期任务的时间计划和避免分心

第 14 课　时间管理：日常活动的时间计划

第 15 课　任务计划：介绍任务计划

第 16 课　任务计划：后续步骤——管理材料及时间

第 17 课　任务计划：将计划步骤融入时间表

第 18 课　任务计划：为长期任务做计划

第 19 课　任务计划：全面检查及计划毕业

第 20 课　课程总结：个人演讲和毕业

—— 父母和儿童讲义 2 ——
治疗的要求

本讲义重点介绍了在这个治疗项目中对孩子和父母的要求，主要包括以下内容：

· 每周 2 次、为期 10 周的会谈，总共 20 次。

· 每周 2 次的会谈中间至少需要 2 日的间隔。

· 作为孩子的父母或监护人，你需要参加所有的课程。大多数的课程，你只要开头和结尾时参与。在大多数时间里，孩子会和治疗师单独工作。

· 如果你不能如约而至，可能的话，希望你能至少提前 24 小时通知治疗师，以便安排额外的访谈时间。

· 你和你的孩子将会在两次课程间被要求完成一些家庭练习。

· 当然，所有同意参加和是否继续参与纯属自愿。然而，我们都知道，如果缺席了很多的课程内容，治疗将不会有效。

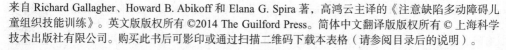

父母和儿童讲义 3
小捣蛋指南

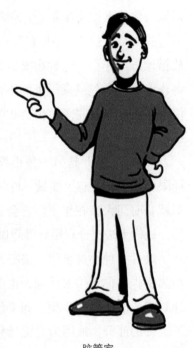

脑管家

　　小捣蛋就像住在我们脑中的小生物，在我们最意想不到的时候出现。我们的大脑里都会有小捣蛋埋伏。它告诉我们傻事或让我们忘记使用组织技能、忘记完成任务的技能。例如，写下要完成的作业或出门前检查要带的物品。你是否有忘带书或试卷去学校？如果有，那么就是小捣蛋在作祟。你是否遗失过重要的文本，如自己的作业或享受特别待遇的小纸条？这也是小捣蛋导致的。每次我们出差错，犯下诸如：忘记提交作业，把重要材料落在学校，花费过多的时间才能完成作业，忘记为一个大项目制定计划等。这些都是因为小捣蛋在大脑中使坏。小捣蛋喜欢我们对行为不加控制。

　　大脑中也有个"脑管家"，这个"脑管家"大部分时间控制着我们以及小捣蛋。脑管家帮助我们控制着我们大脑的活动，确保我们做一些重要的事情，如写下重要的事情以防止遗忘、追踪任务、合理利用时间、提前为重要任务制定计划。但有时脑管家不够积极，小捣蛋就取而代之了。当我们累了、紧张或仓促时，脑管家很难持续保持控制。当脑管家打盹时，小捣蛋此时取而代之，我们就出差错了。

　　一些人很难持续保持脑管家的控制。患有 ADHD 的孩子常发现即使他们很努力，很想做好但也无法让脑管家战胜小捣蛋。人们有时会说 ADHD 患儿懒或粗心，而事实上大部分 ADHD 患儿很想努力做好，做仔细。他们只是无法做到，因为他们的脑管家一直在和小捣蛋搏斗。这导致了孩子的许多问题，尤其是与教师及家长之间的问题。

　　组织技能训练（OST）是一种能帮助脑管家更积极的训练项目，通过该项目我们可以控制小捣蛋。OST 项目能教你一些新习惯，因此你可以知道运用哪些步骤使脑管家维持控制，并阻止小捣蛋危害我们。以下是一些需要我们注意的主要的小捣蛋。我们将学习不同的方式来防止小捣蛋妨碍我们。让我们一起来看看有哪些小捣蛋，它们都做了什么？

　　首先是"去吧，忘了它"小捣蛋。该小捣蛋会让你忘记重要的事情，诸如忘记家庭作业、忘记要把备考的书带回家，或忘记妈妈让你做的琐事。该小捣蛋戏弄你，并告诉你不需要写作业，不需要在离校前检查东西是否带齐。"去吧，忘了它"小捣蛋让你觉得要做的事情已经理所当然做完了，要拿的东西理所应当拿了。"去吧，忘了它"小捣蛋想让你忘记东西，陷入麻烦。当它占了上风，你就显得笨，因为你总是犯错并且不知道该干什么，也可能与你的家长或教师发生冲突。

其次是"去吧，丢掉它"小捣蛋。这种小捣蛋会让你不能专注于事情，这样你会把东西放错地方或弄丢。这种小捣蛋告诉你无论把重要东西放哪里你总能找到的，并说服你随手将作业放进书包或桌子里而不是放进文件夹中。当"去吧，丢掉它"小捣蛋找上你时，即使你作业已经做完了，仍会找不到你的作业，或是你找不到你的 iPod，因为你每次用完都放在不同的地方。

"时间大盗"是另一种小捣蛋。时间大盗让你失去时间观念，并使你忘记事情何时到期限。如果你曾忘了要做一件学校布置的重大任务，甚至直到要交差的前 1 日夜晚才想起，那就是时间大盗在作祟，它会让你做事不去估计时间要花多久。当你在做作业时他会打扰你，让你无法充分利用好时间做事。

最后一种小捣蛋叫"去吧，别计划"小捣蛋，该捣蛋会夺走你慎重思考的能力。这种小捣蛋告诉你无须去计划，也就意味着让你不用提前去想，让你不用考虑去完成一个大的计划需要准备哪些步骤。如果你曾有以下经历，如交了一个学校布置的作业，却发现遗漏了重要的部分，或因为忘记计划带什么玩具和游戏去参加游戏聚会导致玩得不开心，那是被"去吧，别计划"小捣蛋困扰着。

因此，让我们做好准备去击败这些小捣蛋。首先，我们要近距离审视我们的对手。

■ "去吧，忘了它"小捣蛋

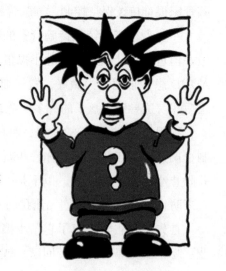

"去吧，忘了它"小捣蛋潜伏在你的记忆中，阻止你记住事情。小捣蛋蛊惑你，而不是做那些可以帮助你记住约会、任务和作业的事情（例如，写下或将重要的约会标记在日程表上）。

"去吧，忘了它"小捣蛋可能会说：

"放心，你不会忘记带回你的数学书的，你可以等一下，休息一下再拿。"

"你不用抄下来，也能记得住今日的家庭作业。"

"你不用把考试和任务写在日程表上，你的教师会在快要交时提醒你的。"

"去吧，忘了它"小捣蛋

什么时候"去吧，忘了它"小捣蛋会影响你？

"去吧，忘了它"小捣蛋经常会在教师布置家庭作业时出现。它也会出现在你整理东西时，让你变得粗心大意，忘带东西。当你回家发现回家作业的材料忘记带时，这就是"去吧，忘了它"小捣蛋在作祟。

■ "去吧，丢掉它"小捣蛋

"去吧，丢掉它"小捣蛋存在于你的脑中，控制着你，会使你把东西放错位置或放在易忘记的地方。该小捣蛋通过使你把东西放错地方来戏弄你，让你去学校忘带作业或回家忘记带书和试卷。当你要找你的玩具时，"去吧，丢掉它"小捣蛋让你难以找到它们。它也会让你的书包和桌子乱成一团，因为你放东西时不会花点时间将书桌细致地整理好。

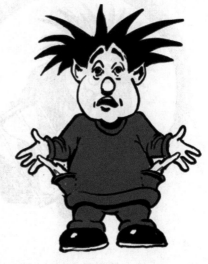

"去吧，丢掉它"小捣蛋

"去吧，丢掉它"小捣蛋可能会说：

"快一点，我们还要去做其他事情，把东西丢在那儿，你可以过一会再收拾。"

"去看电视吧，看完再把作业放进书包里。"

"把作业本放进桌子里就行，等会能找到的。"

"就算你弄丢了 iPod，你的爸爸妈妈也会找到的。"

什么时候"去吧，丢掉它"小捣蛋会影响到你

当你在学校拿到作业材料时或当你在整理书包时，"去吧，丢掉它"小捣蛋就会出现。当你打开书包，尤其是当你把书包的物品拿出时，"去吧，丢掉它"小捣蛋也会出现，它会打扰你，让你忘记把书包物品放回到合适的地方。每当你完成作业时，小捣蛋会在你把作业放进书包时干扰你。

■ 时间大盗

时间大盗占据了你脑海，偷走了你的时间。这种小捣蛋说服你不用顾虑时钟或日历，或是你的行为是如何与时间流逝相联系的。时间大盗让你困惑，你不知道还有多久你就必须去做某件事或你做某事已经花了多少时间。该小捣蛋使你常陷入麻烦，你可能会上学迟到或参加活动迟到，或是每晚不能按时完成作业。你还可能因为时间大盗而把时间浪费在闲暇上。当时间大盗控制了你，你每日花在真正想做的事情上的时间就少了。时间大盗可能会让你陷入麻烦，让你被父母和教师不停责问"你时间花哪去了"。

时间大盗可能会说

"放松，我们可以把所有时间用来做这件事情。"

"不用担心时间，爸爸妈妈会保证你准时到学校的。"

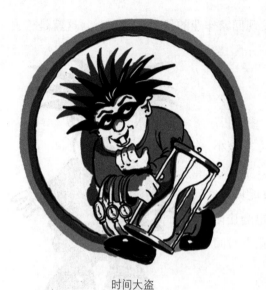

时间大盗

"放松些，不用担心时间溜走，反正你最终能完成所有的事情。"

"不用担心你要花多少时间去做作业，你只需要 10 分钟就能把每项任务做完。"

时间大盗何时出现

如果你在度假或周末放松时时间大盗出现，那没关系，只要没有重要的事情，每个人都需要从紧张的日常中放松休息。但时间大盗也会在你做作业时或者有限定时间的任务时出现（如5：00 就要去练习曲棍球了）。这就是时间大盗捣乱的时候，它让你变慢，让你无法按时做准备。时间大盗也会试图欺骗你，让你认为可以等等再开始一个较大的任务，如读书报告。时间大盗会说服你，只需要几小时就能完成一个大任务，但实际上你需要几日才能做好。时间大盗让脑管家忽略钟表和日历，致使你陷入麻烦。

■ "去吧，别计划" 小捣蛋

"去吧，别计划"小捣蛋潜伏在你脑内，控制着你的想法。该小捣蛋说服你不要提前考虑，也不要想那些能让你做得更好的步骤。它让你相信每项任务不需要计划就能做好。该小捣蛋建议你到最后时刻再开始做复杂的项目，让你觉得任务都很好做。或者建议你不用提前定计划，因为会有其他人（如父母）帮你解决问题的。

"去吧，别计划"小捣蛋会说什么

"这任务很简单，你能准时完成的，不用考虑过多。"

"为什么要为这科学作业制定计划？父母总是会帮你计划好的。"

"不用考虑你做这个作业需要什么材料的，我保证所有你需要的东西都已经有了。"

"不用把教师布置的大考告诉父母的，考试前 1 日再看就行了。"

"当你的朋友来了，玩就行了，不用计划有趣的活动的。"

"去吧，别计划"小捣蛋什么时候出现

这是另一个在你度假时有大把空闲时相安无事的小捣蛋。有时，只需放松不需要决定如何花费时间的感觉是很棒的。但当你被要求完成需要制定计划的任务时，"去

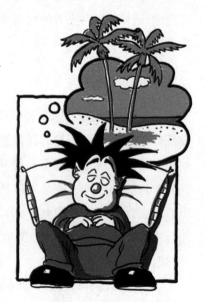

"去吧，别计划"小捣蛋

吧，别计划"小捣蛋就会让你陷入麻烦（学校任务或与朋友玩游戏）。当你在学校被布置了任务，该任务需要许多步骤完成时，"去吧，别计划"小捣蛋就开始作祟（如调查报告或读书报告），并且它蛊惑你不要过多考虑你要做的步骤。当你最终来不及完成一个项目的各项步骤，并最终上交了一团糟还未完成的项目时，这就是被"去吧，别计划"小捣蛋控制了。有时"去吧，别计划"小捣蛋与"去吧，忘了它"小捣蛋和时间大盗一起发挥作用让你陷入麻烦。当你开始做作业时，小捣蛋就出现并告诉你不用考虑你需要的材料。然后你就会因为总是要离开书桌去拿东西而让父母失望。该小捣蛋在你早晨醒来时过来捣乱，告诉你不用考虑做好上学准备要做哪些步骤，也不用考虑每个步骤花多久。当你因作业做得仓促而达不到教师的要求，或直到最后一刻才想起要做重要的事情遭到批评时，"去吧，别计划"小捣蛋就很得意。

让我们一起努力打败小捣蛋吧！我们将学习如何运用特殊技巧来对抗这些小捣蛋。我们将要记录比分，这样我们能看看每日是谁占上风（是脑管家还是小捣蛋们），我们可以给你一些工具将小捣蛋控制住，让你成为脑管家。

父母和儿童讲义 4
帮助孩子使用组织技能

当孩子正在学习一个新的技能时，以下的家长行为是成功的关键。

■ 提醒

为了使患有 ADHD 的孩子产生新的行为，他们需要频繁的、明确的提醒；这种提醒是清晰的、明确的、直接的，它能提醒你的孩子用新的方式来行动。如果你使用积极的、鼓励的语气给孩子提醒，孩子的依从性会很高。使用负面的或指责的口气跟孩子讲话，可能会使孩子不再听从，孩子会无视那些严苛的信息。

■ 监管

保持追踪或监管孩子使用新技能的时机和频率对家长来说是很重要的。在行为训练中给予孩子一个简洁、明确、积极的提醒后，家长需要将孩子使用技能的行为记录在表格中来看孩子是否遵守。当你监管孩子的行为时，它会传递出这样一个信息：你在帮助孩子学习新技能方面投入了很多，你会定期关注孩子的努力。这有助于你准确地记录孩子的成功以及需要进一步努力的地方。最后，监管可以帮助你适当地提供奖励。

■ 表扬

当你的孩子表现出期待的技能行为时，使用"标注"的表扬。这意味着你要表扬孩子某一个明确的行为，比如：当你提出要求时孩子注视着你。在孩子活动过程中频繁使用标注的表扬。表扬孩子继续使用家长期待的行为。这种表扬帮助 ADHD 患儿注意力集中在重要的事情上。记住要明确表明表扬的是什么（比如：我欣赏你收拾衣服的方法）。使用真诚、明确和热情的方式将会增强孩子的积极性来继续练习。你不需要用甜言蜜语和虚假谎言，只需要用你自己风格的语言对孩子某一具体行为表达感谢和欣赏。第一次学习某一新技能时常常表扬是非常重要的。

请使用以下指南

· 关注并表扬与目标相关的细节行为。

· 要经常给予标注式表扬。

· 用你自己的风格，不必像拉拉队一样，可以表现得激动，但不要表现得完全不像自己。

· 有时一个简单的谢谢就很有用。
· 用愉悦的声音。
· 不要在表扬孩子的过程中去在意一些小错误。
· 记住在治疗过程中的示例。

■ 奖励

为家长期望的行为设置 1 个"奖励"。表扬是有价值的，但要鼓励孩子不断使用新技能，对有效使用技能给予小奖励更有帮助。我们建议如果孩子练习特殊的组织技能，就在每日结束时设立 1 个小奖励，在每周为孩子使用技能的总和设一个稍大一些的奖励。每日奖励让孩子对每日的明确行为保持兴趣。对于 ADHD 患儿及时奖励是尤其重要的。每周的奖励帮助孩子持续对使用技能有兴趣，并教会孩子了解坚持努力的益处。

父母和儿童讲义 5
制作奖励清单的访谈记录

1. 你的孩子闲暇时喜欢做什么？

活动	孩子进行该活动的频率	你的孩子不用完成作业就能进行该活动吗	进行该活动的兴奋程度（1：一点点兴奋；5：非常兴奋）

2. 你的孩子喜欢玩什么物件或玩具？

玩具或物件	孩子玩该玩具或物件的频率	孩子不用完成作业就能玩该玩具或物件吗	玩该玩具或物件时的兴奋程度（1：一点点兴奋；5：非常兴奋）

（待续）

3. 你的孩子喜欢什么户外活动?

户外活动	孩子户外活动的频率	孩子不用完成作业就能进行该户外活动吗	进行该户外活动时的兴奋程度（1：一点点兴奋；5：非常兴奋）

4. 孩子喜欢与谁玩?

人物	孩子与此人玩的频率	孩子不用完成作业就能与此人玩吗	与此人玩时的兴奋程度（1：一点点兴奋；5：非常兴奋）

（待续）

5. 你的孩子是否喜欢收集小物件?

物件	孩子收集该物件的频率	孩子不用完成作业就能获得该小物件吗	收集小物件时兴奋程度（1：一点点兴奋；5：非常兴奋）

6. 你的孩子是否有喜欢的零食或饭店?

食物或饭店	孩子吃该食物或去该饭店的频率	孩子不用完成任务就能吃该食物或去该饭店吗	吃该食物或去该饭店时兴奋程度（1：一点点兴奋；5：非常兴奋）

（待续）

7. 周末你的孩子喜欢做什么？

活动、户外活动、与朋友玩耍和朋友过夜	孩子进行该活动的频率	你的孩子不用完成任务就能进行该活动吗	进行该活动的兴奋程度（1：一点点兴奋；5：非常兴奋）

父母和儿童讲义 6
家庭作业：一起考虑可行的奖励

指导语：在制作奖励清单的访谈记录的基础上（父母和儿童讲义5），选择一些可行的奖励，用于奖励孩子在学校和家里那些已达到规定目标的行为。需要考虑访谈中每个类别的奖励（活动、玩具／类似物品、户外活动、朋友、收藏品、美食／饭店）。

可行的每日奖励（该奖励在每日的日常生活中都能给予）

一级（中级）奖励

二级（高级）奖励

可行的每周奖励

一级（中级）奖励

二级（高级）奖励

父母和儿童讲义 7
家庭行为记录表：需要提醒、监管、表扬的行为

	第1日	第2日	第3日	第4日	第5日	第6日	第7日
行为 1 ——————— ———————							
我是否提醒了该行为（是 / 否）							
请监管孩子的该行为（做了选是 / 未做选否）							
我是否表扬孩子该行为（是 / 否）							
行为 2 ——————— ———————							
我是否提醒了该行为（是 / 否）							
请监管孩子的该行为（做了选是 / 未做选否）							
我是否表扬孩子该行为（是 / 否）							

父母和儿童讲义 8

OTMP 清单：第 3 课上课须知

上课请携带：

· 你的孩子。

· 你的 OTMP 父母文件夹。

· 父母和儿童讲义 6，家庭作业：一起考虑可行的奖励（填写好选项和每周奖励）。

· 父母和儿童讲义 7，家庭行为记录表：需要提醒、监管、表扬的行为。

· 任何你想要讨论的问题和想法。

治疗师姓名：

治疗师电话：

预约日期和时间：

父母和儿童讲义 9
奖励菜单

每日奖励

一级奖励

二级奖励

对于具有 2 种目标行为的家庭行为记录：

一级：如果孩子当日获得 2 分中的 1 分，则使用一级奖励。

二级：如果孩子当日获得 2 分中的 2 分，则使用二级奖励。

对于具有 5 种目标行为的家庭行为记录：

一级：如果孩子当日获得 60%（例如，5 分中的 3 分），则使用一级奖励。

二级：如果孩子当日获得至少 80%（例如，5 分中的 4 分或 5 分），则使用二级奖励。

（待续）

奖励菜单（第 2 页—共 2 页）

每周奖励

一级奖励

二级奖励

备注：每周积分 =1 周内所有积分的总和。

对于具有 2 种目标行为的家庭行为记录：

一级：如果孩子获得 10 分中的 6 分，则使用一级奖励。

二级：如果孩子获得 10 分中的 8 分，则使用二级奖励。

对于具有 5 种目标行为的家庭行为记录：

一级：如果孩子在 1 周内累积的积分中获得至少 60%（即 25 分中的 15 分），则使用一级奖励。

二级：如果孩子在 1 周内累积的积分为 80%（即 25 分中的 20 分）或更多，则使用二级奖励。

父母和儿童讲义 10
每日作业记录表

日期：_____

科目	家庭作业内容是什么	我需要拿什么	其他长期作业和截止日期	教师：记录积分；检查孩子是否正确记录了作业内容？如果是，请给予 1 分
言语艺术		_____练习本　_____讲义 _____课本　_____其他		
社会研究		_____练习本　_____讲义 _____课本　_____其他		目标技能 1.
科学		_____练习本　_____讲义 _____课本　_____其他		检查 / 签名
数学		_____练习本　_____讲义 _____课本　_____其他		

（待续）

每日作业记录表（第 2 页—共 2 页）

科目	家庭作业内容是什么	我需要拿什么	其他长期作业和截止日期	教师：检查孩子是否正确记录了作业内容？如果是，请给予1分
拼写		_____练习本 _____讲义 _____课本 _____其他		
第二语言		_____练习本 _____讲义 _____课本 _____其他		目标技能 2.
通知和特别的文本		_____讲义 _____其他 _____通知单		检查 / 签名
其他事情				

父母和儿童讲义 11
作业和考试日历

月份＿＿＿＿＿＿＿＿

截止日期是哪日？
看看你的每日作业记录

星期一	星期二	星期三	星期四	星期五

父母和儿童讲义 12
每日作业记录提醒

■ 让我们控制"去吧，忘了它"小捣蛋

如何使用每日作业记录表。

1. 在"家庭作业内容是什么"列中写下每个科目的作业。

2. 在"我需要拿什么"列中填写完成作业所需的任何材料。

3. 在"其他长期作业和截止日期"列中写下第 2 日未达截止日期的任何测验或作业。

4. 向教师展示完成的 DAR，以获得学校的表扬和积分。

父母和儿童讲义 13
家庭行为记录：需要提醒、监管和表扬的行为

	第1日	第2日	第3日	第4日	第5日	第6日	第7日
行为 1							
提示：我是否提醒了该行为							
监管：这个行为发生了吗							
表扬：我表扬了这个行为吗							
如果孩子表现出这种行为，请在这里加 1 分							
行为 2							
提醒							
监管							
表扬							
如果孩子表现出这种行为，请在这里加 1 分							
总分							
你的孩子是否获得了积分							
你的孩子是否得到了奖励							
每日作业记录：孩子是否在学校完成了这些（是／否）							

父母和儿童讲义 14
OTMP 清单：第 4 课上课须知

上课请携带：

· OTMP 父母文件夹。

· 父母和儿童讲义 13，家庭行为记录：需要提醒、监管和表扬的行为。

· 孩子的 DAR 文件夹。

· 孩子的书包。

· 你想要讨论的任何问题或想法。

治疗师的姓名：＿＿＿＿＿＿＿＿

治疗师的手机号：＿＿＿＿＿＿＿

日期和时间：＿＿＿＿＿＿＿＿

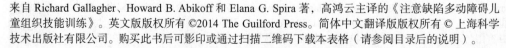

父母和儿童讲义 15
家庭行为记录：需要提醒、监管、表扬和奖励的行为

指导语：为你的孩子在当日表现的每项行为给予 1 分。每日有 5 个可能的积分。

	第1日	第2日	第3日	第4日	第5日	第6日	第7日
非 OTMP 行为 1							
非 OTMP 行为 2							
完成每日作业记录							
完成作业和考试日历							
写下在学校收到的文本							
总分（满分 5 分）							
1 周的积分							

父母和儿童讲义 15A
家庭行为记录：需要提醒、监管、表扬和奖励的行为

指导语：为你的孩子在当日表现的每个非 OTMP 行为给予 1 分。每日有 2 个可能的积分。此外，请指出你是否提醒、监管并表扬以下 3 种 OTMP 行为。

	第1日	第2日	第3日	第4日	第5日	第6日	第7日
非 OTMP 行为 1							
非 OTMP 行为 2							
完成每日作业记录							
完成作业和考试日历							
写下在学校收到的文本							
总分（满分 2 分）							
1 周的积分							

父母和儿童讲义 16
学校文本清单

	家庭作业文本	通　知	其他文本
星期一			
星期二			
星期三			
星期四			
星期五			

父母和儿童讲义 17
OTMP 清单：第 5 课上课须知

上课请携带：

· OTMP 父母文件夹。

· 父母和儿童讲义 15 和 15A，家庭行为记录：需要提醒、监管和表扬的行为。

· 孩子的 DAR 文件夹，装有完成的 DAR 及作业和考试日历。

· 孩子的书包。

· 学校收到的文本清单。

· 你想要讨论的任何问题或想法。

父母和儿童讲义 18
家庭积分银行

获得的积分

星期六	星期日	星期一	星期二	星期三	星期四	星期五

1 周获得的积分：

星期六	星期日	星期一	星期二	星期三	星期四	星期五

1 周获得的积分：

星期六	星期日	星期一	星期二	星期三	星期四	星期五

1 周获得的积分：

星期六	星期日	星期一	星期二	星期三	星期四	星期五

1 周获得的积分：

父母和儿童讲义 19
家庭行为记录表

说明：给你的孩子在某一日所做的每一项行为给予1分，每日可以获得5分。

行　　为	第1日	第2日	第3日	第4日	第5日	第6日	第7日
学校行为 1							
学校行为 2							
家庭行为 1							
家庭行为 2							
家庭行为 3							
总分（满分5分）							
每周分数							

父母和儿童讲义 20
文件夹使用说明

1. 把家庭作业填写在每日作业记录（DAR）。

2. 将所有文本放入文件夹中，包括 DAR。

3. 在文件夹的右侧部分放文本。

在家

4. 拿出 DAR 检查是否有作业。

5. 作业和考试日历填上长期的作业和考试。

6. 拿出并完成家庭作业文本。

7. 将文本放回文件夹的右侧部分。

父母和儿童讲义 21
OTMP 清单：第 6 课上课须知

上课请携带：

· OTMP 父母文件夹：

父母和儿童讲义 19，家庭行为记录表。

· 文件夹：

孩子的 DAR 文件夹，装有完成的 DAR 及作业和考试日历。

所有的学校文本。

· 孩子上学的书包。

· 你想要讨论的任何问题或想法。

父母和儿童讲义 22
OTMP 清单：第 7 课上课须知

上课请携带：

· OTMP 父母文件夹：

父母和儿童讲义 19，家庭行为记录表。

· 文件夹：

孩子的 DAR 文件夹，装有完成的 DAR、作业和考试日历。

所有的学校文本。

· 孩子上学的书包。

· 你想要讨论的任何问题或想法。

—————— 父母和儿童讲义 23 ——————
清点：步骤

1. 在每日作业记录中写下每日作业和所需物品。

2. 把所有文本放入文件夹。

3. 把每日作业记录放入文件夹。

4. 把所有书和文件夹放到书包里。

5. 按照书包清单进行清点。

在家

6. 取出每日作业记录，并在长期作业和考试日历上记录信息。

7. 拿出回家作业的文本。

8. 把文本放回去，把每日作业记录放回文件夹，把文件夹放回书包里。

9. 按照书包清单进行清点。

父母和儿童讲义 24
OTMP 清单：第 8 课上课须知

上课请携带：

· OTMP 父母文件夹：

父母和儿童讲义 19，家庭行为记录表。

· 文件夹：

孩子的 DAR 文件夹，装有完成的 DAR、作业和考试日历。

孩子的 OTMP 文件夹。

所有的学校文本。

· 孩子的书包和书包清单，以及行李标签牌。

· 用于其他活动的包和物品。

· 你想要讨论的任何问题或想法。

父母和儿童讲义 25
OTMP 清单：第 9 课上课须知

上课请携带：

· OTMP 父母文件夹：

父母和儿童讲义 19，家庭行为记录表。

· 文件夹：

孩子的 DAR 文件夹，装有完成的 DAR、长期作业和考试日历。

孩子的 OTMP 文件夹。

所有的学校文本。

· 孩子的书包和书包清单、行李标签牌。

· 你想要讨论的任何问题或想法。

父母和儿童讲义 26
准备就绪

1. 开始作业前，先决定你在哪里做。

2. 然后考虑下列问题：

   · 你需要的一切都有了吗？（考虑一切）

   · 你应该把哪些东西收起来？

   · 你的工作区域是否干净？

   · 有什么东西会分散你的注意力吗？

3. 现在你准备就绪了！

父母和儿童讲义 27
OTMP 清单：第 10 课上课须知

上课请携带：

· OTMP 父母文件夹：

　父母和儿童讲义 19，家庭行为记录表。

· 文件夹：

　孩子的 DAR 文件夹，装有完成的 DAR、作业和考试日历。

　孩子的 OTMP 文件夹。

　所有的学校文本。

· 孩子的书包和书包清单、行李标签牌。

· 你想要讨论的任何问题或想法。

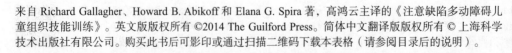

父母和儿童讲义 28
个人日程表

填写 1 周日程安排：

1. 你什么时候到家？

2. 你什么时候上床睡觉？

3. 你放学后有什么特别活动吗？如果有，是哪些活动？把它们安排在什么时间？

	星期日	星期一	星期二	星期三	星期四	星期五	星期六
到家							
上床睡觉							
特殊活动							

父母和儿童讲义 29
时间侦探工作表

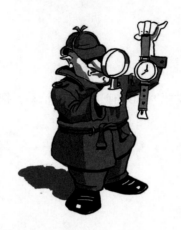

要管理时间大盗，重要的是要好好计划时间。控制时间大盗的第一步就是收集信息。脑管家需要知道做各种事情需要多长时间。你可以成为一名时间侦探，找出一些信息来帮助脑管家。下面的每项活动需要多长时间？你可以自己完成每项活动，或观察别人做这项活动。你也可以尝试几项自己的活动（把它们写在最后几行）。

活　　动	预计时间（你认为做这些事情需要多久）	实际时间（做这些事花了多久）
打开电脑（按 power 键，看什么时候屏幕出现欢迎界面）		
在打印机上打印 1 页		
读 1 页书		
阅读 1 张学校讲义		
去学校		

（待续）

时间侦探工作表（第 2 页—共 2 页）

从家到学校		
制作 1 个三明治		
洗个澡		
穿上袜子		
沿着街区跑 1 圈		
写 3 个句子		
完成 1 页数学题		

父母和儿童讲义 30
OTMP 清单：第 11 课上课须知

上课请携带：

· OTMP 父母文件夹：

父母和儿童讲义 19，家庭行为记录表。

· 文件夹：

DAR 文件夹，装有完成的每日作业记录、作业和考试日历。

所有的学校纸张。

孩子的 OTMP 文件夹，包括完成的下列文本：

父母和儿童讲义 28，个人日程表。

父母和儿童讲义 29，时间侦探工作表。

· 孩子的书包和书包清单、行李标签牌。

· 家庭作业的材料（如果可以的话，请留一部分回家作业到训练课上来完成）。

· 你想要讨论的任何问题或想法。

父母和儿童讲义 31
家庭作业计划表

让我们把时间大盗锁住

	星期一	星期二	星期三	星期四	星期五	星期六或星期日
检查你的个人日程表，上面有什么安排						
你完成作业需要多少时间						
你应该什么时候开始写作业						
你什么时候应该完成作业						

父母和儿童讲义 32
家庭作业时间记录表

第1步：想一想你的家庭作业量。

第2步：想一想完成每一项作业你需要多长时间。

第3步：记下你认为你将开始的时间和你将完成的时间。

第4步：当你开始每一项作业的时候，记下时间。

第5步：当你完成每一项作业的时候，记下时间。

第1日

	科目1	科目2	科目3
计划开始时间			
计划结束时间			
实际开始时间			
实际结束时间			
我的作业完成了吗			
我花了多久完成的			

第2日

	科目1	科目2	科目3
计划开始时间			
计划结束时间			
实际开始时间			
实际结束时间			
我的作业完成了吗			
我花了多久完成的			

（待续）

家庭作业时间记录表（第 2 页—共 2 页）

第 3 日

	科目 1	科目 2	科目 3
计划开始时间			
计划结束时间			
实际开始时间			
实际结束时间			
我的作业完成了吗			
我花了多久完成的			

第 4 日

	科目 1	科目 2	科目 3
计划开始时间			
计划结束时间			
实际开始时间			
实际结束时间			
我的作业完成了吗			
我花了多久完成的			

第 5 日

	科目 1	科目 2	科目 3
计划开始时间			
计划结束时间			
实际开始时间			
实际结束时间			
我的作业完成了吗			
我花了多久完成的			

—————— 父母和儿童讲义 33 ——————
OTMP 清单：第 12 课上课须知

上课请携带：

· OTMP 父母文件夹：

　父母和儿童讲义 19，家庭行为记录表。

· 文件夹：

　DAR 文件夹，装有完成的 DAR、作业和考试日历。

　所有学校文本。

· 文件夹中孩子的 OTMP 文件和完成的以下文件：

　父母和儿童讲义 28，个人日程表。

　父母和儿童讲义 31，家庭作业计划表。

　父母和儿童讲义 32，家庭作业时间记录表。

· 孩子的书包和书包清单、行李标签牌。

· 任何你想讨论的问题或想法。

父母和儿童讲义 33A
计算时长练习

结束时间	开始时间	结束时间：＿＿＿＿＿＿
		开始时间：＿＿＿＿＿＿
		用了多长时间：＿＿＿＿＿

```
        12                    12
   11        1           11        1
 10            2       10            2
 9              3      9              3
 8              4      8              4
   7         5           7         5
        6                    6
```

结束时间	开始时间	结束时间：＿＿＿＿＿＿
		开始时间：＿＿＿＿＿＿
		用了多长时间：＿＿＿＿＿

```
        12                    12
   11        1           11        1
 10            2       10            2
 9              3      9              3
 8              4      8              4
   7         5           7         5
        6                    6
```

结束时间	开始时间	结束时间：＿＿＿＿＿＿
		开始时间：＿＿＿＿＿＿
		用了多长时间：＿＿＿＿＿

```
        12                    12
   11        1           11        1
 10            2       10            2
 9              3      9              3
 8              4      8              4
   7         5           7         5
        6                    6
```

（待续）

计算时长练习（第2页—共2页）

结束时间	开始时间	结束时间：＿＿＿＿＿＿＿
12 11 1 10 2 9 3 8 4 7 5 6	12 11 1 10 2 9 3 8 4 7 5 6	开始时间：＿＿＿＿＿＿＿ 用了多长时间：＿＿＿＿＿＿
结束时间	开始时间	结束时间：＿＿＿＿＿＿＿
12 11 1 10 2 9 3 8 4 7 5 6	12 11 1 10 2 9 3 8 4 7 5 6	开始时间：＿＿＿＿＿＿＿ 用了多长时间：＿＿＿＿＿＿
结束时间	开始时间	结束时间：＿＿＿＿＿＿＿
12 11 1 10 2 9 3 8 4 7 5 6	12 11 1 10 2 9 3 8 4 7 5 6	开始时间：＿＿＿＿＿＿＿ 用了多长时间：＿＿＿＿＿＿

父母和儿童讲义 33B
识别时间练习

11 12 1 10　　　2 9　　　3 8　　　4 7　6　5	11 12 1 10　　　2 9　　　3 8　　　4 7　6　5	11 12 1 10　　　2 9　　　3 8　　　4 7　6　5
时间：_____	时间：_____	时间：_____
11 12 1 10　　　2 9　　　3 8　　　4 7　6　5	11 12 1 10　　　2 9　　　3 8　　　4 7　6　5	11 12 1 10　　　2 9　　　3 8　　　4 7　6　5
时间：_____	时间：_____	时间：_____
11 12 1 10　　　2 9　　　3 8　　　4 7　6　5	11 12 1 10　　　2 9　　　3 8　　　4 7　6　5	11 12 1 10　　　2 9　　　3 8　　　4 7　6　5
时间：_____	时间：_____	时间：_____

父母和儿童讲义 34
时间计划会议

第 1 步：拿出每日作业记录表（DAR）、作业和考试日历。

第 2 步：讨论今日必须完成的作业（短期和长期）。

第 3 步：查看个人日程表。今晚还有哪些其他的活动？

第 4 步：今日你想在休闲时间做什么？

第 5 步：不要忘记吃饭和准备上床睡觉。

第 6 步：讨论每一项家庭作业需要花多久以及所有的家庭作业要花费多久时间？

第 7 步：决定今日你什么时候完成作业。

第 8 步：当你完成每项作业的时候，在家庭作业时间记录表上做好记录。

时间计划步骤	星期一	星期二	星期三	星期四	星期五
查看每日作业记录表的当日作业					
查看作业和考试日历上需要完成的事情					
明确今日完成什么家庭作业					
查看个人日程表。今日你还有其他活动吗					
今日你休闲时间想做什么？做多长时间					
你的家庭作业要花多长时间					
科目 1					
科目 2					
科目 3					
总体时间					
你什么时间写作业					

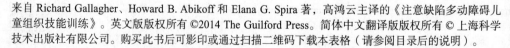

父母和儿童讲义 35
时间计划会议指南

第一步：查看你的每日作业记录表、作业和考试日历。

你有什么家庭作业？

第二步：查看你的个人日程表当日还有什么其他活动的安排。

今晚上我还有什么活动？

这些活动是什么时候？

每一项活动需要多少时间？

我今晚上想玩什么？

第三步：决定什么时候做作业。

每一项作业要花费多久时间？完成所有的作业需要多久？

你安排什么时间做作业？

记录你计划什么时候开始和计划什么时候完成作业。

第四步：在家庭作业时间记录表上写下你实际开始和实际完成每一项作业的时间。

父母和儿童讲义 36
OTMP 清单：第 13 课上课须知

上课请携带：

· OTMP 父母文件夹：

父母和儿童讲义 19，家庭行为记录表。

· 文件夹：

DAR 文件夹，装有完成的 DAR、作业和考试日历。

所有学校文本。

孩子的 OTMP 文件夹，包括完成的以下文本：

父母和儿童讲义 28，个人日程表。

父母和儿童讲义 31，家庭作业计划表。

父母和儿童讲义 34，时间计划会议（以及父母和儿童讲义 32，家庭作业时间记录表）。

· 孩子的书包和书包清单、行李标签牌。

· 任何你想讨论的问题或想法。

父母和儿童讲义 37
问题情境的时间计划会议

我难以准时完成的事是什么？

这个活动应该花多长时间？

什么时候应该开始这个活动？

什么时候我应该完成这个活动？

我实际什么时候开始的？写下开始时间

什么时候我实际完成的？

我是不是准时了？
如果没有……，我需要使用我的时间侦探技能

时间大盗是如何接近我的？我可能需要询问我的父母或者其他人
我是不是开始慢了？
我是不是分心了？
我落后了多久？

父母和儿童讲义 38
长期任务的时间计划练习

父母的指导语：当你举行时间计划会议时，需要考虑那日有什么家庭作业，同时，决定那日是否有长期作业或考试准备需要完成。如果你的孩子没有长期作业，采用下列之一作为讨论的练习（你和你的孩子可以挑选 1 个）。这将帮助你的孩子变得更加了解需要多少时间，从而控制住时间大盗。

拼写：这一周，有 15 个新词语要学习。为了准备好星期五的拼写测验，请抄写每个单词 3 遍，以及用每个词语造句。

数学：课堂上需要学习 1～15 的平方数。你需要写下平方数的定义，以及记住 1～15 的平方数。5 日后将有平方数的测试。

社会研究：5 日后，你将在课堂上呈现 1 个关于你的家乡所在州附近州的报告。你需要找出来首府城市、每个州的人数和每个州的别称，以及制作 1 个每个州的标签地图。

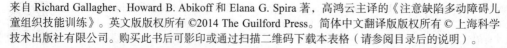

父母和儿童讲义 39
OTMP 清单：第 14 课上课须知

上课请携带：

· OTMP 父母文件夹：

父母和儿童讲义 19，家庭行为记录表。

· 文件夹：

DAR 文件夹，装有完成的 DAR、作业和考试日历。

所有学校文本。

孩子的 OTMP 文件夹，包括完成的以下文本：

父母和儿童讲义 34，时间计划会议（以及父母和儿童讲义 32，家庭作业时间记录表）。

父母和儿童讲义 37，问题情境的时间计划会议。

教师用表 9，简明技能检查表。

· 孩子的书包和书包清单、行李标签牌。

· 任何你想讨论的问题或想法。

父母和儿童讲义 40
战胜时间大盗的方法

当做家庭作业时，我可以用什么方法来战胜时间大盗呢？	1. 2. 3. 4. 5.
当遇到问题情境时，我可以用什么方法来战胜时间大盗呢？	1. 2. 3. 4. 5.
当做某一项日常活动的时候，我可以用什么方法来战胜时间大盗呢？	1. 2. 3. 4. 5.
当做另外一项日常活动的时候，我可以用什么策略来战胜时间大盗呢？	1. 2. 3. 4. 5.

父母和儿童讲义 41
日常活动的时间计划会议

描述一个日常生活活动（例如，准备睡觉）			
应该花多长时间完成？			
到什么时间必须要完成？			
我应该安排在几点开始做？			
做了多久（当你开始和结束的时候看表）？			
是不是准时完成了？			
时间大盗是怎么捣乱的？			

═══ 父母和儿童讲义 42 ═══
考虑问题情境的时间计划会议

第 1 步：拿出每日作业记录夹（DAR）、作业和考试日历。

第 2 步：讨论今日必须完成的作业（短期和长期）。

第 3 步：查看个人日程表。今晚还有哪些其他的活动？

第 4 步：今日你想在休闲时间做什么？

第 5 步：不要忘记吃饭和睡前准备。

第 6 步：讨论每一项家庭作业需要花多久以及所有的家庭作业要花费多久时间？

第 7 步：决定今日你什么时候完成作业。

第 8 步：将你完成每项作业的时间填在家庭作业时间记录表上。

时间计划步骤	星期一	星期二	星期三	星期四	星期五
查看每日作业记录表的作业					
检查作业和考试日历，查看需要完成的其他事情					
决定今日完成什么家庭作业？					
检查个人日程表。你还有其他活动吗？					
今天你在休闲时间想做什么？做多长时间？					
你的家庭作业要花多长时间？					
科目 1					
科目 2					
科目 3					
总体时间					
你什么时间写作业？					
今日是不是必须完成有困难的任务？如果这样，怎么能准时完成？					

父母和儿童讲义 43

OTMP 清单：第 15 课上课须知

上课请携带：

· OTMP 父母文件夹：

父母和儿童讲义 19，家庭行为记录表。

· 文件夹：

DAR 文件夹，装有完成的 DAR、作业和考试日历。

所有学校文本。

孩子的 OTMP 文件夹，包括完成的以下文本：

父母和儿童讲义 42，考虑问题情境的时间计划会议（以及父母和儿童讲义 32，家庭作业时间记录表）。

父母和儿童讲义 41，日常活动的时间计划会议。

· 孩子的书包和书包清单、行李标签牌。

· 任何你想讨论的问题或想法。

父母和儿童讲义 44
任务计划的步骤

■ 让我们控制"去吧，别计划"小捣蛋

1. 思考目标：用简短的一句话描述你的目标。

2. 准备行动：

    a. 分解目标：你需要哪些步骤来达成目标？

    b. 所需物品：完成目标需要哪些材料？

3. 管理时间：

    a. 步骤排序：你将以什么顺序完成这些步骤？

    b. 计划时间：完成每一步你需要多长时间？

    c. 整合融入：你将如何将每一步融入日程表中？

4. 全面检查：你是否将每件事做好了，整洁并且完整？

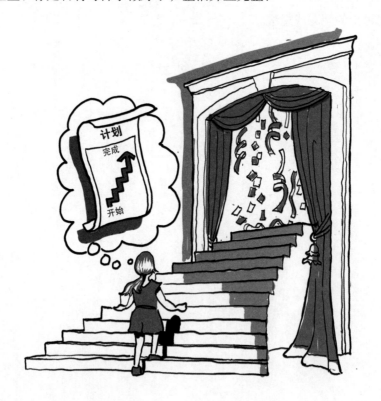

父母和儿童讲义 45
任务计划会议：起始步骤

列出用于任务计划会议练习的活动（如骑自行车）

---

1. 思考目标：用简短的一句话描述你的目标（如我想要骑自行车去公园）

---

2. 分解目标：你需要哪些步骤来达成目标（如准备水瓶、检查车胎、戴上头盔、穿上护膝）

父母和儿童讲义 46
家庭练习建议：任务计划

给父母的指导语：从这个列表中选择一项活动（或思考自己的活动），要求你的孩子使用父母和儿童讲义 45（任务计划会议：起始步骤）完成这项活动的任务计划会议。

1. 准备睡觉。
2. 练习 1 种乐器。
3. 做菜。
4. 清理书桌。
5. 打扫房间。
6. 打扫卫生。
7. 去散步。
8. 骑自行车。
9. 准备并打包在学校吃的午饭。
10. 完成数学家庭作业。
11. 为考试复习。
12. 做读书报告。
13. 完成社会研究报告。
14. 准备 1 个科学博览会项目。
15. 写 1 篇关于你最喜欢的游戏或电影的文章，描述你喜欢什么及为什么喜欢。
16. 制作美国 1 个州的立体模型。
17. 为某个人的生日准备 1 个手工卡片。
18. 去买 1 包口香糖。
19. 制作 1 个汽车或飞机的塑胶模型。
20. 准备足球练习。
21. 邀请 2 个朋友过来看电影并吃零食。
22. 打扫壁橱。
23. 为狗洗澡。
24. 从图书馆借书。
25. 准备徒步旅行。
26. 准备过夜露营。

父母和儿童讲义 47
OTMP 清单：第 16 课上课须知

上课请携带：

· OTMP 父母文件夹：

　父母和儿童讲义 19，家庭行为记录表。

· 文件夹：

　孩子的 DAR 文件夹，装有完成的 DAR、作业和考试日历。

　所有学校文本。

　孩子的 OTMP 文件夹，包括完成的下列文本：

　　父母和儿童讲义 42，考虑问题情境的时间计划会议（以及父母和儿童讲义 32，家
　　庭作业时间记录表）。

　　父母和儿童讲义 45，任务计划会议：起始步骤。

· 孩子的书包和书包清单、行李标签牌。

· 任何你想要讨论的问题或想法。

父母和儿童讲义 48
任务计划会议记录

1. 目标	2. 准备行动		3. 时间管理			4. 全面检查（所有事情完成得整洁、完整）
	a. 分解目标	b. 所需物品	a. 步骤排序	b. 计划时间	c. 融入时间表	

父母和儿童讲义 49
OTMP 清单：第 17 课上课须知

上课请携带：

· OTMP 父母文件夹：

父母和儿童讲义 19，家庭行为记录表。

· 文件夹：

孩子的 DAR 文件夹，装有完成的 DAR、作业和考试日历。

所有学校文本。

孩子的 OTMP 文件夹，包括完成的：父母和儿童讲义 48，任务计划会议记录（学校、家庭、其他活动）。

· 孩子的书包和书包清单、行李标签牌。

· 任何你想要讨论的问题或想法。

父母和儿童讲义 50

OTMP 清单：第 18 课上课须知

上课请携带：

· OTMP 父母文件夹：

　父母和儿童讲义 19，家庭行为记录表。

· 文件夹：

　孩子的 DAR 文件夹，装有完成的 DAR、作业和考试日历。

　所有学校文本。

　孩子的 OTMP 文件夹，包括完成的：父母和儿童讲义 48，任务计划会议记录。

· 孩子的书包和书包清单、行李标签牌。

· 任何你想要讨论的问题或想法。

父母和儿童讲义 51
OTMP 清单：第 19 课上课须知

上课请携带：

· OTMP 父母文件夹：

父母和儿童讲义 19，家庭行为记录表。

· 文件夹：

孩子的 DAR 文件夹，装有完成的 DAR、作业和考试日历。

所有学校文本。

孩子的 OTMP 文件夹，包括完成的：父母和儿童讲义 48，任务计划会议记录。

· 孩子书包和书包清单、行李标签牌。

· 任何你想要讨论的问题或想法。

父母和儿童讲义 52
个人演讲脚本提纲

为什么你会来参加 OST 项目？

过去曾经有什么样的小捣蛋干扰到你？

在项目中你做了些什么？学到哪些技能？

对你有帮助吗？最有帮助的部分是什么？

这个项目有趣吗？

这个项目对你起作用吗？

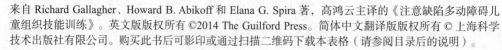

父母和儿童讲义 53
帮助孩子保持良好的组织技能

在组织技能训练（OST）中，你的孩子已经学习到一系列重要的组织、时间管理及计划（OTMP）技能。你已经被教会如何促进你的孩子去使用这些技能（例如，"记住把你完成的作业放进书包""在做作业之前，不要忘记清理书桌"）以及在这么做以后，如何奖励你的孩子。须知项目接近尾声，使孩子持续使用 OTMP 技能，不过度依赖提醒和奖励变得十分重要。下面描述的方法，叫"消退"和"淡化"，正是为此而设计的。"消退"是指减少父母提醒的频率。"淡化"是指减少奖励的频率。以下的建议将指导你如何对孩子使用消退和淡化策略。

■ 消退：减少提醒的频率

理想的目标是孩子不需要总是提醒，即可使用 OTMP 工具和项目中学习到的技能。减少家长提醒的频率会使孩子变得更加独立，并在需要时使用这些技能。这将帮助孩子能够更好地识别需要 OTMP 技能的情境，同时当家长不在的时候也能够使用这些技能。

没有"唯一正确"的消退策略，对一个孩子非常有效的策略可能并不适用于另一个孩子。同时，一个孩子在一些情境中不需要提醒就表现很好，但在其他情境中可能需要提醒。因此，决定如何对提醒进行消退，部分取决于以下 3 个因素：① 家长通常提醒孩子使用 OTMP 技能的频率；② 当没有提醒的时候，孩子表现如何；③ 是否有需要更多或更少提醒的情境。记住这些因素，家长可以开始减少（消退）提醒孩子的次数。

首先，让孩子知道家长将要减少提醒的频率，并向孩子解释这样做的原因。其次，跟孩子讨论，如何用看得到的或书写的提示物来有效提醒孩子使用组织技能，而不是依赖家长的提醒。比如：指出孩子书包上的标签牌可以提醒孩子"所有的东西都在书包里了吗"，以此作为提醒，确保孩子把所有物品都装在书包内。第三，当家长没有提醒孩子时，保持关注跟踪孩子的状况。孩子能够使用还是不能使用所需的技能？并对此做好记录。第四，当孩子独立使用 OTMP 技巧的时候，对孩子没有被提醒而使用技能进行表扬。最后，根据家长追踪的信息对消退策略做出任何必要的调整。例如，如果家长注意到作业没有装进书包，那么家长要增加提醒孩子检查核对第 2 日上学需要的物品是否都已装入书包的频率。如果家长注意到孩子在做家庭作业的时候，在课桌上玩小物品，那么家长需要增加提醒孩子检查书桌是否准备就绪的频率。

■ 淡化：减少奖励的频率

在整个治疗期间，家长已经学会用在 OST 中学到的技能频繁规律地奖励孩子。现在治

帮助孩子保持良好的组织技能（第 2 页—共 3 页）

疗接近尾声，减少给予孩子"实际的"奖励至关重要，如额外的电子游戏时间、选择晚餐零食、跟爸爸或妈妈玩游戏等。有多种不同的方式可以减少实际奖励，以下将简要介绍。然而，对于孩子的 OTMP 行为，持续给予规律表扬和"社交性"奖励十分重要。即，当家长表扬孩子有条理性时，同时给予一个拥抱、微笑，或其他感情表达和赞同。这种正反馈对孩子而言，也是重要的实质性奖励。

最容易且有效的"淡化"奖励的方法有：① 延长孩子在恰当使用组织技能与获得奖励之间的间隔时间；② 增加孩子获得奖励所必需的恰当使用 OTMP 技能的次数。通常这两个标准是有关的。以下是具体事例：

1. 将给孩子每日完成 DAR 并给教师签名后带回家的"每日奖励"改为每周末予以奖励。每周有 4 日能带教师签过字的 DAR 回家就可以获奖；如果 1 周每日都如此，再给孩子一个"额外奖"。记住，当孩子每日将完成并签名的 DAR 带回家时，要给予表扬。

2. 将在孩子做家庭作业时使用恰当的时间管理技能时即给予的"具体"奖励改为直到孩子在 3 个情境中都表现出恰当的时间管理技能时给予奖励。例如，家长可以在孩子 3 次精确估计完成家庭作业所需时间后给予奖励。记住，当孩子对家庭作业表现出良好的管理时，要每日表扬、拥抱或者举手击掌。为了确定何时应给予孩子奖励，家长可以在一张简表上持续记录孩子行为，像奖励菜单或家庭行为记录（下列版本）。这种表格也可以提醒家长去表扬孩子使用组织技能的工具和方法。

奖励菜单

每日奖励

如果我获得 60% 的每日积分，我从中选择

如果我获得超过 60% 的每日积分，我从中选择

每周奖励

如果我获得 60% 的每日积分，我从中选择

如果我获得超过 60% 的每日积分，我从中选择

帮助孩子保持良好的组织技能（第 3 页—共 3 页）

家庭行为记录

指导：孩子在白天出现以下每个行为，给予 1 个积分。每日可获得 5 个积分。

	第 1 日	第 2 日	第 3 日	第 4 日	第 5 日	第 6 日	第 7 日
学校行为 1							
学校行为 2							
家庭行为 1							
家庭行为 2							
家庭行为 3							
积分总数（不超过 5 分）							
每周积分							

父母和儿童讲义 54
OTMP 清单：第 20 课上课须知

上课请携带：

· OTMP 父母文件夹：

父母和儿童讲义 19，家庭行为记录表。

· 文件夹：

孩子的 DAR 文件夹，装有完成的 DAR、作业和考试日历。

所有学校文本。

孩子的 OTMP 文件夹，包括完成的：

父母和儿童讲义 48，任务计划会议记录。

父母和儿童讲义 52，个人演讲脚本提纲。

个人演讲脚本。

· 孩子的书包和书包清单、行李标签牌。

· 任何你想要讨论的问题或想法。

父母和儿童讲义 55
组织技能操作者手册

目录

附：讲义参考

■ 使小捣蛋始终处于可控状态

在组织技能训练中（OST），你知道了什么是小捣蛋，就是那些生活在你大脑里的小生

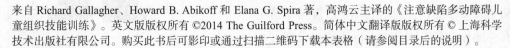

组织技能操作者手册（第2页—共15页）

物，当你不希望它们出现的时候，它们会出来干扰你。它们会通过让你忘记重要的技能来戏弄你。它们通过让你缺乏组织条理，使你在学校和家庭中陷入麻烦。小捣蛋可以干扰任何人，但是尤其容易干扰某些人，比如患有 ADHD 的人群就更多一些。这些人群不得不努力使他们的脑管家能够控制小捣蛋。儿童和成人可以行动起来，使用特殊工具使小捣蛋始终处于可控状态。持续使用这些工具，维持脑管家的掌控是十分重要的。

你可能不得不比其他同伴要更加努力，才能控制小捣蛋。这意味着需要反复使用相同的常规。在组织技能训练中，你学习到了记录家庭作业、管理材料（如书本和纸张）、管理时间和为重要任务做计划的日常常规设置。你的父母和教师通过提醒、表扬和奖励，帮助你记住在家里和学校需要做的事情。我们一起控制住了小捣蛋。为了持续控制小捣蛋，你需要在家和学校持续使用这些日常常规。

请记住：小捣蛋非常狡猾。如果它出现在玩耍的时间，可能也会很有趣。你需要 1 个无须计划或无须按时完成任务的假期。但是假如你在假期结束后忘记管理小捣蛋，就很难让生活步入正轨。如你所知，小捣蛋可以在学校生活中引起大麻烦。所以，在上学的时候需要持续使用你所获得的技能。当假期结束的时候，需要让你的脑管家回归本位。自你参加这个项目后，你已经付出了很大努力使自己变得更加有组织条理性，但是你不会一直处于有条不紊的状态。如果你想一直能够控制小捣蛋，你需要持续使用已学习到的新工具。当你使用 OST 步骤时，你的父母也会通过提醒和大量的表扬来帮助你。

如果你遵循这本手册的建议，你将有更好的学业生活。你可以让脑管家始终处于主导地位。在这本手册中，我们针对管理每个小捣蛋都给出了建议。你也可以自己思考一些其他想法。向前走吧！拿出你的创造力！你知道什么对你是最有效的。这本手册也阐述了使你从早到晚都能保持条理性的步骤。这些步骤能够帮助你建立 1 套日常常规，从而使小捣蛋保持在可控状态。

■ 控制"去吧，忘了它"小捣蛋的秘诀

记录家庭作业、考试和任务

1. 每日使用每日作业记录表（DAR）。你可以在这本讲义的最后部分复制或使用空白的 DAR。或者你和父母可以依据指导建议（在本手册最后部分）在电脑上生成你自己的 DAR。

2. 对于每项作业，快速生成 1 个所需物品清单。

3. 在你的作业和考试日历上标注截止日期。

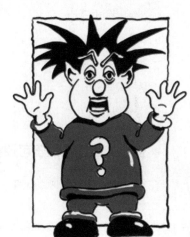

"去吧，忘了它"小捣蛋

组织技能操作者手册（第 3 页—共 15 页）

4. 将作业和考试日历上的截止日期复制到日历上。把日历放在 DAR 文件夹或计划的前面或后面。你可以复制或使用在本手册最后部分的空白的作业和考试日历。你也可以使用月度计划日历。

管理你的书、用品和文本

1. 为自己做 1 个书包提示清单，使你可以记住打包你的课本、笔记、纸张和其他材料。

2. 在学校整理书包的时候浏览你的提示清单。

3. 在家中整理书包的时候浏览你的提示清单。

4. 把必需在学校和家中来回携带的重要物品纳入清单（如午餐钱、乐器、运动服等）。

■ 控制"去吧，丢掉它"小捣蛋的秘诀

管理你的文本

1. 使用带隔袋的活页夹来保存纸张，风琴样文件夹是一个不错的选择。

2. 为每个科目的隔袋做标记。

3. 无论何时你拿到文本，立即将它们放入文件夹。不要等到过一会儿再去放。不要将文本全都塞入书包，说过一会儿再分门别类放置它们。将它们立即放到文件夹中。

4. 如果你拿出文本并使用它们，确保在你用完以后，立即将它们放回文件夹中。

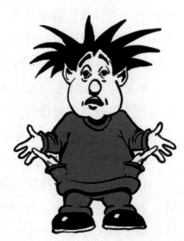

"去吧，丢掉它"小捣蛋

5. 如果你在学校需要使用三孔活页夹，可以把纸张放在带有隔袋的文件夹中，但是同时也要保证文件夹有可折叠的口盖可以关闭，保证纸张不会掉出来。

6. 如果你需要把纸张转移到其他文件夹，仔细转移以确保不会丢失。

管理其他物品

1. 对于真正重要的物品（如特殊的玩具、计算器或者手机），尝试找 1 个你可以一直保存这些物品的地方。在你使用完这些物品后，把它们放回这个地方。那样，你将不需要去记住把东西放在哪儿了。你只需要到那个特定的地方就可以了。例如，如果你有手机，可以把它放在你房间的某个特定的地方。

2. 如果你在家里想保存一些物品，可以考虑找 1 个篮子或箱子，将它们都放在一起。

3. 尝试使用相同的计划，保存在学校的物品。你以前可能丢过衣服、手套或者其他物品。尝试确保你有个保存物品的地方。

4. 如果你需要将不常用的物品带到学校，可以把它记录在清单上，这样你就可以记住

组织技能操作者手册（第4页—共15页）

它将要被带到学校或者要拿回家来。

■ 控制时间大盗的秘诀

管理在学校的时间

1. 当你在学校有作业需要完成时，评估每一步骤需要多长时间。

2. 使用手表或钟表来贴近估算的时间。例如，如果你估计需要10分钟完成，当你开始或者结束的时候看一下钟表，看你是否估计准确。如果你评估有误，调整你的计划。记住估算与实际时间的差距。在将来能够帮助你计划时间。

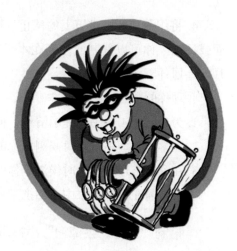

时间大盗

3. 做作业时不要让分心耗尽你的时间。如果分心，你会完不成作业，你的教师也会因此失望。很可能你完成作业要晚一些或要在家里完成作业。如果你没有完成本应该在课堂上完成的作业，你将会错失休息的时间。

管理在家的时间

1. 在开始做家庭作业之前，跟父母之一或其他人进行时间计划会议，对夜晚做个计划，让你在做完所有作业的同时也可以合理休息。确保查看作业和考试日历，使你可以将日程中的活动和学习纳入计划中。

2. 清理掉工作区那些偷走你时间让你分心的东西。尽管在课桌上玩耍也有趣，但也许不如在完成作业后玩你最喜欢的游戏、看好看的电视节目或读一本好书那么有趣。所以，把时间节省下来留给真正有趣的活动吧。

3. 当你有活动或家务安排时，尝试估算完成它们的时间。尽量做到与你估算的时间相近，这样你不会因浪费时间而不能做其他有趣的事情。

4. 不要忘记考虑准备活动的步骤。例如：如果你要去上一节空手道的课程，需要持续1小时时间，不要忘记往返教室途中花费的时间。路途中花费的时间也是完成活动需要的部分。在你做完运动或游戏后清理、存放你的物品需要花费一定时间，也是十分重要的步骤。把所有物品到处乱放，可能看起来非常快，但会减少你下一次玩耍的时间，因为你将不得不先去寻找这些物品。

■ 控制"去吧，别计划"小捣蛋的秘诀

1. 记住做的每件事情都可以被拆分成步骤。想一想你完成任务、计划和有趣活动需要

组织技能操作者手册（第 5 页—共 15 页）

的步骤。

2. 对重要任务，使用任务计划技能：思考步骤，将它们写下来，思考完成每个步骤需要的材料，排出正确的顺序，决定每个步骤需要花费的时间，在完成任务时再进行核查。

3. 尽可能多使用任务计划步骤。如果你在小任务中练习这些技能（如准备零食），你将在更大的任务中表现更好（如完成读书报告）。

■ 制定 1 个日常计划来控制小捣蛋

让我们把所有的秘诀都整合到 1 个计划中，来保持每日组织条理性，控制小捣蛋。如果你每日遵循以下基本步骤，保持组织条理性将成为你日常生活的一部分，整日保持脑管家的掌控将变

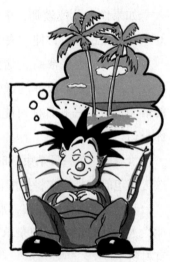

"去吧，别计划"小捣蛋

得更加容易。你知道这些步骤，你已经在过去几个月里的每节课中、在家里、在学校里练习过。现在你的任务是保证每日使用这些步骤。如果这样做，小捣蛋将很难干扰到你的生活。

上学日遵循的基本步骤如下：

步骤 1：掌控"去吧，忘了它"小捣蛋从每日的早上开始。制定 1 个书包核对清单，每日早晨去学校之前就进行核对。在往书包里放入书本、放纸张的文件夹（或其他文件夹）、特殊纸张如请假条、你的午餐或餐费、其他你经常需要的任何东西（如铅笔、钢笔、公交或地铁卡、钱、运动服或乘公交时便携的视频游戏）时，将清单作为一个提醒。这样可以帮助你离开家的时候带上你需要的每件物品。

步骤 2：始终控制住"去吧，忘了它"小捣蛋。确保你记录下你的作业和完成这些作业需要的物品。制作 1 个自己的作业记录表，留出 1 栏来记录下每项作业所需的书本和材料。如果学校已有使用记事本，确保你可以添加一栏，可以将每个任务所需的物品列出来。然后，拿出日历或自己制作 1 本日历，你就可以将长期作业写在日历上。这样你就可以一直追踪长期任务，防止你把计划或作业记录翻页时忘记长期计划。

确保你每日有时间在作业记录表上写下你的作业。你可能被允许在课堂上的某个时间段记录作业，如果这样，你可以利用这个时间段去核对写下所有的重要信息。如果你觉得时间太仓促，经常没有机会写下所有作业，告诉教师你存在的问题。无论如何，确保你写下所有作业，即使那些你认为一定会记住的事情。你可能会想你将会记住所有事情，但是别相信它。那只是另一个"去吧，忘了它"小捣蛋的把戏。在学期开始，要教师每日核对清单，以确保你正确写下所有作业。

组织技能操作者手册（第6页—共15页）

如果你有几位教师，确保在每节课结束之前，填写好你的作业记录。给自己充分的时间来仔细做这件事，使"去吧，忘了它"小捣蛋不会偷袭你。

步骤3：为了帮助大脑控制"去吧，忘了它"小捣蛋和"去吧，丢掉它"小捣蛋，找1个特别地方来存放你的纸张，如一个文件夹。当你拿到1张纸时，立即将它放在文件夹的恰当部位。一整日你可能都会拿纸张，所以确保你的文件夹或存放物品的口袋一直带在你身边。

步骤4：在一日结束的时候，使用书包核对清单来整理物品。清单可以帮你找出你需要放进书包的物品。它将提醒你核对，确保你带上了所有物品。

步骤5：当你回到家，准备做作业时，把书包放在你做作业的地方，给你的父母（或其他大人）看你的作业记录单。告诉父母（或其他大人）你的作业，以及完成这些作业的所有材料。

步骤6：下一步，管理时间大盗。跟你的父母或其他大人简单开个时间计划会议。查看你的作业和考试记录看看家庭作业是什么，查看个人日程表，看看将要交的长期作业和考试。确定你当晚需要完成的作业。决定何时开始做家庭作业，确保你后面有足够的时间做些有趣的事情。决定你做家庭作业的顺序。如果需要，设定简短的休息时间，尽可能按照实际情况估算完成所有作业需要的时间。

步骤7：准备好你的工作区。确保你获得了完成任务的所有物品。把所有物品考虑进去。接着远离所有导致你分心的物品，使自己有足够的空间，远离杂乱。

步骤8：执行计划。

步骤9：当做完作业时，检查作业是否整洁、完整。这可以帮你控制"去吧，别计划"小捣蛋。

步骤10：祝贺你自己！你让脑管家掌控一切，你在努力控制小捣蛋。继续保持良好的状态。

祝你好运，不要让小捣蛋干扰你！

组织技能操作者手册（第 7 页—共 15 页）

附：讲义参考

组织技能操作者手册（第 8 页—共 15 页）

■ 每日作业记录表

日期_____

科　目	家庭作业内容	我需要的物品	其他长期作业和截止日期	教师：检查学校积分——儿童使用技能了吗？如果使用了，请给予 1 分
语　言		_____练习本　_____讲义 _____课本　_____其他		目标技能 1.
社会研究		_____练习本　_____讲义 _____课本　_____其他		
科　学		_____练习本　_____讲义 _____课本　_____其他		
数　学		_____练习本　_____讲义 _____课本　_____其他		确认签名 _____
拼　写		_____练习本　_____讲义 _____课本　_____其他		目标技能 2.
第二外语		_____练习本　_____讲义 _____课本　_____其他		
公告或特殊纸张		_____讲义　_____其他 _____请假条		
其　他				确认签名 _____

组织技能操作者手册（第 9 页—共 15 页）

■ 如何生成你自己的每日作业记录表

在新学年开始的时候，如果课程出现变化，你可能需要制作一个新的 DAR。下面的指导将会帮助你和你的父母制作属于自己的 DAR。

· 使用微软 Word，打开 1 个新文本。

· 打开屏幕上方的"页面布局"，接着点击"纸张方向"，并点击"横向"。

· 在屏幕上方点击"插入"下拉菜单。

· 打开"表格"，接着点击"插入表格"。

· 1 个小屏幕跳出来。在"列"数栏，键入 5；在"行"数栏，键入你在学校学习的科目数（一般是 4，如数学、科学、社会研究和英语）。

· 在电脑屏幕上将出现 1 个行、列数正确的表格。使用"回车"键，增加每一列的长度。使用鼠标左右拖拽分开每一列的垂直线，调整每一列的宽度。

· 5 列的标题如下：

科目	家庭作业内容	我需要的物品	其他长期任务和截止日期	教师：检查学校积分——儿童使用技巧了吗？如果使用了，请给予 1 分

· 每日使用 1 张表格，你可以将许多表格装订在一起，每周制作 1 个记录本；发挥创造力，如果你觉得你的 DAR 需要包括其他标题，自由调整它，使它适应你的需求。

组织技能操作者手册（第10页—第15页）

■ 作业和考试日历

月份＿＿＿＿＿＿＿＿＿＿

截止日期是哪日？
看看你的每日作业记录

星期一	星期二	星期三	星期四	星期五

组织技能操作者手册（第 11 页—共 15 页）

■ 时间计划会议

第 1 步：拿出每日作业记录表（DAR）、作业和考试日历。

第 2 步：讨论今天必须完成的作业（短期和长期）。

第 3 步：查看个人日程表，今晚还有哪些其他的活动。

第 4 步：今天你想在休闲时间做什么。

第 5 步：不要忘记吃饭和准备上床睡觉。

第 6 步：讨论每一项家庭作业需要花多久以及所有的家庭作业要花费多久时间。

第 7 步：决定今天你什么时候完成作业。

第 8 步：当你完成每项作业的时候，在家庭作业时间记录表上做好记录。

时间计划步骤	星期一	星期二	星期三	星期四	星期五
查看每日作业记录表的当日作业					
查看作业和考试日历上需要完成的事情					
明确今天完成什么家庭作业？					
查看个人日程表，今天你还有其他活动吗？					
今天你休闲时间想做什么？做多长时间？					
你的家庭作业要花多长时间？					
科目 1					
科目 2					
科目 3					
总体时间					
你什么时间写作业？					

组织技能操作者手册（第12页—共15页）

■ 家庭作业时间记录表

第1步：想一想你的家庭作业量。

第2步：想一想完成每一项作业你需要多长时间。

第3步：记下你认为你将开始的时间和你将完成的时间。

第4步：当你开始每一项作业的时候，记下时间。

第5步：当你完成每一项作业的时候，记下时间。

第1日

	科目1	科目2	科目3
计划开始时间			
计划结束时间			
实际开始时间			
实际结束时间			
我的作业完成了吗？			
我花了多久完成的？			

第2日

	科目1	科目2	科目3
计划开始时间			
计划结束时间			
实际开始时间			
实际结束时间			
我的作业完成了吗？			
我花了多久完成的？			

组织技能操作者手册（第 13 页—共 15 页）

第 3 日

	科目 1	科目 2	科目 3
计划开始时间			
计划结束时间			
实际开始时间			
实际结束时间			
我的作业完成了吗?			
我花了多久完成的?			

第 4 日

	科目 1	科目 2	科目 3
计划开始时间			
计划结束时间			
实际开始时间			
实际结束时间			
我的作业完成了吗?			
我花了多久完成的?			

第 5 日

	科目 1	科目 2	科目 3
计划开始时间			
计划结束时间			
实际开始时间			
实际结束时间			
我的作业完成了吗?			
我花了多久完成的?			

组织技能操作者手册（第14页—共15页）

■ 个人日程表

填写1周日程安排：

1. 你什么时候到家?

2. 你什么时候上床睡觉?

3. 你放学后有什么特别活动吗? 如果有，是哪些活动? 把它们安排在什么时间?

	星期日	星期一	星期二	星期三	星期四	星期五	星期六
到家							
上床睡觉							
特殊活动							

组织技能操作者手册（第 15 页—共 15 页）

■ 任务计划会议

1. 目标	2. 准备行动		3. 时间管理			4. 全面检查（所有事情完成得整洁、完整）
	a. 分解目标	b. 所需物品	a. 步骤排序	b. 计划时间	c. 融入时间表	

—— 父母和儿童讲义 56 ——
OST 毕业证书

热烈祝贺！

完成组织技能训练（OST）的全部课程
恭喜你成为大脑管家！

姓名　　　　　　　　日期

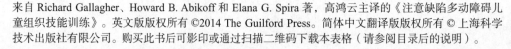

教师用表

教师用表 1
OST 训练教师指南

什么是组织技能训练

- 组织技能训练（OST）是一种帮助儿童改善组织、时间管理和计划（OTMP）技能的综合治疗方法。
- 你的学生将会每周与 OST 治疗师会面 2 次，学习新的组织技能和常规流程，其中包括他们在学校和在家中会用到的 4 个方面的技能。

  任务跟踪（如写下回家作业和按时完成长期任务）。
  材料管理（如在学校和家存放和携带书本、整洁的工作区域）。
  时间管理（如按时完成任务、制定计划并按照计划行事）。
  任务计划（如把大目标分解成小步骤、为长期任务制定一个合理的计划）。

- 学生将会在课程中练习每一项新的技能，而作为常规流程的一部分，训练会布置他们在家中和学校中完成相应的练习作业。
- 详细的 OST 课程表（教师用表 2）：会列出每周学生将要学习并且需要在学校应用的技能。但是，每个学生都是不同的个体，治疗师会根据儿童情况来进行个体化训练。

教师怎样加入 OST 训练

- 教师在 OST 项目中扮演了一个重要的角色，因为这个训练要靠教师在教室环境中支持学生进行新组织技能的使用。
- 为了让学生在课堂中使用每一项新技能，教师需要做的是：
  提醒学生使用技能／常规流程。
  监督学生使用技能／常规流程。
  当学生使用技能／常规时给予表扬。
  在儿童每日作业记录表中给儿童使用技能／常规流程记下 1 分。

- OST 训练的发起人了解教师时间的宝贵性，所以每日完成整个提醒、监管、表扬和记分过程所需的时间不会超过 2～4 分钟。
- 在 OST 中，教师和治疗师一起合作帮助儿童学习新的组织技能，让他们有机会更好地完成学业。治疗师会在治疗过程中安排 5 次面对面或电话会议来和你保持联系，让你知道你的学生在学习哪项学校技能，并且你可以怎样给予他使用这些技能最好的支持。另外，你也可以用电话或邮件联系治疗师来讨论你所关注的问题。

教师用表 2
详细的 OST 课程表

周	课程	主题	目标行为：当儿童出现这些行为时，教师应该提醒、监管、表扬和给予积分
1	1	父母和儿童的课前培训	无目标行为 治疗师和教师会面讨论 1. 儿童在学校中表现出的 OTMP 困难 2. DAR 和提醒—监管—表扬—记分系统
	2	父母的行为管理训练	无目标行为
2	3	介绍保持任务跟踪的方法、每日作业记录（DAR），控制"去吧，忘了它"小捣蛋	完成 DAR
	4	检查学校作业和文本	完成 DAR
3	5	介绍存放和携带文本的方法，文件夹，控制"去吧，丢掉它"小捣蛋	1. 准确完成 DAR 2. 把文本放入文件夹中
	6	回顾记录作业和管理文本的常规	1. 准确完成 DAR 2. 把文本放入文件夹中
4	7	介绍书包检查清单	1. 准确完成 DAR 2. 把所有文本都放入文件夹中
	8	继续使用书包检查清单	1. 把所有文本都放入文件夹中 2. 清理书桌
5	9	准备就绪工作区域	1. 把所有文本都放入文件夹中并且使用书包清单 2. 清理书桌
	10	理解时间和日历，控制时间大盗	1. 上交所有作业 2. 清理书桌
6	11	家庭作业的时间监管	1. 清理书桌 2. 完成 1 项课堂作业的时间追踪
	12	留住空闲时间	1. 清理书桌 2. 完成 1 项课堂作业的时间追踪

（续表）

周	课程	主题	目标行为：当儿童出现这些行为时，教师应该提醒、监管、表扬和给予积分
7	13	长期任务的时间计划，管理时间大盗	1. 整理书桌 2. 完成 1 项课堂作业的时间追踪
	14	日常活动的时间管理	1. 按时完成所有课堂作业 2. 完成 1 项课堂作业的时间追踪
8	15	介绍任务计划和计划的第 1 步：控制"去吧，别计划"小捣蛋	同第 14 课
	16	任务计划的第 2 步：材料管理和时间管理	1. 按时完成所有课堂作业 2. 完成 1 项课堂作业的时间追踪，或完成 1 项课堂作业的任务计划会议
9	17	协调计划和时间管理	同第 16 课
	18	为长期任务做计划	同第 16 课
10	19	任务计划：全面检查	1. 按时完成所有课堂作业 2. 检查任务的完成度和整洁性
	20	总结	和治疗师讨论，该如何提醒和表扬学生让疗效持续保持

教师用表 3
每日作业记录指南

你的学生所学的新技能中有1项是写下学校作业：使用每日作业记录（DAR）进行。DAR是用来帮助学生保持对作业和材料的追踪以完成这些任务。教师用表4展示了1个DAR的模板，它有4个基本内容。

- · 1列用来写下每项家庭作业。
- · 1列用来核对所要带回家的物品（如书本、笔记本、试卷）。
- · 1列用来写下其他作业和考试。
- · 1列名为"教师记录积分"，在这里你可以每日写下儿童在校完成目标行为的积分。

下周，目标行为将会是完成DAR，所以请每日核对学生的DAR，并且记下积分（即使是在你的帮助下完成，只要有意向也要给予积分）。

在这周之后，只有准确地完成DAR才能给予1分，这项变化可以在"教师记录积分"列中看到。

请牢记提醒—监管—表扬—记分程序。

1. 提醒学生使用技能。

2. 监督学生使用技能。

3. 表扬学生使用技能。

4. 学生出现目标行为时记下积分。

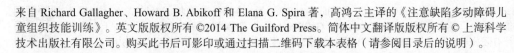

教师用表 4
每日作业记录的模板

日期：＿＿＿＿＿＿＿＿＿

科　目	家庭作业内容	我需要拿什么		其他长期作业和截止日期	教师：记录积分，儿童是否使用技能，是则给予1分
语言艺术		＿＿＿＿练习本　　＿＿＿＿教科书	＿＿＿＿讲义　　＿＿＿＿其他		
社会调查		＿＿＿＿练习本　　＿＿＿＿教科书	＿＿＿＿讲义　　＿＿＿＿其他		目标技能 1.
科学		＿＿＿＿练习本　　＿＿＿＿教科书	＿＿＿＿讲义　　＿＿＿＿其他		
数学		＿＿＿＿练习本　　＿＿＿＿教科书	＿＿＿＿讲义　　＿＿＿＿其他		
拼写		＿＿＿＿练习本　　＿＿＿＿教科书	＿＿＿＿讲义　　＿＿＿＿其他		检查 / 签名＿＿＿＿＿
第二语言		＿＿＿＿练习本　　＿＿＿＿教科书	＿＿＿＿讲义　　＿＿＿＿其他		目标技能 2.
公告或特别文本		＿＿＿＿讲义　　＿＿＿＿请假条	＿＿＿＿其他		
其他		＿＿＿＿练习本　　＿＿＿＿教科书	＿＿＿＿讲义　　＿＿＿＿其他		检查 / 签名＿＿＿＿＿

教师用表 5
文件夹使用指南

儿童需按以下步骤进行

1. 填写每日作业记录表（DAR）。
2. 把所有文本包括 DAR 都放入文件夹中。
3. 检查文本是否都放在正确的隔层中。

到家后

4. 在日历上填写作业和考试的截止日期。
5. 完成作业试卷。
6. 把作业试卷放回文件夹中。

提示

这周的目标行为如下：
· 准确完成 DAR。请提醒儿童使用 DAR 并尽可能保持准确性。
· 把文本放入文件夹中。请提醒儿童把所有文本都放入文件夹中，如果儿童做到了就记 1 分。你
  不需要去在意文本是否放在正确的地方。

请记住

1. 提醒学生使用技能。
2. 监督学生使用技能。
3. 表扬学生使用技能。
4. 学生出现目标行为时记 1 分。

—— 教师用表 6 ——

准备就绪：教师指南

开始做课堂作业前，请提醒学生思考如下问题：

1. 你是否拿好了所有需要用的东西？（包括一切）
2. 你需要把什么东西收起来？
3. 你做作业的地方是否干净整洁？
4. 有没有其他东西会干扰你的注意力？

然后告诉学生："你现在已经做好准备了！"

教师用表 7
介绍时间管理

回顾

到目前为止，儿童在 OST 治疗中学习的技能有：

· 保持任务跟踪。
· 管理完成任务所需要的材料。
· 记录、存放和携带学校文本。
· 整理书包，带上所需要的物品。
· 整理工作区域，做好准备工作。

新的焦点：时间管理

现在开始 OST 治疗将把重点放在"时间管理"上，其中包括：

· 学习行为是怎样和时间相关的。
· 使用日历来保持作业和活动追踪。
· 估计完成某一任务所要花费的时间。
· 计算完成某一任务实际花费的时间。
· 制定完成重要任务的计划时间表。

你如何在学校帮助儿童进行时间管理

儿童将会学习如何使用一个特殊的表格来进行课堂作业的时间追踪（见教师用表 8），看看到底课堂作业是怎样花费时间完成的。每日指定一项课堂作业（如数学习题、阅读报告等）来进行追踪。在开始做作业前让儿童估计完成这项作业所要花费的时间，然后写下开始时间，在完成作业后写下结束时间，记录作业是否全部完成。可以由你来指定用哪项作业来进行时间追踪。

经过一些练习后，儿童可以独立完成对课堂作业的时间追踪。但是当儿童第 1 次使用这个表格时，请确保他们填写表格的正确性，并且在必要时提供帮助，最后帮助儿童检查作业是否全部完成。当儿童完成时间追踪后，这些表格应该放入文件夹中 OTMP 文本专用的隔层中保存。

无论任务是否准时完成，只要儿童完成课堂作业的时间追踪，就可以得到 1 分。需要强化的技能是要知道在面对 1 项必须要完成的作业时，时间是怎样被利用的。

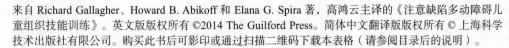

教师用表 8
课堂作业的时间追踪

每日 1 次完成下列表格：

第 1 步：想一想你要完成的课堂作业。

第 2 步：估算你完成作业要花多少时间。

第 3 步：写下你觉得可以开始和可以完成的时间点。

第 4 步：写下实际的开始时间。

第 5 步：写下实际的结束时间。

	星期一	星期二	星期三	星期四	星期五
预计完成作业的时间					
开始的时间点					
结束的时间点					
作业是否完成					
完成作业需要更多时间还是更少时间					
有什么减缓了完成速度					
教师签名					

教师用表 9
简明技能检查表

儿童姓名：_____

开始的日期：_____

	第 1 日	第 2 日	第 3 日	第 4 日
儿童是否按时完成了课堂作业				
儿童是否按时上交了家庭作业				
儿童是否携带上课所要用的书籍、工具和其他材料				

教师姓名：_____

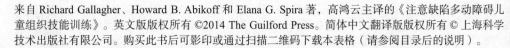

—— 教师用表 10 ——
介绍任务计划会议

　　OST 治疗最后的课程将帮助学会控制"去吧，别计划"小捣蛋。这种小捣蛋有时告诉儿童不用做计划也可以完成任务。你可以想象得到，计划的缺失会导致儿童产生诸多问题。在这一系列的课程中，儿童将会学习如何使用任务计划会议来给重要的任务和（或）项目做计划，也会在家中和训练中按照下列步骤进行练习。如果在你的课堂上有机会使用任务计划，治疗师会和你讨论如何帮助儿童使用任务计划会议来完成课堂作业和（或）项目。教师用表 11 展示了 1 个任务计划会议记录的模板，你可以看到其基本特征。

任务计划的步骤

1. 确定目标：用简短的一句话来描述你的目标。
2. 准备行动：
　　a. 分解步骤：达成目标需要进行哪几个步骤？
　　b. 所需材料：完成每个步骤需要哪些材料？
3. 管理时间：
　　a. 步骤排序：你以什么顺序完成步骤？
　　b. 规划时间：每一步需要多少时间完成？
　　c. 整合融入：如何把步骤融入你的日程表？
4. 全面检查：是否完成得整洁、完备？

教师用表 11
任务计划会议记录模板

1. 目标	2. 准备行动		3. 时间管理			全面检查（整洁、准确、全面）
	a. 分解步骤	b. 所需物品	a. 步骤排序	b. 计划时间	c. 融入时间表	

参考文献

[1] Abikoff, H. (1985). Efficacy of cognitive training interventions in hyperactive children: A critical review. Clinical Psychology Review, 5, 479–512.

[2] Abikoff, H., & Gallagher, R. (2003, October). Assessment and treatment of organizational skills deficits in ADHD children. In T. Wilens (Chair), Clinical issues of executive functioning disturbances (EF) in ADHD. Symposium conducted at the annual meeting of the American Academy of Child and Adolescent Psychiatry, Miami Beach, FL.

[3] Abikoff, H., & Gallagher, R. (2008). Assessment and remediation of organizational skills deficits in children with ADHD. In K. McBurnett & L. Pfiffner (Eds.), Attention deficit hyperactivity disorder: Concepts, controversies, new directions (pp. 137–152). New York: Information Healthcare USA.

[4] Abikoff, H., & Gallagher, R. (2009). The Children's Organizational Skills Scales: Technical manual. North Tonawanda, NY: Multi-Health Systems.

[5] Abikoff, H., Gallagher, R., & Alvir, J. (2003, June). A teacher rating scale of children's organizational, time management and planning skills: The COSS-T. Poster presented at the annual meeting of the International Society for Research in Child and Adolescent Psychopathology, Sydney, Australia.

[6] Abikoff, H., Gallagher, R., Wells, K. C., Murray, D. W., Huang, L., Lu, F., et al. (2013). Remediating organizational functioning in children with ADHD: Immediate and long-term effects from a randomized controlled trial. Journal of Consulting and Clinical Psychology, 81(1), 113–128.

[7] Abikoff, H., Jensen, P. S., Arnold, L. L., Hoza, B., Hechtman, L., Pollack, S., et al. (2002). Observed classroom behavior of children with ADHD: Relationship to comorbidity and gender. Journal of Abnormal Child Psychology, 30, 349–359.

[8] Abikoff, H., Nissley-Tsiopinis, J., Gallagher, R., Zambenedetti, M., Seyffert, M., Boorady, R., et al. (2009). Effects of MPH-OROS on the organizational, time management, and planning behaviors of children with ADHD. Journal of the American Academy of Child and Adolescent Psychiatry, 48, 166–175.

[9] American Psychiatric Association. (1994). Diagnostic and statistical manual of mental disorders (4th ed.). Washington, DC: Author.

[10] Assouline, S. G., & Whiteman, C. S. (2011). Twice-exceptionality: Implications for school psychologists in the post-IDEA 2004 era. Journal of Applied School Psychology, 27(4), 380–402.

[11] Axelrod, M. I., Zhe, E. J., Haugen, K. A., & Klein, J. A. (2009). Self-management of on-task homework behavior: A promising strategy for adolescents with attention and behavior problems. School Psychology

Review, 38(3), 325–333.

[12] Baker, J. A., Bridger, R., & Evans, K. (1998). Models of underachievement among gifted preadolescents: The role of personal, family, and school factors. Gifted Child Quarterly, 42(1), 5–15.

[13] Barkley, R. A. (2006). Attention deficit hyperactivity disorder: A handbook for diagnosis and treatment (3rd ed.). New York: Guilford Press.

[14] Barkley, R. A. (2012). Executive functions: What they are, how they work, and why they evolved. New York: Guilford Press.

[15] Barkley, R. A., & Fischer, M. (2011). Predicting impairment in major life activities and occupational functioning in hyperactive children as adults: Self-reported executive function (EF) deficits versus EF tests. Developmental Neuropsychology, 36, 137–161.

[16] Barkley, R. A., Fischer, M., Smallish, L., & Fletcher, K. (2006). Young adult outcome of hyperactive children: Adaptive functioning in major life activities. Journal of the American Academy of Child and Adolescent Psychiatry, 45(2), 192–202.

[17] Barkley, R. A., & Murphy, K. R. (2011). The nature of executive function (EF) deficits in daily life activities in adults with ADHD and their relationship to performance on EF tests. Journal of Psychopathology and Behavioral Assessment, 33, 137–158.

[18] Bernardi, S., Faraone, S. V., Cortese, S., Kerridge, B. T., Pallanti, S., Wang, S., et al. (2012). The lifetime impact of attention deficit hyperactivity disorder: Results from the National Epidemiologic Survey on Alcohol and Related Conditions (NESARC). Psychological Medicine, 47, 875–884.

[19] Biederman, J. (2005). Attention-deficit/hyperactivity disorder: A selective overview. Biological Psychiatry, 57(11), 1215–1220.

[20] Castellanos, F. X., Sonuga-Barke, E. J. S., Milham, M. P., & Tannock, R. (2006). Characterising cognition in ADHD: Beyond executive dysfunction. Trends in Cognitive Science, 10, 117–123.

[21] Clemons, T. L. (2008). Underachieving gifted students: A social cognitive model. Storrs, CT: National Research Center on the Gifted and Talented.

[22] Conners, C. K. (2008). Conners 3rd Edition: Technical manual. North Tonawanda, NY: Multi-Health Systems.

[23] Connor, D. F., Steeber, J., & McBurnett, K. (2010). A review of attention-deficit/hyperactivity disorder complicated by symptoms of oppositional defiant disorder and conduct disorder. Journal of Developmental and Behavioral Pediatrics, 31(5), 427–440.

[24] Currie, D., Lee, D. L., & Scheeler, M. C. (2005). Using PDAs to increase the homework completion of students with ADHD. Journal of Evidence-Based Practices for Schools, 6(2), 151–162.

[25] Diamantopoulou, S., Rydell, A., Thorell, L. B., & Bohlin, G. (2007). Impact of executive functioning and symptoms of attention deficit hyperactivity disorder on children's peer relations and school performance. Developmental Neuropsychology, 32(1), 521–542.

[26] Dorminy, K. P., Luscre, D., & Gast, D. L. (2009). Teaching organizational skills to children with high functioning autism and Asperger's syndrome. Education and Training in Developmental Disabilities, 44(4), 538–550.

[27] Doshi, J. A., Hodgkins, P., Kahle, J., Sikirica, V., Cangelosi, M. J., Setyawan, J., et al. (2012). Economic impact of childhood and adult attention-deficit/hyperactivity disorder in the United States. Journal of the American Academy of Child and Adolescent Psychiatry, 51, 990–1002.

[28] DuPaul, G. J. (2006). Academic achievement in children with ADHD. Journal of the American Academy of Child and Adolescent Psychiatry, 45(7), 766.

[29] DuPaul, G. J., & Stoner, G. (2003). ADHD in the schools: Assessment and intervention strategies (2nd ed.). New York: Guilford Press.

[30] Eisenberg, D., & Schneider, H. (2007). Perceptions of academic skills of children diagnosed with ADHD.

Journal of Attention Disorders, 10, 390–397.

[31] Faraone, S. V., & Doyle, A. E. (2001). The nature and heritability of attention-deficit/hyperactivity disorder. Child and Adolescent Psychiatric Clinics of North America, 10(2), 299–316.

[32] Gallagher, R., Fleary, S., & Abikoff, H. (2007, November). The Children's Organizational Skills Scales (COSS): Parent and teacher ratings in children with ADHD and typical development on organization, time management, and planning behaviors. Poster presented at the annual meeting of the Association for Behavioral and Cognitive Therapies, Philadelphia.

[33] Germano, E., Gagliano, A., & Curatolo, P. (2010). Comorbidity of ADHD and dyslexia. Developmental Neuropsychology, 35(5),475–493.

[34] Gioia, G. A., Isquith, P. K., Guy, S. C., & Kenworthy, L. (2000). Behavior Rating Inventory of Executive Function. Odessa, FL: Psychological Assessment Resources.

[35] Gureasko-Moore, S., DuPaul, G. J., & White, G. P. (2006). The effects of self-management in general education classrooms on the organizational skills of adolescents with ADHD. Behavior Modification, 30(2), 159–183.

[36] Gureasko-Moore, S., DuPaul, G. J., & White, G. P. (2007). Self-management of classroom preparedness and homework: Effects on school functioning of adolescents with attention deficit hyperactivity disorder. School Psychology Review, 36(4), 647–664.

[37] Hinshaw, S. P. (1992). Academic underachievement, attention deficits, and aggression: Comorbidity and implications for intervention. Journal of Consulting and Clinical Psychology, 60, 893–903.

[38] Hinshaw, S. P., Klein, R. G., & Abikoff, H. (2007). Childhood attention-deficit/hyperactivity disorder: Nonpharmacologic treatments and their combination with medication. In P. E. Nathan & J. M. Gorman (Eds.), A guide to treatments that work (3rd ed., pp. 3–27). New York: Oxford University Press.

[39] Kaufman, J., Birmaher, B., Brent, D., Rao, U., Flynn, C., Moreci, P., et al. (1997). Schedule for Affective Disorders and Schizophrenia for School-Age Children—Present and Lifetime Version (K-SADS-PL): Initial reliability and validity data. Journal of the American Academy of Child and Adolescent Psychiatry, 36(7), 980–988.

[40] Kos, J. M., Richdale, A. L., & Hay, D. A. (2006). Children with attention deficit hyperactivity disorder and their teachers: A review of the literature. International Journal of Disability, Development and Education, 53(2), 147–160.

[41] Langberg, J. M., Epstein, J. N., Becker, S. P., Girio-Herrera, E., & Vaughn, A. J. (2012). Evaluation of the Homework, Organization, and Planning Skills (HOPS) intervention for middle school students with attention deficit hyperactivity disorder as implemented by school mental health providers. School Psychology Review, 41, 342–364.

[42] Langberg, J. M., Molina, B. S. G., Arnold, L. E., Epstein, J. N., Altaye, M., Hinshaw, S. P., et al. (2011). Patterns and predictors of adolescent academic achievement and performance in a sample of children with attention/deficit hyperactivity disorder (ADHD). Journal of Clinical Child and Adolescent Psychology, 40, 519–531.

[43] Leroux, J. A., & Levitt-Perlman, M. (2000). The gifted child with attention deficit disorder: An identification and intervention challenge. Roeper Review, 22(3), 171–176.

[44] Martinussen, R., Hayden, J., Hogg-Johnson, S., & Tannock, R. (2005). A meta-analysis of working memory impairments in children with attention-deficit hyperactivity disorder. Journal of the American Academy of Child and Adolescent Psychiatry, 44, 377–384.

[45] Mikami, A. M. (2010). The importance of friendship for youth with attention-deficit/hyperactivity disorder. Clinical Child and Family Psychology Review, 13, 181–198.

[46] Minde, K., Eakin, L., Hechtman, L., Ochs, E., Bouffard, R., Greenfield, B., et al. (2003). The psychosocial functioning of children and spouses of adults with ADHD. Journal of Child Psychology and Psychiatry,

44(4), 637–646.

[47] MTA Cooperative Group. (1999). A 14-month randomized clinical trial of treatment strategies for attention-deficit/hyperactivity disorder. Archives of General Psychiatry, 56, 1073–1086.

[48] Naglieri, J. A., & Goldstein, S. (2012). comprehensive Executive Function Inventory. North Tonawanda, NY: Multi-Health Systems.

[49] Pennington, B. F., & Ozonoff, S. (1996). Executive functions and developmental psychopathology. Journal of Child Psychology and Psychiatry, 37, 51–87.

[50] Pliszka, S., & Workgroup on Quality Issues. (2007). Practice parameters for the assessment and treatment of children and adolescents with attention-deficit/hyperactivity disorder. Journal of the American Academy of Child and Adolescent Psychiatry, 46(7), 894–921.

[51] Power, T. J., Karustis, J. L., & Habboushe, D. F. (2001). Homework success for children with ADHD: A family-school intervention program. New York: Guilford Press.

[52] Power, T. J., Mautone, J. A., Soffer, S. L., Clarke, A. T., Marshall, S. A., Sharman, J., et al. (2012). A family-school intervention for children with ADHD: Results of a randomized clinical trial. Journal of Consulting and Clinical Psychology, 80(4), 611–623.

[53] Power, T. J., Werba, B. E., Watkins, M. W., Angelucci, J. G., & Eiraldi, R. B. (2006). Patterns of parent-reported homework problems among ADHD-referred and non-referred children. School Psychology Quarterly, 21, 13–33.

[54] Raggi, V. L., & Chronis, A. M. (2006). Interventions to address the academic impairment of children and adolescents with ADHD. Clinical Child and Family Psychology Review, 9(2), 85–111.

[55] Reck, S. G., Hund, A. M., & Landau, S. (2010). Memory for object locations in boys with and without ADHD. Journal of Attention Disorders, 13, 505–515.

[56] Ronk, M. J., Hund, A. M., & Landau, S. (2011). Assessment of social competence of boys with attention-deficit/hyperactivity disorder: Problematic peer entry, host responses, and evaluations. Journal of Abnormal Child Psychology, 39, 829–840.

[57] Rutledge, K. J., van den Bos, W., McClure, S. M., & Schweitzer, J. B. (2012). Training cognition in ADHD: Current findings, borrowed concepts, and future directions. Neurotherapeutics, 9, 542–558.

[58] Schaffer, D., Fisher, P., Lucas, C. P., Dulcan, M. K., & Schwab-Stone, M. E. (2000). NIMH Diagnostic Interview Schedule for Children Version IV (NIMH DISC-IV): Description, differences from previous versions, and reliability of some common diagnoses. Journal of the American Academy of Child and Adolescent Psychiatry, 39(1), 28–38.

[59] Sexton, C. C., Gelhorn, H., Bell, J., & Classi, P. (2012). The co-occurrence of reading disorder and ADHD: Epidemiology, treatment, psychosocial impact, and economic burden. Journal of Learning Disabilities, 45(6), 538–564.

[60] Solanto, M. V., Marks, D. J., Wasserstein, J., Mitchell, K., Abikoff, H., Alvir, J. M. J., et al. (2010). Efficacy of meta-cognitive therapy for adult ADHD. American Journal of Psychiatry, 167(8), 958–968.

[61] Sonuga-Barke, E., Bitsakou, P., & Thompson, M. (2010). Beyond the dual pathway model: Evidence for the dissociation of timing, inhibitory, and delay-related impairments in attention-deficit/hyperactivity disorder. Journal of the American Academy of Child and Adolescent Psychiatry, 49, 345–355.

[62] Subcommittee on Attention-Deficit/Hyperactivity Disorder, Steering Committee on Quality Improvement and Management. (2011). ADHD: Clinical practice guidelines for the diagnosis, evaluation, and treatment of attention-deficit/hyperactivity disorder in children and adolescents. Pediatrics, 128(5), 1007–1022.

[63] Swanson, J. M. (1992). School-based assessments and interventions for ADD students. Irvine, CA: K. C. Publications.

[64] Tallal, P. (2000). Experimental studies of language learning impairments: From research to remediation. In D. V. M. Bishop & L. B. Leonard (Eds.), Speech and language impairments in children: Causes, characteristics,

intervention, and outcomes (pp. 131–155). Philadelphia: Taylor & Francis Group.

[65] Tannock, R., Martinussen, R., & Frijters, J. (2000). Naming speed performance and stimulant effects indicate effortful, semantic processing deficits in attention-deficit/hyperactivity disorder. Journal of Abnormal Child Psychology, 28(3), 237–252.

[66] Thorell, L. B. (2007). Do delay aversion and executive function deficits make distinct contributions to the functional impact of ADHD symptoms?: A study of early academic skill deficits. Journal of Child Psychology and Psychiatry, 48, 1061–1070.

[67] Torralva, T., Gleichgerrcht, E., Lischinsky, A., Roca, M., & Manes, F. (2013). "Ecological" and highly demanding executive tasks detect real-life deficits in high-functioning adult ADHD patients. Journal of Attention Disorders, 17(1), 11–19.

[68] Volkow, N. D., Wang, G. J., Kollins, S. H., Wigal, T. L., Newcorn, J. H., Telang, F., et al. (2009). Evaluating dopamine reward pathway in ADHD: Clinical implications. Journal of the American Medical Association, 302, 1084–1091.

[69] Wells, K., Murray, D., Gallagher, R., & Abikoff, H. (2007). PATHKO (Parents and Teachers Helping Kids Organize) manual. Unpublished manual. Durham, NC: Duke University Medical Center.

[70] Willcutt, E. G., Doyle, A. E., Nigg, J. T., Faraone, S. V., & Pennington, B. F. (2005). Validity of the executive function theory of attention-deficit/hyperactivity disorder: A meta-analytic review. Biological Psychiatry, 57, 1336–1346.

[71] Woodward, L., Taylor, E., & Dowdney, L. (1998). The parenting and family functioning of children with hyperactivity. Journal of Child Psychology and Psychiatry, 39, 161–169.